# 《内经》中的古中医学

## ——中国象数医学概论

柳少逸　编著

中国中医药出版社
·北 京·

图书在版编目（CIP）数据

《内经》中的古中医学/柳少逸编著 . —北京：中国中医药出版社，2016.2（2025.5重印）

ISBN 978 - 7 - 5132 - 2935 - 7

Ⅰ.①内…　Ⅱ.①柳…　Ⅲ.①《内经》- 研究

Ⅳ.①R221

中国版本图书馆 CIP 数据核字（2015）第 271761 号

中 国 中 医 药 出 版 社 出 版

北京经济技术开发区科创十三街 31 号院二区 8 号楼

邮政编码　100176

传真　010 64405721

北京盛通印刷股份有限公司印刷

各地新华书店经销

＊

开本 880×1230　1/32　印张 8　字数 192 千字

2016 年 2 月第 1 版　2025 年 5 月第 4 次印刷

书　号　ISBN 978 - 7 - 5132 - 2935 - 7

＊

定价　35.00 元

网址　www. cptcm. com

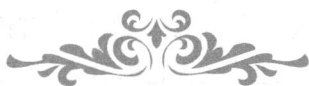

# 引　言

其知道者，法于阴阳，和于术数。

——《素问》

"昔在黄帝，生而神灵，弱而能言，幼而徇齐，长而敦敏，成而登天。乃问于天师曰：余闻上古之人，春秋皆度百岁，而动作不衰。今时之人，年半百而动作皆衰者，时世异耶？人将失之耶？岐伯对曰：上古之人，其知道者，法于阴阳，和于术数，食饮有节，起居有常，不妄作劳，故能形与神俱，而尽终其天年，度百岁乃去。今时之人不然也，以酒为浆，以妄为常，醉以入房，以欲竭其精，以耗散其真，不知持满，不时御神，务快其心，逆于生乐，起居无节，故半百而衰也。"此乃《素问》首篇"上古天真论"之首论。却病延年是医学研究的目的，而此论是《内经》通篇阐述之主题，而核心内容是"其知道者，法于阴阳，和于术数，形与神俱"。于是，就产生了一个"道－阴阳－术数"的象、数、理（道）的核心理论及医道、医术、医学（狭义医学）的《内经》中医学结构问题。寓有深刻象、数、易原理及丰富数术学内容的中医典籍《内经》所代表的中医学结构，属广义中医学范畴，即《内经》中医学，笔者名之曰中国象数医学。"其知道者，法于阴阳，和于术数"，"形与神俱"，及"夫道者，上知天文，下知地理，中知人事"的中医学结构，寓有"人类－环境系统""形神系统"这一系统论思想内容。这种基于"天人相应""形神合一"的太极思维整体论观点，构建了《内经》的学术思想，笔者概之为天人相应的整体观、形神合一的生命观、太极思维的辩证观。《内经》的核心理论，源于中国数术学的三大基本理论，即"太极论的道论"，由道而产生的"三五论的数论"，由数而产生的"形神论的象论"。故而，源于中国数术学理论体系的《内经》中医学，即中国象数医学，是由象、数、理（道）三个层次组成。探讨中国象数医学的结构，首先要从"道论"说起，继而通晓中国数术学的基本理论和精微理论，方能妙识玄通，登堂入室，以掌握中国象数医学的基本内容。此即唐·王冰"将升岱岳，非径奚为；欲诣扶桑，无舟莫适"之谓也。

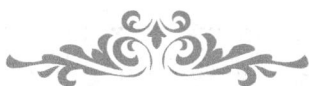

# 目　录

第一章　周秦道论 …………………………………… 1

一、诸子道论 ……………………………………… 2

二、《老子》道论 ………………………………… 4

三、阴阳家与数术学 …………………………… 13

第二章　中国数术学 ……………………………… 15

一、数术学的源流 ……………………………… 17

二、数术学的含义 ……………………………… 19

三、数术学的基本理论 ………………………… 22

四、数术学的精微理论 ………………………… 32

第三章　象数医学大要 …………………………… 72

一、象数医学的概念 …………………………… 73

二、象数医学的渊源 …………………………… 75

三、象数医学的结构 …………………………… 79

四、象数医学的学术思想 ……………………… 82

五、象数医学所揭示的自然规律 ……………… 96

六、太极思维与病机四论 ……………………… 118

第四章　象数医学发微 …………………………… 140

一、运气学说渊源及其在《内经》中的地位 ……… 140

二、从天子卦阴阳变化规律谈阴阳平衡论 ……… 146

三、《周易》象数原理在针刺手法中的应用 ……… 160

四、浅谈五运六气学说中的系统论思想 ……… 169

五、试从运气学说探讨脑血管意外的发病规律 ……… 177

六、子午流注与病死时间规律初探 …………… 180

七、易理刚柔相摩与卦气图针法浅说 ………… 188

八、五音音乐导引探颐 ············································· 196

九、时辰护理初探 ···················································· 209

十、从太极模式解读十二经脉运行轨迹 ·················· 215

十一、五轮八廓诊法解读 ······································· 230

跋 ···································································· 238

# 第一章　周秦道论

**天下一致而百虑，同归而殊途。夫阴阳、儒、墨、名、法、道德，此务为治者也。**

——《史记·太史公自序》

道是中国思想中最崇高的概念。所谓行道、修道、得道，都是以道为最终目标的广义道论。而狭义道论是指道家哲学。"道论"一词，最早见于西汉淮南王刘安《淮南子·要略》："著书二十篇，则天地之理究矣，人间之事接矣，帝王之道备矣。"又云："道论至深，故多为之辞以抒其情；万物至众，故博为之说以通其意。"由此可见，汉·淮南王刘安认为，"道论"一词系指"帝王之道""天地之理""人间之事"，即博大精深的"万物至众"的广义道论。"道论"一词，尚见于汉·司马迁《史记·太史公自序》，讲述其父司马谈的学术源流："太史公学天官于唐都，受易于杨何，习道论于黄子。"尧帝陶唐氏，帝喾之子，姓伊祁，名放勋，赐封于陶，后徙于唐，史称陶唐氏。唐尧治地于禾阳（今山西临汾西南），古称"唐都"，传帝尧曾设官掌管时令，制定历法，故古"唐都"曾为天文历法学术中心。杨河，西汉蓸川人，字叔元，武帝时任中大夫，著有《易传》《杨氏》两篇。黄子，《儒林传》曰黄生，好黄老之术。由此可见太史公家学之渊源。又可知，此处的"道论"，系指道学，即道家哲学。

至东周战国时期，由于"王道既微，诸侯力政"，"是以九家之说，峰出而并作"，而有先秦诸子之道。春秋战国之际，百家争鸣，众多学说蜂起，但更多的是为当时的政治服务。虽然彼此的主张有异有同，但他们的目的是一致的。故太史公有"天下一致而百虑，同归而殊途，夫阴阳、儒、墨、名、法、道德，此务为治者也"之论。意谓天下万法归宗，都归于数术。

道家思想在中国传统文化的历史发展过程中具有重要的地位，发挥了独特的作用。例如成书于战国、两汉时期的医学巨著《内经》，就是受黄老之学影响，即阴阳家和数术家的影响，构建起"其知道者，法于阴阳，和于术数"，"形与神俱"的中国象数医学理论体系——《内经》中医学。"黄老"，即黄帝与老子并称。"黄老之学"，即"黄老术"，泛指道家清静无为的治世之术，及医家之道。

## 一、诸子道论

周秦之际，诸子峰起，百家争鸣。其中影响较大的有儒、墨、道、法家，还有阴阳家、名家、纵横家、杂家、农家、小说家。正如《汉书·艺文志·诸子略》中所云："诸子十家，其可观者九家而已。皆于王道既微，诸侯力政，时君世主，好恶殊方，是以九家之术，峰出并作。各引一端，崇起所善，以此驰说，取合诸侯。其言虽殊，辟犹水火，相灭亦相生也。仁之与义，敬之与和，相反皆相成也。《易》曰：天下同归而殊途，一致而百虑。今异家者各报所长，穷知究虑，以明其指，虽有弊短，合其要归，亦六经之支与流裔。使其人遭明王圣主，得其所折中，皆股肱之材已。"由此可见，诸子之论，不外乎以天、地、人之事理，阐发其"帝王之道"。

其实《汉书》对"诸子道论"的"同归而殊途"的认识，源自司马谈。司马氏为颛顼、唐虞、夏商及周诸朝史官，可谓之家学源远。司马谈在论及六家要旨时，首先指出了"阴阳、儒、墨、名、法、道德，此务为治也者"，乃"天下一致而百虑，同归而殊途"。在对六家学说进行评说的同时，肯定了阴阳之术以其"春生夏长秋收冬藏"，"天道之大经"，以"序四时之大顺"。

司马谈认为，阴阳家是讲宇宙论的一派，将宇宙的原理归结为阴阳两个主要原则，以二者相生相克、相反相成的规律展现宇宙的一切现象；儒者，"列君臣父子之礼，序夫妇长幼之别，虽百家弗能易也"；墨者，"强本节用，则人给家足之道。此墨子之所长，虽百家弗能废也"；法家，"正君臣上下之分不可改矣"；名家，"控名责实，参伍不失，此不可不察也"。以上五家的"帝王之道"，取其一端而为重。当论及道家，则每以天地人事理泛论王道，而赞誉不已："道家使人精神专一，动合无形，瞻足万物。其为术也，因阴阳之大顺，采儒墨之善，摄名法之要，与时迁移，应物变化，立俗施事，无所不宜，指约而易操，事少而功多。儒者则不然，以为人主天下之仪表也，主倡而臣和，主先而臣随。如此则主劳而臣逸。至于大道之要，去健羡，绌聪明，释此而任术，夫神大用则竭，形大劳则蔽，形神骚动，欲与天长地久，非所闻也。"又云："道家无为，又曰无不为，其实易行，其辞难知。其术以虚无为本，以因循为用。无成势、无常形，故能究万物之情，不为物先，不为物后，故能为万物主。有法无法，因时为业；有度无度，因物与合。故曰'圣人不朽，时变为守。虚者道之常也，因者君之纲也'。群臣并至，使各自明也。其实中其声者谓之端，实不中其声者谓之窾，窾言不听，奸乃不生，贤不肖自分，白黑乃形。在所欲用耳，何事不成！乃合大道，混混冥冥。光耀天下，复反无名。凡人所生者神也，所托者形也。神大用则竭，形大劳则蔽，形神离则死。死者不可复生，离者不可复反，故圣人重之。由是观之，神者生之本也，形者生之具也。不先定其神，而曰'我有以治天下，何由哉？'"

由此可见，司马谈推崇道家，以形神及有为无为的辩证关系阐发道家的理论，从而说明道家的理论是最基本的东西，而其他五家的理论则是枝叶的东西。故后世研究道家学说，多由司马谈《论六家要旨》入手，方可窥其奥旨。如《汉书·艺文志·诸子略》云："道家者流，盖出于史官，历纪成败存亡祸福古今之道，然后知秉要执本，清虚以自守，卑弱以自持，此君人南面之术也。合于尧之克攘，《易》之嗛嗛，一嗛而四益，此其所长也。及放者为之，则欲绝去礼学，兼弃仁义，曰独往清虚可以为治。"此论言简意赅地说明了道家出于史官，而巫、史又合而为一。占卜为古代宗教活动的重要内容，如《礼记·月令》记立冬之日，"命太史衅龟筮，占兆审卦吉凶"。故占兆者，现《龟书》之繇文；审卦者，审《易》书之休咎。皆所以明其理而待用也。衅龟而占兆，衅筮而审吉凶，乃太史之职也。古代卜筮之书，著名的有《归藏》《连山》《周易》，而现在只存《周易》，其余皆失。《周易》为古代卜筮活动的记录，《周易》中许多思想与道家相合，故它又是一部包罗万象的百科全书，并被称为群经之首。

每一文化区域，都有它的中坚思想，每一中坚思想都有它崇高的概念和基本的原动力。在古代中国最崇高的概念是道，而周秦诸子之道均认为道为"万物之宗"。

## 二、《老子》道论

老子，姓李名耳，字聃，又名老聃，是春秋末期伟大的哲学家和思想家，著有《道德经》传世。道家以《老子》的思想为主体，它既包括丰富的哲学内容又蕴藏着丰富的政治、伦理、美学、医学以及其他学术思想。故道家思想以其旷达玄远，气势清高，素为世人所推崇。《老子·二十五章》云："人法地，地法天，天法道，道法自然。"道家思想的基本特征是以"道法自然"的哲学框架为主体，并以此形成博大精深的道家理论体系，并对中国古代哲学的发展起到了主导作用。其在本体论、方法论、认识论诸方面，立论宏伟，远见玄妙，均为先秦诸子之学所不及。《道德经》又称《老子》，共81章，分上、下篇。上篇言道，下篇言行，又称上篇为道经，下篇为德经。在先秦诸子百家争鸣中，《老子》以其独特的学术包容精神，不断地融摄异家思想，从而形成"其为术"，"因阴阳之大顺，采儒墨之善，摄名法之要"的道家思想。所以《老子》哲学在中国古代哲学史上享有开山之祖的重要地位。它的卓越贡献，在于把"道"作为哲学的最高范畴来论述。

### 1. 道家源流

道家学说源远流长，《汉书·艺文志》著录了伊尹、太公、辛甲、鬻子、筦子诸书，皆在老子前。而且老子《道德经》有"古之善为道者，微妙玄通，深不可识"的论述。说明了《道德经》乃道家理论之集大成者。正如宋代理学大家朱熹所云："盖老聃，周之史官，掌国之典籍，三皇五帝之书，故能述古事而信好之。如五千言，抑或古有是语，而老子传之，未可知也。《列子》所传黄帝书，即《老子》谷神不死章也。"说明了《道德经》是汇辑古代道家的语录。

《汉书·艺文志》云："道家者流，盖出于史官，历记成败存亡祸福古今之道，然后知秉要执本，清虚以自守，卑弱以自持，此君人南面之术也。合于尧之克攘，《易》之嗛嗛，一嗛而四益，此其所长也。及放者为之，则欲绝去礼学，兼弃仁义，曰独住清虚可以为治。"此论说明道家出于史官，其学术思想包括了帝王之术和《易》学原理。

夏商时期中国就有了史官制度，史官便是巫师。史官分工很细，有大史、小史、内史、外史、御史等，各司其职。由于巫史合一，史官主记载立事，"以司典籍"等。这些工作有一个重要特点，就是记载帝王统治经验，和国家祭仪、宗教、巫术、民俗活动。巫文化与史官文化合一，形成独具特色的巫史文化。故道家学说的形成，是吸收了原始宗教的许多思想。占卜为古代宗教形式，《龟书》和《易》为原始宗教典籍。《周礼》尝有太卜"掌三易之法：一曰《连山》，二曰《归藏》，三曰《周易》，其经卦皆八，其别皆六十有四"的记载。《连山》《归藏》《周易》又称"三易"。古代《龟书》和《易》书，现仅存《周易》，其余皆佚失。《周易》为古代宗教卜巫活动的记录，其中除有大量母系氏族宗教传统外，同时还有许多思想与道家相合。于是又有《老子》源于《周易》的说法。如宋人邵尧夫云："老子得《易》之体，留侯得《易》之用。"近人李大昉云："老子之书多与《周易》合。"而胡孚深则有四点立论：其一，《易经》中阴阳二驳与老子诸多二元对立或相反概念在思想上相通，《易》在没有卦辞之前，仅以阴阳二驳表示阴阳、消息、奇偶相反相成之象；而《老子》一书是专论阴阳、消息、相反相成之理的，提出美恶、正奇、生死、祸福等概念，均与《易》思想相合，而《周易》六十四卦的排列上也是两两相对，如"乾"与"坤"，"泰"与"否"，"既济"与"未济"等。其二，《易经》由天道及人事，这与道家的究天人之际的传统是一致的，而和罕言天道的儒家是有别的。其三，《易经》虽然"崇刚"，但有"亢龙有悔，盈不可久"等诸多论述，与《老子》的"物壮则老"的原始道家思想相合，此等证据俯拾皆是。其四，《汉书·艺文志》称道家为"《易》之嗛嗛，一嗛而四益，此其所长也"，这也是道家思想源自古代宗教文化，《老子》继承和发挥了《易经》关于变易思维之佐证。

**2.《老子》的哲学观**

道家哲学有究天人之际的特点。老子认为"道"是万物之宗，一切事物由道产生。如《老子·二十五章》有"有物混成，先天地生。寂兮寥兮，独立不改，周行而不殆，可以为天下母"的记载。故《老子》是一部探索宇宙、社会、人生的书，是古代哲学理论宝库中重要的著作之一。以老子为代表的道家思想，是在漫长的历史长河中，能够始终与以孔子为代表的儒家思想相抗衡的最大的思想流派。道家思想对后世的哲学、社会科学、文化思想、医学、兵法等各领域，都有深刻的影响。"道"是《老子》哲学最高的概念。《老子》的哲学思想博大精深，它既包括丰富的哲学思想，又蕴藏着丰富的政治、伦理、美学、医学及其他学科的学术思想。道家的"道法自然"的自然观，强调了人与自然的统一，锐意探索宇宙生命的奥妙，其对于自然科学的发展无疑有诸多方面的启迪作用。《内经》就是继承了道家的宇宙本原论和辩证思维的哲学体系而成的医学巨著。

（1）宇宙本原论：老子终生研究天道，化入自然，法道寻律，至大器晚成之时，竟然驱青牛过函谷关，留墨迹真经流传。所以老子道家哲学有究天人之际的特点，人称"天道观"。所阐明的是天地万物生成变化原理，此乃道家哲学的精髓。老子以天道来规范人道，援人道融入天道，追求天人合一的最高境界。老子云："道大，天大，地大，人亦大。域中有四大，而人居一焉。人法地，地法天，天法道，道法自然。""道法自然"，即函法于自然，以自然为法则，此乃老子思想的一个核心问题，也是道家学派的思想主旨之一。而这种"天人合一""道法自然"的哲学思想，也成为中医学"天人相应的整体观"学术思想之源。

本原，在哲学上系指万物的最初根源或构成世界的最根本实体。"道"在《老子》里，首先被看成是生育天地万物的本原。《老子》中"无名天地之始，有名万物之母"的"无名"

和"有名"，就是道的代名词，就是把道看成了物的始祖和母体，把道看成生育天地万物的本原，从而形成本体论的观点。关于这一点，《老子》在诸多篇章中均有论述。如四十章中有"天下万物生于有，有生于无"的记载，四十二章中有"道生一，一生二，二生三，三生万物"的论述。由此可见，"道"的第一要义，是指生育天地万物的最终本原，这在天道观上又是一次重大的理论突变，是对我国古代本体论思想发展的一大贡献。《淮南子·齐俗篇》有"道德之论，譬犹日月也，江南河北，不能易其指；驰骛千里，不能易其处"的赞誉。

（2）辩证法思维：道是用来表示规律，即《老子》"有无相生，难易相成"和"反者道之动"的辩证法。故《老子》所阐述的天地万物运动变化规律，是以"道"来规范的。即"有无相生"的"对立统一规律"，"反者道之动"的"否定之否定规律"，及"大小多少"的"量变质变规律"。就其所揭示的自然规律而言，寓有深刻的辩证法思想。

1）"有无相生"——对立统一规律：《老子》第二章里有"有无相生，难易相成，长短相形，高下相倾，音声相合，前后相随"的论述。以"有无相生"反映了"相反相成"的矛盾法则。文中的"有无""难易""长短""高下""音声""前后"，可用"相反"二字概括；而"相生""相成""相形""相倾""相合"，可用"相成"二字概括。"有无相生"的内容，表达了"相反相成"的思想，即今天哲学上的对立统一规律。提示人们想问题、做事情，都要于对立中把握统一。这一思想贯穿于《老子》全书中。其中反映自然界矛盾的有"寒热""大小""轻重""壮老""死生""雄雌"等；反映社会领域矛盾的有"强弱""刚柔""贵贱""祸福""治乱"等；反应思想领域里的有"是非""睿愚""巧拙""辩讷"等。这些矛盾观念的表露，均是基于"万物负阴而抱阳"

这一主题，表述了阴阳是天下万物万事的总纲。《老子》重视的不是排斥和对立的倾向，而是阴阳的相互依存。对立统一是《老子》朴素辩证法精华所在。于是，阴阳学说渗透到医学领域，促进了《内经》理论体系的形成，并用以说明人体的生理和病理变化规律。在《素问·阴阳应象大论》中，开宗明义地阐明了"阴阳者，天地之道也"。张介宾注云："道者，阴阳之理也。阴阳一分为二也。太极动而生阳，静而生阴，天生于动，地生于静，故为天地之道。"由此可知，《老子》关于阴阳的思维方法、理论观点普遍贯穿于《内经》中，并成为中医学理论的基础。

2）"反者道之动"——否定之否定规律：《老子》第四十章中有"反者道之动"的立论，表述的是事物向相反面转化是"道"的运动。这一章是《老子》阐明辩证法的重要原则，"反者道之动"，是说事物有向相反方向运动变化的规律，这一规律使事物发生了质的改变，从一事物转变成了他事物，揭示了世上一切事物，都是在不断的运动中走向自己的反面这一质变规律。"反者道之动，弱者道之用。"表述了向相反方向的转化，是道自身的运动规律。柔弱是道的作用，非"弱能胜强"，揭示了新生事物初期看起来柔弱，但有无限的生命力；没落的事物，貌似强大，但它也有穷途之时。"曲则全，枉则直"，表述了一切事物都必然走向反面，体现当今哲学中的"否定之否定"法则。"反者道之动"的物极必反的质变规律，同样影响着《内经》的思想，如《内经》中的"寒极生热，热极生寒"，"重寒则热，重热则寒"及"壮火食气""少火生气"，在《内经》称为"阴阳反作"。这与《老子》的"反者道之动"思想是同出一辙，当属现代哲学中的否定之否定规律范畴。

3）"大小多少"——量变质变规律：《老子》第六十三章

有"大小多少，图难于易，为大于其细；天下难事，必作于易，天下大事，必作于细。是以圣人终不为大，故能成其大"的论述。说的是大生于小，多起于少的道理。天下难事是从一个个易处完成的；天下的大事，是从一个个具体部分完成的。阐述了做大事者，须从小事做起，做难事者，先从易事做起，能做好"小事"和"易事"，然后才能成就大事，才能成为"圣人"。浅显之理不明，则必造成小事不做，大事不成的局面。这一思想在第六十四章中则有形象的比喻："合抱之木，起于毫末；九层之台，起于垒土；千里之行，始于足下。"由"毫末"到"合抱之木"；由"垒土"到"九层之台"，由"足下"到"千里之行"，《老子》讲的是事物的变化都有一个量的积累过程，即量变规律。在古代园林中，建高台以供游人观景之用，它是由土石筑成。九层的高台就是从一筐筐的泥土、一块一块的砖石逐渐垒起来的，此即"九层之台，起于垒土"之语源。老子在此章中所揭示的"量变"规律，也影响着《内经》的学术思想。《内经》中的"积阳为天，积阴为地"；"阳化气，阴成形"；"寒气生浊，热气生清"及"地气上为云，天气下为雨"等，均寓有《老子》"大小多少规律"，及现代哲学的"量变质变规律"之雏形。

《老子》的宇宙本原论及其辩证法思维，已广泛地影响到了《内经》的内容，如后世称《内经》为黄老之学就是佐证。同时也对后世的诸子之学的发展起到了主导作用，例如稷下黄老道家，提出了"道"即"精气"的思想。用"气"来说明"道"，是中国哲学史上的一个重要观念。《老子》的"道生一"，学术界多解释为"元气"。而《管子·枢言》有"有气则生，无气则死，生者以其气"的论述；《心术》有"气者，身之充也"；《内业》篇则有"道者，所以充形也"的记载。由此可见，《管子》中有一个明显的变化，是把"道"与

"气"等同。他如,《庄子》同《老子》一样,把"道"看成产生世界万物万事的最后主体。如其在《则阳》篇中有"是故天地者,形之大者也;阴阳者,气之大者也,道为之公"的论述;在《大宗师》篇中则有"夫道有情有信,无为无形;可传而不可受,可得而不可见;自本自根,未有天地,自古以固存……在太极之先而不为高,在六极之下而不为深,先天地生而不为久,长于上古而不为老"的记载。再如,其后的《吕氏春秋》,不仅继承了《老子》的本体论思想,而且发展了稷下学派的"精气观",认为精气不仅是世界事物的本原,而且是精神的根源,此即古代形神统一的生命观思想之雏形。他如,《老子》创立"精气"的概念,有"精气为人""精气有以相传"的文字记载,开创了中国哲学的"气一元论"之先河。精气学说作为物质世界本原的论述,渗入到以研究人体生命变化为主要目标的医学理论中之后,对中医理论的形成,产生了重要的作用。

### 3. 《老子》的养生思想

《老子》思想不但影响哲学、政治、伦理等领域,亦深深影响了中医学的养生之道。《老子》把"道法自然",作为养生之大道,认为人和自然按其本性是一致的,人们只要顺应自然,与自然界维持和谐,进而融为一体就能长寿。如《素问·上古天真论》中有"起居有常……故能形与神俱,而尽终其天年"的论述。《老子》曾明确提出"摄生""自爱"的立论。并对后世道家思想起到了很大的影响,而"养生之道"成了道家和医家的主题思想内容和重要活动之一。除了《内经》之外,尚有皇甫谧、葛洪、陶弘景、孙思邈等先贤,均是集道、医于一体之大成者。以及道人陈抟的"先天图""无极图"与其内丹学理论;金元时期全真七子的养生之道,气功修炼;马丹阳的《天星十二穴治杂病歌》,也是养生学的宝贵典籍；而邱处机在继承了王重阳、马丹阳的学术思想的基础上，主张清心寡欲为修道之本，并有《摄生消息论》传世。

《老子》所阐明的养生之道，主要注重保养精气、寡情少欲和不自益其生。注重养气，是古代医家的重要思想。《老子》第十章中所说的"抱一"论，讲的是聚结精气，即精神与体魄统一，"一"即是"道"。第五十五章所讲的"赤子"论，是阐明保持平和之气，即保守精气的重要性。所以《老子》的守气和聚气当是后世医家"卫生之道"之源头。同时《老子》认为"寡性少欲"是保养精气的重要手段。如在第十二章中有"五色令人目盲；五言令人耳聋；五味令人口爽；驰骋畋猎，令人心发狂；难得之货，令人行妨"的论述。告诫人们情欲过多不利于养生；过度的物质享受，会导致过早衰老，不合养生之道。同时在第五十、五十二章告诫人们调理喜怒哀乐情绪对人体健康的重要性，及"清静可以天下正"的养生之道。《老子》的这一思想，在《内经》中得以充分发挥。前已谈到，《内经》是一部黄老道家思想为主体的医学著作，它除了继承和发挥了道家、阴阳家的道论之外，更重要的是它继承了黄老之学的精气学说，从而形成了中医学"形神统一的生命观"学术思想。

道家思想发展至战国中期产生了变化，其稷下学派把老子的道，变为"气"，建立起唯物主义精气学说的思想体系。而《内经》将精气作为宇宙万物的本原，认为气是万物资生的物质基础。如古文献《太始天元册》文中有"太虚寥廓，肇基化元，万物资生；五运终天，布气真灵，总统坤元。九星悬朗，七曜周旋，曰阴曰阳，曰柔曰刚，幽显既位，寒暑弛张，生生化化，品物咸章"的论述。而在《素问·宝命全形论》中则有"天地合气，别为九野，分为四时，月有大小，日有短长，万物并至，不可胜量"，及"人以天地之气生，四时之法成"的记载。说明了万物的产生都是以气为基础的。

### 三、阴阳家与数术学

阴阳家在理论方面的建树，是构建了阴阳五行学说的理论根基。阴阳、五行学说的起源很早，至战国时方发展成阴阳学说和五行学说。阴阳家的代表人物为邹衍，他将阴阳学说和五行学说揉为一体，构成了系统的解释宇宙－社会－人类的理论模式。

司马谈在论六家要旨中，把阴阳学派列为六家之首："夫阴阳四时，八位、十二度、二十四节各有教令，顺之者昌，逆之者不死则亡。……春生夏长，秋收冬藏，此天道之大经也，弗顺则无以为天下纲纪，故曰'四时之大顺，不可失也'。"

《汉书·艺文志·诸子略》记有"阴阳二十一家，三百六十九篇"。称"阴阳家者流，盖出于羲和之官，敬顺昊天，历象日月星辰，敬授民时，此其所长也"。《兵书略》记有"阴阳十六家，二百四十九篇，图十卷"。由此可见，《史记》《汉书》中阴阳家与诸子一样，就其"道论"的内容而言，仍是"帝王之道""南面之术"。对各家学说起源的描述是"诸子出于王官"。

在诸子百家兴起之前，官师政教合一，学在官府。到了春秋末期，天子失政周朝衰落，王官散于民间而诸子兴起。诸子之学则代替了"王官之学"，从而形成了诸子百家争鸣的时代。据《汉书·艺文志》所载：儒家出于司徒之官；道家出于史官；阴阳家出于羲和之官；法家出于理官；名家出于礼官；墨家出于清庙之官；纵横家出于行人之官，杂家出于议官；农家出于农稷之官，小说出于稗官。此即诸子之学之渊源。从而说明了周朝是一个贵族政治制度的社会，贵族养了一班专家，为他们从事政治经济活动，历史称为"养士"。在春秋后期，贵族制度衰微，则士散于民间，于是"私学"兴起，形成了诸子百家争鸣的时代。

《史记》所记的阴阳家，是以天道为天下之纲纪。而《汉书》引刘歆的观点，阴阳家出自"羲和之官"。阴阳家以"敬顺昊天，历象日月星辰，敬授民时"为其长。《汉书·艺文志》根据刘歆《七略》称"凡数术百九十家，二千五百二十八卷"。又称"数术者，皆明堂羲和史卜之职也"。《数术略》包括天文、历谱、五行、蓍龟、杂占、形法五种。称"天文者，序二十八宿，步五星日月，以犯吉凶之象，圣王所以参政也"。"历谱者，序四时之位，正分至之节，会日月五星之辰，以考寒暑杀生之实"。"五行者，五常之形气也……言进用五事以顺五行也……其法亦起于五德终始，推其极则无不至"。"蓍龟者，圣人之所用也"。"杂占者，纪百事之象，候善恶之证"。"形法者，大举九州之势以立城郭室舍形，人及六畜之度数，器物之形容以求其声气贵贱吉凶。犹律有长短，而各征其声，非有鬼神，数自然也"。

据《史记·孟子荀卿列传》所载，邹衍"称引天地剖判以来五德转移"，为"学者所共术"。"以阴阳主运"，将阴阳五行学说结合起来，以五行相生相胜为核心，建构了阴阳家的一套融宇宙－社会－人于一体的运行法则。《汉书·艺文志》将邹衍归于阴阳家，成为阴阳家的代表人物。但有人根据《汉书·孟子荀卿列传》，以该篇中以大量篇幅介绍邹衍其人、其书为例，将邹衍列入儒家人物。又有人以邹衍以阴阳立说，立黄帝为古史第一人，又称邹衍为道家。

邹衍是稷下学派的代表人物，齐国稷下学派产生于战国时期百家争鸣的时代，又称百家言。约兴起于邹忌封下邳号成侯的前一年，即公元前355年，齐威王二十二年间，山东临淄的稷门外，设立一座大学堂，史称"稷下之学"，集中了各国文学派别，为专门争论讲学的地方。《史记》记载，齐十八年（公元前324年），宣王喜文学游说之士，自如邹衍、淳于髡，田骈、接予、慎到、环渊之徒，七十六人，皆赐列第九为上大夫，不治而议论，是以稷下学士复盛，却数百千人。邹衍总绘道家的阴阳数术原理，而有《终始》《大圣》之篇十余万言，受到当时各国诸侯的重视，而儒家的孔子却受到诸侯的冷遇。邹衍冠百家之首，他的"霸九州为天下雄"和"大圣"的大统一思想，影响了秦汉以后人们"达九州而方瀛海，牧胡而朝万国"的志向。儒家在"罢黜百家"之举中，却容纳了邹衍之说。从《汉书·五行志》"董仲舒治公羊春秋，始推阴阳，为儒者宗"的记载中可以看出，西汉董仲舒糅合了阴阳家的思想，渗入儒学之中，从而形成了阴阳五行之儒。应当看到邹衍的阴阳家和阴阳之儒有区别。邹衍的"乃观阴阳、消息"，阴阳是作为矛盾的对立统一体的关系，而汉儒则将阴阳用于解释灾异的纬书。至此，说明了邹衍以后再没有纯正的阴阳家可言了。至于邹衍是何家也不重要了，需关注的是以阴阳消长为核心，结合五行生克所建构的宇宙－社会－人的运行模式，以及中国数术学对中医学的影响。

# 第二章　中国数术学

**数术从象，图书有滋。天人感应，万物化生。精微至理，格物致知。**

——《中国数术学纲要·自序》

"中国数术学是以宇宙最基本的真理大道为基础，以太极为模型，阴阳、三五之道的五行为运筹和谐原理，把音律、历法、星象、气候、地理、医术各个学科统一成为伟大的整体观的学问。"此乃先师陈维辉先生于1986年1月在"全国阴阳五行学说讲习班"上，主讲其著《中国数术学纲要》时，对中国数术学的概念及内容的表述。

先生1953年毕业于南京大学地质系，1956年晋为地质工程师，1959年被评为铁道部劳模。因家学之渊薮，自1954年开始研究中医理论，在原卫生部郭子化副部长及中医司吕炳奎司长的支持下，于1959年调到南京铁道医学院，任铁道部中医学研究所及南京铁道医学院中医教研室副主任。在历史学家顾颉刚先生和中国数术学家、中医学家徐养浩先生的指导下，从事中医学及中国数术学的研究。撰有中国数术学及天文、地理、历法、气象、军事、哲学、生物、音律、中医等论文数十篇。"不汲汲于荣名，不戚戚于卑位"。先生穷尽30年之精力，探赜索隐，钩深致远，深研中国传统科学的基础学科——中国数术学，并将心得著成《中国数术学纲要》一书。此即"心之精微，发而为文"之谓也。该书明确了中国数术学之概念，并规范了中国数术学的核心理论——太极论的道论、三五论的数论和形神论的象论。先生集中国数术学研究之大成，从而得到著名历史学家顾颉刚先生的奖掖。1973年时值八十岁高龄的顾先生，在其寓所亲作序言，对该书作出中肯的评价："陈子维辉……涉猎多种自然科学，返读先秦两汉之文献，撷取其科学性者，批判其迷信性者，凡天文，舆地、医术、音律、卜筮及出土文物诸方面，无不研究而系统述之，务蕲达于贯通之境，以供作中国科学史之准备，此固时代之迫切要求，非徒矜夸我先民之造诣也。"而维辉公亦作序，陈述其作之主旨："夫道祖老彭，三五为仪。名托黄帝，百家共之。数术从象，图书有滋。天人感应，万物化生。精微至理，格物致知。小大均有太极，顺逆分化阴阳。醒三才之悠忽，点五行之指迷。河洛连数，干支燮理。数穷天地，机逢时遇，把握阴阳，调和数术，难易寻源，顿悟真诣。"

笔者之中国象数医学学术思想，源自先师陈维辉公中国数术学之启示。现将中国数术学与中医学有关的内容，表述如下。

## 一、数术学的源流

司马迁在《史记》中谓战国时期稷下学者邹衍所创立的阴阳五行学说，为"学者所共术"。邹衍深观阴阳消息而作《始终》《大圣》篇十余万言，"称引天地剖判以来五德转移"。但邹衍不是中国术数学始祖。那么，数术学是由何人创立的呢？先师维辉公认为，应是老彭、巫彭、彭祖、彭咸家族共同创立的，故有"道祖老彭，三五为仪，名托黄帝，百家共之"之论。

《屈原·九章》云："望三五以为象兮，指彭咸以为仪。"《论语·述而第七》云："述而不作，信而好古，窃比于我老彭。"讲的是"述而不作"，传授"三五之道"的圣人为老彭和彭咸。《世本》云："巫彭作医，巫彭作巫。"讲的是巫彭为医、巫的鼻祖，先师维辉公认为：老彭、大彭、彭祖、彭咸为巫者家族的成员，他们是掌握巫术和医术的人，更是被屈原和孔子一致尊崇的圣人。老彭"述而不作"，是主要讲述"三五之道"的道家、阴阳家及数术家的鼻祖。巫，乃古代掌握文字者，是从事祈祷、卜筮、星占，并兼用药物为人求福、却灾、治病的人。古人对巫者是很尊敬的。巫者乃圣人、智者的意思，并非近代所谓的巫婆、神汉之流。正如《国语·楚语》所云："是古巫者，必有智、圣、聪明者为之。"

唐兰在《略论西周微史家族窖藏铜器群的重要意义》一文中，有"尪保是巫保，他们假论先知，这样的史料也是第一次见到"的记载。他又注明："大保是巫保，总称为巫……楚人称巫为灵。"王充《论衡》云："道家相夸曰：真人食气……必谓吹呵呼吸吐故纳新也。昔有彭祖尝行之矣。"《庄子》尝云："吹呵呼吸，吐故纳新，熊经鸟伸……此导引之士，养形之人，彭祖尝行之矣。"由此可见，彭祖又成了道家的真人。

《史记》云："彭祖，自尧时，而皆举用。"又云："彭祖……后为大彭，亦称彭祖。"《庄子》记云："彭寿得之，上及有虞，下及五伯。"而《武夷山志》则有"其尝进雉羹于尧，尧封之于彭城，故称彭祖"的记载。上述史料，讲述了彭祖家族在尧时"皆举用"，而历经夏、商、周三个朝代，说明了他们是从事巫的家族。

《周书》云："皇天哀禹，赐以彭寿，思正夏略。"《竹书年》云："帝启十五年……彭伯寿帅师。"由此可见，至夏代彭祖以其术而帅师，成为军事家，并深深地影响了后世的兵法家。

综上所述，三五之道的数术学，在商周时期就已经存在了，而且是道家老彭家族所传授。

尽管人们对数术学褒贬不一，但从中国文化史上来看，数术作为一门独立的学科无疑是客观存在的，被历代历史学家所承认。现在能看到记有数术活动的早期资料，是殷墟甲骨文字。经考古学家的考证，殷墟出土的甲骨文，绝大多数记载着中国文明初期的占卜结果。另外，人们认为在原始社会的伏羲时代，就已经出现了具有数术特点的河图、洛书的象数图形体系。河图、洛书是原始游民经过长期观测天象，并用原始数字记录下来的，为中国古老的数术学提供了"数"的依据。也就是在这个时期，华夏的先民已经掌握了用天干和地支纪日、纪时。天干与地支配合而形成六十年甲子及其有规律的周期变化，是构建中国数术学的有力支柱。

中国数术学是阐述宇宙最基本真理大道的一门科学。"万法归宗"，它是讲究模型的，是运用太极、阴阳、三五、五行基本模型为运筹和谐原理，把律吕、历法、天文、气象、地理、医学、书画、武术、军事等学科，统一成伟大的整体观的学问。故《后汉书·张衡传》，对张衡有"数术穷天地，制作侔造化"的评介。

## 二、数术学的含义

提到"数"，人们就会想到一、二、三、四、五，数有大小，小到微乎其微，大到亿万，所以是指一些大大小小的数字。《邵子》有云："算者，天地之数也。若得天地之数，则大道在其中矣。"讲的是能运筹计算的是天地之数。

《群经音辨》云："计之有多少曰数。"讲的是计算有多少就叫数学，此乃现代数学的概念。《正韵》云："频，数也。"意谓当今的频率、光波也是数。《世本》云"隶首造数"，对此，《数术记遗》云："隶首注本，事有多种，及余遗忘，记忆数事而已，其一识算，其一太乙，其一两仪，其一三才，其一五行，其一八卦，其一九宫，其一运算，其一了知，其一成数，其一把头，其一龟算，其一计算……黄帝为法，数有十种，及其用也，事有三焉。"讲的是黄帝分了十种不同的计算方法，但他用事不过三，即"道生一，一生二，二生三，三生万物"，讲的是由道论产生了数论。刘微注《九章算术·序》云："包羲氏……以合六爻之变。"《管子·轻重篇》云："伏羲作九九之数，以应天道。"由此可知：数是指导人们知道时间与空间的钥匙。因为数的含义有频率、限定、逼近、运筹、计变、量变的意思。故数术学中的数，不是单一的数字，而是与数有关的数事。

　　那么"术"的含义是什么呢？术，其原意《说文》称"是中道也"。《广韵》谓"术，技术也"。《晏子·杂下篇》云："言有文章，术有条理。"《人物志》云："思通造化，策谋奇妙，是为术家。"所以广义的"术"，属技术范畴。术的含义当是推衍、研究数事的技术和方法，它包括方术、道艺、法术、道术、道理、策谋、占运，演卦等概念。先师维辉公认为数术学中之术，"它的方法和数学有共性，而且，它和数学的主要不同之处，是它用模型的方法、思维的方法，这就是它的伟大之处"。

　　数术，又称术数，是研究和推衍三五之数的数事技术。研究数事技术的学科为数术学，又称数术学说。三国韦昭认为"术"指占术，"数"指历数。就是阴阳家、占卜家之术。用阴阳五行生克制化的数理，来推断人事吉凶，即以种种方术来观察自然界的各种可注意的现象和事物，用以推测人和国家的气数和命运，对我国古代的政治、军事、文化、科技、曾产生过广泛的影响。

　　数术，作为学科的一个类目，始于西汉。汉·刘向撰《七略》，内有"数术略"，惜已佚。而传世最早的目录学专著《汉书·艺文志》，以《七略》为蓝本，而列"数术略"。内含"天文""历谱""五行""蓍龟""杂占""刑法"六类。记云："天文者，序二十八宿，步五星日月，以纪吉凶之象，圣王所以参政也。""历谱者，序四时之位，正分至之节，会日月五星之辰，以考察寒暑杀生之实。""五行者，五常之形气也。"其余均为卜职之书。故《汉书·艺文志》"数术略"有"凡数术百九十家，二千五百二十八卷"及"数术者，皆明堂羲和史卜之职也"的记录。然而史官久废，除天文、历法外，后世言数术多为阴阳占卜之类。随着时间的推移，目录学日趋缜密，《四库全书》将古天文和古算术归入天文算法类，而术数类则收"《易》之支派，傅以杂说"，共分数学、占候、相宅相墓、占卜、命书相书，阴阳五行六属，存目又增杂技属。所谓数学，《四库全书》术数类叙云"物生有象，象生有数，乘除推阐，务完造化之原者，是为数学"。此处"数学"一词，即"数术学"，因物、象、数之间的相互关系，数术学又可称为"象数学"。实际上，是根据《易》学阴阳奇偶之数，推衍出来的数术学说，共十六种。至此，数术学经学科的分流和融合，学术的争鸣与纳摄，周秦的数术学，至汉代形成的象数学说及《易》学象数派的形成，进一步说明了《史记》称邹衍的阴阳五行学说为"学者所共术"的睿智之论。

《素问·上古天真论》有"其知道者，法于阴阳，和于术数"之论，揭示了《内经》所代表的中医学与数术学之渊薮。

《后汉书·张衡传》有"张衡，字平子"，"通五经，贯六艺"，"善机巧，尤致思于天文、阴阳、历算，常耽好《玄经》"。"安帝雅闻衡善术学，公车特征拜郎中，再迁太史令。遂乃研核阴阳，妙尽璇玑之正，作浑天仪，著《灵宪》《算罔论》，言甚详明"；"阳嘉元年，复造候风地动仪"；"所著诗、赋、铭、七言、《灵宪》《应间》《七辩》《巡诰》《悬图》凡三十篇"的记载。故《书》传引崔瑗之评："数术穷天地，制作侔造化。"此乃对张衡学贯五经、六艺，术备天文、地理，对古科技作出重大贡献一生的高度概括。由此可见，张衡是一位卓有建树的数术学家；同时又是我国科学文化史上卓有成就的伟大科学家。同时可见，至汉代数术学以其数理和方伎，在天文、地理、医学等科学领域的应用中密切地结合起来，并以此揭开了数术学应用和发展的新篇章。此亦笔者以数术学为主线，上述周秦诸子之学，下贯《内经》中医学，以"数术穷天地""法于阴阳，和于术数"的"百家所共术"的思维，构建中国象数医学理论体系，以示"天下一致而百虑，同归而殊途"的学术渊薮。

### 三、数术学的基本理论

中国数术学由三个基本理论组成，它是数术学的核心理论。先师陈维辉公认为："它就是太极论的道论，从道产生三五论的数论，从数产生形神论的象论。"

#### 1. 太极论的道论

太极的"太"字，是大、无限大的意思；"极"是微、无限小的意思。对此，《地理知本金锁秘》云："至于太极二字之命名，极者，以理之极致者，这道理极妙、极微、极元、极精，而又极大，故曰极矣，无复加矣。太者，凡事准乎至理。"由此可知，太极包括了宇宙的大大小小的一切事物。初以其名，以统阴阳之道，含变化相生于内，实是指产生宇宙万物及组成事物诸要素和诸属性的总根源。故它是探索世界从无到有、从有到无，从小到大、从大到小，一切事物的起源、发展、流逝的原理。诚如陈维辉公所云："太极就是包括宇宙间无穷无尽大大小小一切事物，它包含了最原始、最基质、最初态的变化规律。太极的变易产生了一切，太极总在一起成为一切事物必然性、协调性、系统性的开放与闭合的矛盾转化，走向逆的过程的统一模型。"

（1）太极左旋右转原理：太极模式是从无到有，从有到无，说明世界是可塑的、转动的、变化的。图就是象，太极图是个圆圈连环，但它是封闭的又是开放的模式。如果太极圈是唯一的、封闭的、周而复始的、不变的一个圆圈，就没有价值了。太极是"一"，但它必然是二分的。因而它不是封闭的而是开放的、有价值的。故而，太极打开后就变成螺旋，每个螺旋的每个环节都形成了一个旋转的链条，于是就产生了太极左旋右转原理。

从图2-1可知，太极是圆圈或连环，分为两条链条。阴阳中间各有一个脐点，脐点也是分化发展中旋转的中心。阴阳交际处是可分又不可分，分化后又变成了两极分化，两极分化又取得自身的阴阳平衡，但这个平衡是一过性的，又形成了两个太极，或三个太极，或万个太极。故张景岳之《类经图翼》有"物各有一太极，包两仪于子粒"的记载；《地理知本金锁秘》有"阴阳二气，相为终始，互为胚胎，而未尝相离"的表述。

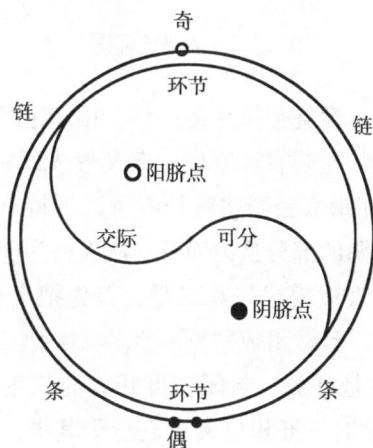

图2-1　太极模式图

太极是连环，但连环可以解开的。《类经图翼》云："阳数奇而属天，阴数偶而属地。"《地理知本金锁秘》云："盖阳一、·者，天之根……阴二、··者，地之根。"就是说连环从阴··环节可以打开，阳爻一，阴爻二，合起来为三，总为一。从图2-2可知，当从阴··环节打开后，变成了螺旋。两根链条是否定之否定，走向上升的认识。有上升就有下降，于是就成"8"字的双环，就变成了质点自旋向上或向下。这样就有了自由度的选择。时空中每一个点有它的自由度，太极

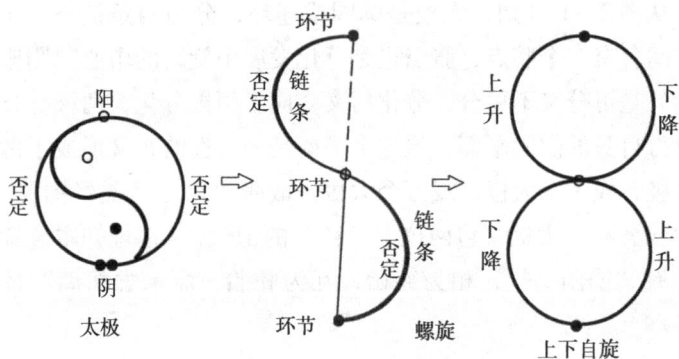

图 2 - 2　太极连环图

打开后变成螺旋，螺旋距像弹簧一样。由于上下两个"S"形螺旋，由于太极的左旋右转原理，就又形成了一个"8"字图形。这时"8"字形太极图式就具有了以下特点：其一，阳的部分从外向内，阴的部分从内而外；阳在外为前进，阴在内为后退，从而形成太极模式。其二是，首先把太极开放成"S"形，二次把"S"形封闭成"8"形，三次把"8"字形再开放成螺旋，这就是开放、封闭、再开放的三生万物原理。从图 2 - 3 可知，这时三五相包寓意五行于其中，螺旋外为五行相生，内为五行相克居其中，这就是由于太极的开放及左旋右转原理，形成了三五相包的数论。

（2）有无难易原理："有无相生，难易相成"。此乃老子唯物主义认识论的观点。《老子·二十五章》云："有物混成，先天地生。寂兮寥兮，独立而不改，周行而不殆，可以为天下母。吾不知其名，字之曰道，强为之名曰大。大曰逝，逝曰远，远曰反。"所谓大，有空旷无限，运行无止，循环往复，无所不包的太极论的道论含义。即"寂兮寥兮""周行而不殆""大曰逝""逝曰远""远曰反""万物归焉"。老子认为这种事物的普遍性是作"天下母"的必要条件，正是因其

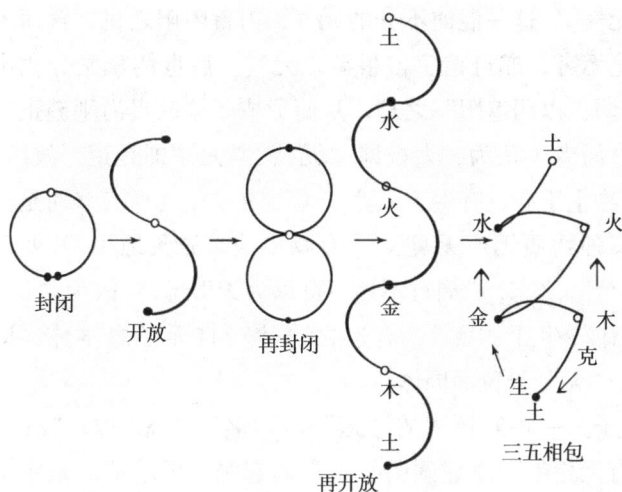

图 2 - 3 太极连环展开图

"大"，才"可以为天下母"，此即道生于有，"有名，万物之母"。同时，老子又认为，既然道生万物，又畜养万物，它当与产生畜养天地万物不同，不应当具有天地万物所具有的形名声色的具体属性。故《老子·十四章》有"视之不见""听之不闻""搏之不得""故混而为一"的道生于"有"的记载；"无状之状""无物之象""是谓恍惚""逆之不见其首""随之不见其后"的道生于"无"的表述。此时老子称"道"为"无"，即四十章之"天下万物生于有，有生于无"的道论。"有"即"大"，为无所不包、无所不生，无所不蓄，无所不养，所以它必然为"无"，必然不能有形、有名、有声、有色，不能与具体的、个别的物相同，就不再具有普遍性的特点。由此可见，老子有与无的道论，是事物普遍性和非具体性在道论上的辩证统一，即老子"有无相生"原理。它反映的是太极的整体性和太虚的混沌性，是"道"的内涵。对此，唐·孔颖达在《正义》中指出："太极是天地未分之前，混而为一的元气。"这一混沌不分的元气，内蓄阴阳之机，含而不显，变化无穷，亦可谓宇宙根源之元气。后世儒家又分化出"以阳统阴，以阴追阳"之理，从而形成了儒家崇尚刚健正大的风尚。而老子认为，太极即"元"，"元"即是道，故曰："天下万物生于有，有生于无。""无"并非一无所有，而是指存在的某种物质无声无臭，"有物混成，先天地生，"处于"寂兮寥兮"之态，"周行不殆，可以为天下母，"故为"道"也。"有"生于"无"，有形之物体产自无形之本体，即"有"与"无"异位而同体。

《老子·一章》所述的"道"与"名""无"与"有"，即以"有无相生"原理阐明了宇宙的起源。揭示了道是宇宙万物构成的本原；道是宇宙万物发生、存在、发展、运动的总规律；道是人类社会最高的道德标准及生活准则，即"德"。《老子·二章》云："有无相生，难易相成，长短相形，高下相倾，音声相和，前后相随，恒也。是以圣人处无为之事，行不言之教，万物作而不始，生而不有，为而不恃，功成而不居，夫唯不居，是以不去。""有无相生"论，比第一章讲宇宙起源之"有"和"无"而言，虽意义狭窄具体，然进一步体验了他的辩证法思想，即"有""无"是由相互对立而产生的。事物的"相生""相成""相形""相倾""相和""相随"，都是相比较而存在，相依靠而生成的，表述的是矛盾的对立统一法则。这种相反相成的辩证法思想是永远不变的，故云"恒也"。

"难易"，即是"知行"。知之不易，行非其难；知之甚难，行之更易，它反映的是辩证法观点。而"难易相成"的要点，是以"圣人处无为之事，行不言之教"为准则，即不以人的主观意志，而是按自然规律的"道"去实现人生目标。对此，《老子·第六十三章》有"大小多少。图难于其易，为大于细；天下难事，必作于易，天下大事，必作于细。是以圣人终不为大，故能成其大”的论述。

（3）大小相悖原理：太极模型包括了始终、安危、吉凶、因果、长短、祸福、曲直、黑白、雌雄、闭合、刚柔、偶然与必然等内容。因大与小、善与恶都是相悖的，所以陈师维辉公名之曰"大小相悖原理"。

自然界大到宇宙，无边无际；小到粒子，难以察辨。但有一个共同的特点，即形式互体和大小相对，它们相反而又统一。如《老子·三十九章》有"贵以贱为本，高以下为基"的记载。太极的从闭合到开放，从开放到闭合，要掌握的是度。如《素问·六微旨大论》有"气之升降，天地之更用也"的记载。"更用"，即以相互感召、互为因果方式相互为用。对此，张介宾有"天无地之升，则不能降；地无天之降，则不能升，故天地更相为用"的注释。鉴于天地间之气，有"高下相召，升降相因，而变作矣"的规律。故而《素问》在该篇中有"升已而降，降者谓天；降已而升，升者谓地。天气下降，气流于地；地气上升，气腾于天"的论述。由此可见，"大小相悖原理"，形式上是相反的，实际上是可以转化的，即具有对立统一规律。

**2. 三五论的数论**

《易·系辞》阐述了太极就是大一，大一就是整体的一、绝对的一，故云："易有太极，是生两仪。"两仪，即阴阳二仪，于是就有了"刚柔相摩，八卦相荡"，及"六爻之动，三极之道"。由此可知，"三五论"是讲数的，"三"，就是天、地、人之道，是讲天、地、人三才的至极之道，故谓从道产生了三五论的数论。同时又要讲"行"，即五行：金、木、水、火、土的生克制化的运动规律。故三才五行，数必居其中。《史记》有"唯天数者必通以三"的记载。故《易·系辞》

云："易与天地准，故能弥论天地之道，仰以观天文，俯以察于地理，是故知幽明之故。"

（1）三生万物原理：《老子·四十二章》云："道生一，一生二，二生三，三生万物，万物负阴以抱阳，冲气以为和。"阐明了道是生成宇宙以至万物的总源。"道生一"，意谓道产生了统一的事物的太极；"一生二"，意谓太极一分为二，成为对立统一的阴阳两个方面；阳爻一，阴爻二，合起来为三，总为一，此即"二生三"。当太极一分阴阳为二，重新封闭又生成新的太极，此即三生万物。《老子·三十九章》有"昔者得一者，天得一以清；地得一以宁；神得一以灵；谷得一以盈；万物得一以生；侯王得一以为天下正"的论述。"一"即"道"，由此可见，老子认为宇宙的本原只有一个，宇宙的总规律也只有一个，不是阴、阳两个，也不是天、地、人三个，也不是五行、八卦。认为这些二、五、八等数论都是"一"这个道论的产物，故称为由"道论产生三五论的数论"。而《素问·六节藏象论》有"自古通天者，生之本，本于阴阳。其气九州、九窍，皆通乎天气，故其生五，其气三。三而成天，三而成地，三而成人，三而三之，合则为九，九分为九野，九野为九脏，故形脏四，神脏五，合为九脏以应之也"的记载。

（2）三五相包原理：《易原》云："五行相生，遇三致克。"即五行相生，遇到第三位则发生了相克。如金生水一遇、水生木二遇、木生火三遇，此时则金遇火则遭克，说明了五行是生克关系的原理。

《史记·律书》云："为国者，必贵三五，然后天人之际具备。"意谓三和五是统一的五中含三。《淮南子》有"何谓三五，仰取象于天，俯取度于地，中取法于人"；"乃澄列金、木、水、火、土之性"的论述；《汉书·律历志》有："数者"

"始于一而三之"，"而五数备矣"。"故三五相包"，"太极运三辰，五星于上，而元气转三统，五行于下"的记载。五行包涵天、地、人之中；天、地、人也含有五行。于是三五相包、循环不已。对此明·张景岳《类经图翼》中尚有"化生于一，是名太极，太极动静而阴阳"，"由此五行分焉"之论。意谓从道生一的太极开始，有了太极才有阴阳和天地；到了三，出现生物和人；从三再展开就产生了五行的分布。

（3）时空统一原理：道家、数术学家认为，时间和空间是一致的，所以时空关系尽管是多层次的，但它确实是具有时空的统一规律。如《内经》理论认为自然界有三阴、三阳之气和五行之气的变化，人体也有三阴、三阳六经之气和五脏之气的运动。而自然界气候的变化，必然关系于三阴、三阳六气和五行之气的运动，而人体生理活动和病理变化，取决于六经之气和五脏之气的协调。因此人体的生命活动与自然界的变化是同步的。故《内经》中有"上下之位，气交之中，人之居也"；及"人以天地之气生，四时之法成"的论述。鉴于天人相应的系统整体观，即时空统一原理，故"谨候气宜，无失病机"是保持人体健康的重要因素。

### 3. 形神论的象论

《易·系辞》云："是故夫象，圣人有以见天下之赜，而拟诸其形容，象其物宜，是故谓之象。"故"象"者，形也。"在天成象，在地成形"，象是万物一切规律变化的形象。从《素问·上古天真论》之"上古之人，其知道者，法于阴阳，和于术数……故能形与神俱，而尽终其天年"的论述，可知人若保持"形与神俱"的养生之道，必"法于阴阳，和于术数"。故陈师有"从道产生三五论的数论，从数产生形神的象论"的精辟论述。

（1）形神生死原理：《老子·第七章》云："天长地久。

天地所能长久者，以其不自生，故能长久。"天地是客观存在的自然，天地是"道"的产物并按道的自然规律行事。《素问·六微旨大论》鉴于宇宙之"高下相召，升降相因"规律，申明"气之升降，天地之更用"论。指出"物之生从于化，物之极由乎变，变化相薄，成败之由也"。若"不生化"，即违背此规律，必然造成"出入废，则神机化灭；升降息，则气立孤危。故非出入，则无以生、长、壮、老、已；非升降，则无以生、长、化、收、藏。"对此，《素问·上古天真论》尝有"上古之人，其知道者，法于阴阳，和术数，食饮有节，起居有常，不妄作劳，故能形与神俱，而尽其天年，度百岁乃去。今时之人不然也，以酒为浆，以妄为常，醉以入房，以欲竭其精，以耗散其真，不知持满，不时御神，务快其心，逆于生乐，起居无节，故半百而衰也"的养生保精之论。

（2）形神发展原理：人体是一个有机整体，是一个极为复杂的阴阳对立统一体。人体内部充满了阴阳对立统一现象。人体的一切组织结构，既是有机联系的，又可划分为相互对立的阴、阳两部分。如作为脏腑而言，脏腑的解剖形态可谓之"形"，脏腑的生理功能及病理变化可谓之"神"。如《素问》有"六节藏象论"专篇。帝问"藏象何如?"岐伯对曰："心者，生之本，神之变也；其华在面，其充在血脉，为阳中之太阳，通于夏气。肺者，气之本，魄之处也；其华在毛，其充在皮，为阳中之太阴，通于秋气。肾者，主蛰，封藏之本，精之处也；其华在发，其充在骨，为阴中之少阴，通于冬气。肝者，罢极之本，魂之居也；其华在爪，其充在筋，以生血气，其味酸，其色苍，此阳中之少阳，通于春气。脾、胃、大肠、小肠、三焦、膀胱者，仓廪之本，营之居也，名曰器，能化糟粕、转味而入出者也；其华在唇四白，其充在肌，其味甘，其色黄，此至阴之类，通于土气。凡十一脏，取决胆也。"详细表述了人体内脏功能的外在现象，同时也讲述了五脏的生理功能与神的关系。盖因神是人体生命活动现象的总称，是精神、意识、知觉、运动等一切生命活动的最高统帅。包括神、魂、魄、意、志、思、虑、智等内容。神是生成于先天，但必赖后天以滋养，于是《灵枢·平人绝谷》有"气得上下，五脏安定，血脉和则精神乃居，故神者，水谷之精气也"的论述。所以水谷之精气充足，五脏和调，神机才能旺盛，此即形神发展原理。说明了神在人体中的重要作用，形充则神足，神弱则神怯，形衰则神机化灭。故人体唯有神的存在，才能有人的生命活动。

（3）气化运命原理：在古代数术学的运气学说中所讲的命运，是讲人生哲学的。而本节是从中医学中的运气学说来探讨"气化运命原理"

《太始天元册》云："太虚寥廓，肇基化元，万物资始，五运终天，布气真灵，总统坤元，九星悬朗，七曜周旋，曰阴曰阳，曰刚曰柔，幽显既位，寒暑弛张，生生化化，品物咸章。"说明中医学的五运六气学说将宇宙看作是一个巨大的等级系统，把人体作为一个子系统放到里面去，从而寓有"人类 – 环境系统"这一整体观的思想。同时可以看到"太虚寥廓，肇基化元"，并非杂乱无章，而是一个有机整体，故"法于阴阳，和于术数"，是大自然和人体变化规律的调节法则。对此，《素问·生气通天论》有"阳强不能密，阴气乃绝，阴平阳秘，精神乃治；阴阳离决，精气乃绝"的论述。此即"天人观"的"气化运命原理"。

中医学认为，构成人体的最基本物质是气，同时，它又是维持人体生命活动的最基本物质。精、气、血、津、液各自的新陈代谢是生命活动的基础，五脏六腑气化功能的完成，皆以气为动力，即气的运动变化及由此而产生的物质和能量的转换过程，即气化过程。若气化功能失司，必造成人体器质性病变。

综上所述，中国数术学的三大核心理论，表述了从道产生了数，从数产生了象，于是世界上的万物都有了形态的"形"和变化的"神"。形态的曲直就有了它变化规律的神，绝对静止没有神的变化规律的形态，是不存在的，神就是讲变化规律的。由此可知，有了道就能够知道数，有了数就能决定它的象，于是道论、数论、象论成为中国数术学的三大基本理论，并以此形成数术学的核心理论。通晓此基本理论，就可以打开数术学和哲学的大门，并以此揭示数术学中精微理论的内涵。

## 四、数术学的精微理论

《正义》云："精者，物理之微者也。"《广韵》释为"细也"。《素问·灵兰秘典论》有"至道在微，变化无穷"的记载；《素问·气交变大论》有"所谓精光之论，大圣之业，宣明大道，通于无穷，穷于无极"的表述，并有《解精微论》篇，以"授业传之，行教以经论，从容形法，阴阳刺灸，汤药所滋"。对篇名"解精微论"之"精微"二字，高世栻有"纯粹之至曰精，幽妙之极曰微"之释注。故精微乃精深微妙之意，即《素问·灵兰秘典论》"至道至微，变化无穷"的"道心惟微"之论。对此，滑伯仁尝云："至微者，理也……体用一原，显微无闻，得其理，则象可得而推矣。"讲的是"道心惟微"，而阐发的是"道心惟悟"。故精微理论是圣人之道，数术学中的道论、数论、象论均是精深微妙之论，乃数术学的核心理论。分而言之，则为太极精微、阴阳精微、图数精微、五行精微、干支精微等。

### 1. 太极精微

"观变穷太易，探元化群生。"此唐·李白《古风》之句。

表述了太极的变易产生了一切，太极是包括宇宙间无穷无尽大大小小的一切事物。它是最原始、最基质、最初态的变化规律。

在"太极论的道论"一节中，对太极的含义已做了表述。太者，极大之意。"太"字故作"大"，也作"泰"。凡言大而以为形容未尽，则作太。极者，理之极致也。《易·系辞上》云："六爻之动，三极之道也。"高亨注云："天地人乃宇宙万类之至高者。"故言天者求之本，言地者求之位，言人者求之气交。"本"者，就是六元，即风、寒、暑、湿、燥、火之六气，属天为天气之本；"位"者，即地之六步，厥阴风木、少阴君火、太阴湿土、少阳相火、阳明燥金、太阳寒水主时之六位，属于地，故为地之位；何谓"气交"，《素问·六微旨大论》有"上下之位，气交之中，人之居也"，及"天枢之上，天气主之；天枢之下，地气主之，气交之分，人气从之，万物由之，此之谓也"的表述。物之中点称"枢"，"天枢"，就是天地相交之中点，也就是所谓"气交之分"。明·张景岳有"枢，枢机也。居阴阳升降之中，是为天枢"的解释。故《内经》有"高下相召，升降相因，而变作矣"的论述。人生活在气交之中，人和万物要适应天地的变化规律，此即"观变穷太易，探元化群生"，而探求太极精微的意义。

太极，古代哲学称其具最原始的混沌之气。认为太极运动分化出阴阳，由阴阳而产生四时的变化，继而出现各种自然现象，此即由太极论的道论，而产生了三五论的数论，继而产生形神论的象论，说明了太极是宇宙万物之本。《易·系辞上》有"易有太极，是生两仪，两仪生四象，四象生八卦"的记载。孔颖达疏云："太极谓天地未分之前，元气混而为一，即是太初，太一也。""易者，象也。"《正义》有"夫易者，变化之总称"的注释。在古代，是指阴阳变化消长现象，故而

《易》有"生生之谓易"的记载。《列子·天瑞》云："故曰：有太易、有太初、有太始、有太素。太易者，未见气也；太初者，气之始也，太始者，形之始也；太素者，质之始也。""太初"，又为"大初"，天地未分之前的混沦之气。对此，《列子·天瑞》又有"气、形、质具，而未相离，故曰混沦者，言万物相混沦，而未相离也。视而不见，听而不闻，循之不得，故曰易也"的论述。

"太一"，亦作"大乙"。即道家所称的道，是指宇宙万物的本原、本体。《易原》云："一，太极也，二，两仪也，易之太极，理当为一。"故宋代理学家认为太极即是"理"。《朱子语类》云："太极只是一混沦的道理，里面含阴阳、刚柔、奇偶、无所不有。"故太极论的道论，是数术学中核心理论。清·王夫之《张子正蒙注·太和》中云："道者，天地人物之通理，即所谓太极也。"《地理知本金锁秘》有云："至于太极二字之命名，极者，以理之极致者，这道理极妙、极微、极元、极精，而又极大，故曰极矣，无以复加矣。太者，凡事准乎至理。"

《朱子语类》称"太极只是一混沦"。那么什么是混沦？从《列子·天瑞》可知：先有太易，然后三分为：气的太初，形的太始，质的太素。三未分，但气形质已孕育具备，称为混沦。混沦也是太极。故张景岳《类经图翼》中云："太虚者，太极也。太极本无极，故曰太虚。"《素问·天元纪大论》有"太虚寥廓，肇基化元，此之谓也"的论述。《黄帝四经》有"恒先之初，迥同太虚。虚同为一，恒一而止……小以成小，大以成大……知虚之实，后能太虚"的记载。说明了太易变成了太极或太虚，就是一，一中含三。有太初、太始、太素未相离时的混沦。气、形、质分离，从太初至太素，一气化三清。

《列子·天瑞》在表述"一气化三清"后，又讲述了"七变为九"的问题："易无形之，易变为一，一变为七，七变为九，九变者，穷也。乃复变而为一，一者，形之始也。"什么是"七变为九"呢？《易原》云："一变为七，七变为九，因河图矣。而夷易无形捊者，能生形变一，正指太极之生一也。"又云："一变为七九，不以次数者，全举阳数，领其都会也。""举一、七、九以赅三、五，则夫二、四、六、八亦包乎阳变之内矣。""冬水、春木、夏火、中土、秋金，即其一、三、七、五、九，形变之序矣"，"水之数一，是复变一也"。按河图数来说，天数中有两个成数，即天七成之，天九成之。七、九之成，以成为变，天九生金，金又生水，故天九又变成一。"故明易之道，先举天地之数也。"由此可见，太极论的道论，为数术学数论、象论之原。故《左传》有"物生而后象，象后有滋，滋后有数"之精论。

### 2. 阴阳精微

阴阳是事物的两种属性，是从各种具体事物中体现出来的。它是古人从长期生活和生产实践中，认识到自然界事物，都具有阴阳对立统一的两个方面，这两个方面内在联系，相互作用并不断运动，是事物生长、变化和消亡的根源。故《素问·阴阳应象大论》云："阴阳者，天地之道也，万物之纲纪，变化之父母，生杀之本始，神明之府也。"《老子》云："道生一，一生二，二生三，三生万物。万物负阴而抱阳，冲气为和。"《易·系辞》云："一阴一阳之谓道……阴阳不测之谓神……是故，易有太极，是生两仪，两仪生四象，四象生八卦。"由此可知，太极的原理是从无到有，并从有到无的有无相生规律。两极阴阳分化的互极是最初的也是最基质的事物发展变化原理。阴阳精微仍然存在于太极之中，所以只有从太极始，方可进入阴阳之门。正如《素问·阴阳离合论》所云："阴阳者，数之可十，推之可百，数之可千，推之可万，万之大，不可胜数，然其要一也。"说明阴阳变化的基本原理还是太极。故汉·董仲舒《春秋繁露》云："是故明阴阳入出虚实之处，所以观天之志，辨五行之本末、顺逆、小大、广狭，所以观天道也。"但阴阳还是有它独特的规定，并不是几条定律或若干具体应用所能够全部概括的。阴阳是从太极中产生出来的互体。阴阳两仪就是两种不同的仪式，于是"仪"就具仪式、模式、图式、形式、事宜的含义，两仪就是两种图式和符号。太极图中黑色为阴仪，其符号为－－；白色为阳仪，其符号为一。于是阴仪代表了偶数、阴暗、反向、安静、黑色、柔和、内在、负数、仰上、空虚、右边、刑杀、关闭等；阳仪代表了奇数、光明、正向、运动、白色、刚强、外在、正数、俯下、实际、左边、德生、开放等。故《素问·阴阳应象大论》云："天地者，万物之上下也；阴阳者，血气之男女也；左右者，阴阳之道路也；水火者，阴阳之征兆也；阴阳者，万物之能始也。"由此可知，太极论的道论，说明了世界是物质性的整体，世界本身是阴阳二气对立统一的结果。阴阳学说是古代朴素唯物主义哲学的重要内容。

《素问·阴阳离合论》云："天覆地载，万物方生，未出地者，命曰阴处，名曰阴中之阴；则出地者，命曰阴中之阳。阳予之正，阴为之主。故生因春，长因夏，收因秋，藏因冬。"王冰注云："春夏为阳，故生长；秋冬为阴，故收藏。"《春秋繁露》云："春者，少阳之造也；夏者，太阳之造也；秋者，少阴之造也；冬者，太阴之造也。"由此可知，阴阳两仪产生了四象，春为少阳，阴中之阳；夏为太阳，阳中之阳；秋为少阴，阳中之阴；冬为太阴，阴中之阴。这时，四象则和时节、时间相对应。四个象限中，太阴太阳象限内是纯阴阳，而少阳少阴象限内是各含阴阳。于是，太阴为北方、冬季、冬至，又是合夜至鸡鸣，从酉时至子时，阴中之阴（☷）；少阳为东方、春季、春分，又是鸡鸣至平旦，从子时到卯时，阴中之阳（☳）；太阳为南方、夏季、夏至，又是平旦至日中，从卯时至午时，阳中之阳（☰）；少阴为西方、秋季、秋分，又是午时至酉时，阳中之阴（☵）。（图2-4）

南　太阳（夏、夏至、午）

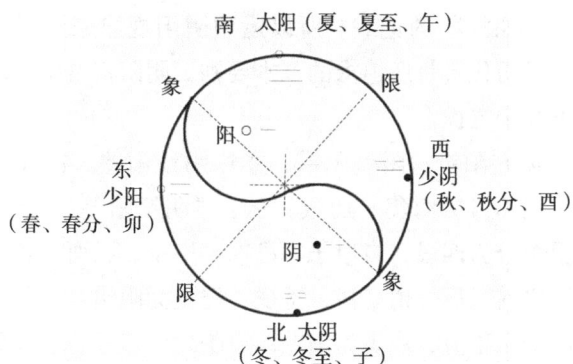

图2-4　太极模式图

太极即太虚为一，分阴阳为两爻。道生一，一爻变为阴阳，二爻变为四象；三生三，三爻变为八卦。即乾（☰）、坤（☷）、震（☳）、巽（☴）、坎（☵）、离（☲）、艮（☶）、兑（☱），分别象征天、地、雷、风、水、火、山、泽八种自然现象，并认为"乾""坤"两卦在八卦中占特别重要的地位，是自然界和人类社会一切现象的最初根源。传说周文王将八卦互相组合，又得六十四卦，用来象征自然现象和社会现象的发展变化规律。

综上所述，阴阳所代表着事物相互对立又相互联系的两个方面，并不局限于某一特定事物。具体事物的阴阳属性不是绝对的、不可变化的，而是相对的，在一定的条件下是可变的。它通过自己的对立面的相比较而确定，随着时间和地点的变更而改变。故《局方发挥》有"阴阳二字，固以对待言，所指无定在"的记载。《素问·生气通天论》有"自古通天者，生之本，本于阴阳。天地之间，六合之内，其气九州、九窍、五脏、十二节，皆通乎天气。其生五，其气三。数犯此者，则邪气伤人，此寿命之根本也"；及"是以圣人陈阴阳，筋脉和同，骨髓坚固，气血皆从，如是则内外调和，邪不能害，耳目聪明，气立如故"的记载。所以运用阴阳规律来认识客观世界变化，是历代贤哲所追求的基本要则。阴阳精微中的基本规律有以下几个方面。

（1）阴差阳错：阴差阳错，亦称阴错阳差。古代历数术语。明·王达《蠡海集·历数》云："阴错阳差，有十二月，盖六十甲子分为四段，自甲子、己卯、甲午、己酉，各得十五辰。甲子之前三辰，值辛酉、壬戌、癸亥为阴错；己卯之前三辰，值丙子、丁丑、戊寅为阳差；甲午之前三辰，值辛卯、壬辰、癸巳为阴错；己酉之前三辰，值丙午、丁未、戊申为阳差。盖四段中，每段除十二辰，各余三辰，三四亦得十二辰，是为阴错阳差也。甲子、甲午为阳辰，故有阴错；己卯、己酉为阴辰，故有阳错也。"后世多用于比喻因各种偶然因素而造成差错。

《地理知本金锁秘》云："凡阴差阳错之处，则分不得金，立不得向，自古及今，知者不多，其人可痛也。"由此可知，阴差阳错，是中国古代的罗盘。"分金立向"是指罗针定向，其中阴见阴则差，阳见阳则错。实际上就是指出月亮运动中的潮汐变化，阴差阳错是潮汐涨落最高点和最低点的八次停顿处。它揭示的是引力规律。道家从对月亮盈亏和潮汐变化规律的观察中，悟出空间事物运动中所产生的差错停滞现象。提出重现时空事物的变化，要把握时间变化规律，把握住时间机遇。马王堆西汉帛书《黄帝四经》，在讲述了阴差阳错规律后指出："当断不断，反受其乱。"故探求阴阳消息，重现时空的阴差阳错规律是道家重大的理论建树。

（2）阴腐阳焦：《吕氏春秋》云："流水不腐，户枢不蠹。"《黄帝四经》云："在阴不腐，在阳不焦。"讲的是阴是静的，静止就会陈积而腐烂。水属阴，水太静止而不流动就会产生腐败现象。所以一切事物必须保持运动的状态和形式，死水一潭就会形成污水。'流水不腐'，则运动不滞。阳是动的，运动又是升华过程，火属阳，火的升华运动到一定程度就会烧焦。旺火成堆就会烧焦，所以文火不焦。故《素问·阴阳应象大论》中有"阴静阳躁""阳胜则热，阴胜则寒"的论述；《素问·阴阳别论》有"所谓阴阳者，去者为阴，至者为阳；静者为阴，动者为阳；迟者为阴，数者为阳"的记载。

《黄帝四经》云："入火不焦，入水不濡。"又云："积阴则沉，积阳则飞。"讲的是任何事物的发展及运动，均有一个"度"，既不能不及，也不能太过，必取其中，此即《素问·至真要大论》所云："谨察阴阳所在而调之，以平为期。"而这个"平"，不是平衡之平，而是运动过程中的非平衡有序稳态。以炼丹为例，炼到一定时候是要注意火候，既要动又要静，既要懂得升华，又要懂得退火。此处的"火候"，就是"度"。即《黄帝四经》所阐述的"入火不焦，入水不濡"的阴阳准则。这个道理具有普遍的现实意义，说明了任何事情太过了就会走向反面。故"在阴不腐，在阳不焦"，即阴而阳之，阳而阴之，"以平为期"，才能达到系统的、整体的、和谐的环节。

（3）阴刑阳德：阴是刑杀，是死亡；阳是德育，是生存。这是从月亮晦明的道理而衍生而来阴阳规律。对此，《黄帝四经》有"极阴以杀，极阳以生"；"春夏为德，秋冬为杀"；"刑德皇皇，日月相室"；"是以有晦有明，有阴有阳"；"不湛不定，凡湛之极，在刑在德"；"刑晦而德明，刑阴而德阳"；"夫百言有本，千言有要，万言有总，万物之多，皆阅一空"；

"守弱节而坚之，胥雄节之穷而因之"；"贵阳贱阴，达阳穷阴"；"师阳役阴，言阳默阴"的记载。意谓春夏为德生，秋冬为刑杀。从日月相室，月借日光，绕地球运转之中产生晦明，这是早在远古时期道家就领悟到自然现象和规律。不管阴阳理论如何发展，但最终都归于太极——"皆阅一空"，阴是刑，如果刑于雄节，就会死亡或失败。所以要"守弱胥雄"，"吐故纳新"，"贱阴贵阳"，"役阴师阳"，"默阴言阳"。对"春夏为德，秋冬为刑"，《淮南子·天文训》有"冬至则斗北中，绳阴气极，阳气萌，故曰：'冬至为德'。日夏至者斗南中，绳阳气极，阴气萌，故曰：'夏至为刑'"的记载。该理论应用到医学上，《素问·生气通天论》有"自古通天者，生之本，本于阴阳"；"阳气者，精则养神，柔则养筋"及"阴阳之要，阳密乃固"的论述。

同时，"阴刑阳德"规律，尝有"德刑合门"之论，即刑中有德，德中有刑。如一年之中冬月为刑，冬至子时一阳生，阳气萌，所以冬至为德；夏月为德，夏至午时一阴生，阴气萌，所以夏至为刑。

（4）阴阳互根：《老子》云："万物负阴而抱阳，冲气以为和。"《地理知本金锁秘》云："阴生则阳成，阳生则阴成，阴阳二气，相为终始，互为胚胎，而未尝相离也……阳根于阴，阴根于阳。"而程大昌《易原》有"阴阳之交，有互体相入者焉。凡曰：相错、相杂、相易、相荡、相推、相摩、相资、相攻、相逮、相悖、是皆合二，以成其互者也"的论述；《素问·阴阳应象大论》有"阴在内，阳之守也；阳在外，阴之使也"的记载。说明了阴阳两个方面，不仅是相互对立，而且是相互依存、相互为用。阴依存于阳，阳依存于阴，双方均以对方的存在为自己存在的前提，阴阳的这种相互关系，称之为阴阳互根。也就是说，阴阳是相互地纤缠，成为互相依赖生存的根源。故在诊治疾病过程中，该篇又有"善诊者，察色按脉，先别阴阳"，及"善用针者，从阴引阳，从阳引阴；以右治左，以左治右；以我知彼，以表知里，以观过与不及之理，见微得过，用之不殆"的表述。

阴阳的相互依存，也称"阴阳互根"，诚如《类证治裁》所云："阴阳互根，相抱不脱。"说明了阴阳互根是决定阴阳属性的相互依据。如果事物不具有这种属性，就不是统一体的对立双方，就无法分析其阴阳的属性，也就不能用阴阳来说明；又说明了阴阳互根是事物发展的重要条件。因事物的发展变化，阴阳二者缺一不可。就人体而言，无论阴阳相互对立的物质之间，或是阴阳相互对立的功能之间，都存在着这种阴阳互根、相互依存的关系，从而保证了生理活动正常运行；还提示了阴阳互根是阴阳转化的内在根据。因为阴阳代表着相关事物内部对立的两个方面，因此在一定的条件下各向着自己相反的方向转化。鉴于阴阳互根、相互依存的规律是阴阳精微的重要内容，故《质疑录》有"阴不可无阳，阳不可无阴"的重要论断。

（5）阴消阳息：《史记·历书》有"独有邹衍……乃散消息之分"的记载；《史记·孟子荀卿列传》有"邹衍……深观阴阳消息……称引天地剖判以五德转移"的论述。这就是阴阳学说的起源。由此可见，阴阳消息是把事物发生、发展看成了不断运动和质量转化的时空体系，它们又是在新老关系中出现的突变现象。它们是从消息盈亏的原理中，以观察日月、潮水、草木、社会、历史、事物等等的一切必然发展和新生衰亡的规律。

《易·丰》卦云："日中则昃，月盈则食，天地盈虚，与时消息。"高亨注："消息犹消长也。"故阴阳消息，即中医学中的阴阳消长规律。讲的是相互对立、相互依存的阴阳双方不是处于静止不变的状态，而是处于"阴消阳长"或"阳消阴长"互为消长的运动变化之中。如自然界四季存在着寒暑更替的气候的变化；人体的生理活动，存在着以阳代表的各种功能活动，又必然消耗以阴代表的营养物质的消耗。阴阳之间的这种彼此消长的运动变化称之为阴阳消长，数术学中称为"阴阳消息"或"阴消阳息"。

由此可知，阴阳消息的基本形式是此长彼消，即阴长阳消、阳长阴消，或阴消阳长、阳消阴长。在人体生理上物质与功能之间的关系亦然。这种长与消，在正常生理状态下，处于一种非平衡有序稳态。若因某种因素，破坏了这种有序稳态，导致了阴阳消长规律的失序，则必然造成人体的病理状态。故如何把握人体阴阳消长规律，是临床医学中的重要课题。

（6）阴降阳升：《素问·阴阳应象大论》云："故清阳为天，浊阴为地；地气上为云，天气下为雨；雨出地气，云出天气。故清阳出上窍，浊阴出下窍；清阳发腠理，浊阴走五脏；清阳实四肢，浊阴归六腑。"讲述了升降出入是宇宙间的重要规律。对此，刘完素《素问玄机原病式》中有详尽的论述："冬，阳在内而阴在外，地上寒而地下暖，夏则反此者，乃真理也。假令冬至为地阴极，而生阳上升；夏至则阳在上，而阴在地中者……如冬至子正一阳升而得其复，至于巳时则阴绝，而六阳备，是故得纯乾；夏至午正则一阴生而得姤，至于亥时则阳复也。然子后面南，午后面北，视卦之爻，则子后阳升，午后阴降，明矣。"以地表和土壤中热梯度的温差，来表示阴降阳升的阴阳消长规律。

冬至子时一阳生于足下，五阴一阳，这是复卦，代表了阴消阳长；夏至午时一阴生于手上（举手），五阳而一阴，这就是姤卦。十二消息卦，又称十二壁卦，代表了阴阳消长的太极图式和模式。

（7）阴争阳扰：阴争阳扰是阴阳矛盾斗争的原理。《素问·阴阳别论》云："阴争于内，阳扰于外。"《素问·疟论》云："阴阳上下交争，虚实更作，阴阳相移也。阳并于阴，则阳实而阴虚……阴气逆极，则复出之阳，阳与阴复并于外，则阴虚而阳实……并于阳则阳胜，并于阴则阴胜。"说明阴阳对立是自然界的一切事物和现象，存在着相互对立的阴阳两个方面。阴阳双方相互制约、相互斗争的形态，数术学称谓"阴争阳扰"。阴争阳扰不过是干扰、大小、长短、虚实而已，并非消灭。阴争阳扰的运动变化，使自然界四季变更有序，使人体脏腑经络功能保持着非平衡有序稳态。

（8）阴厌阳移：阴厌阳移是物极必反的原理。《春秋感精符》云："阴厌阳移……极阴反阳，极阳反阴。"《说文》云："厌，压伏。"阴为水海柔伏，阳为火天刚浮，阴为下，阳为上，阴为散，阳为聚，故北方极为水，南方聚为陆，大陆漂移，际之可与不可分，故大陆漂移，板块之际，际为边界，产生地震，阴水伏则阳陆移。《素问·阴阳应象大论》云："阴静阳躁，阳生阴长，阳杀阴藏……寒极生热，热极生寒……故重阴必阳，重阳必阴……故曰：阴在内，阳之守也；阳在外，阴之使也……从阴引阳，从阳引阴；以右治左，以左治右，以我知彼，以表知里；以观过与不及之理，见微得过，用之不殆。"这是阴阳矛盾转化中的物极必反原理。这里还有纯阳包阴，纯阴涵阳的含义，这是从表面到内在的一系列事物质量转化互变的道理。

（9）阴和阳合：《淮南子》云："阴阳相接，乃能成合。"《地理知本金锁秘》云："阴阳合德而卦生……纯阳不生，孤阴不化，此其阴阳未合其德……若刚柔有体，则阴交于阳，阳交于阴矣。三男三女，灿然成列。"对此，《素问·生气通天论》云："凡阴阳之要，阳密乃固。两者不和，若春无秋，若冬无夏；因而和之，是谓圣度。故阳强不能密，阴气乃绝；阳平阴秘，精神乃治，阴阳离决，精气乃绝。"明·张景岳之《类经图翼》云："阴阳尽而四时成，刚柔尽而四维成……阴阳相合，万象乃生……凡万物化生，总有二气……气有不同，万物适值其气，随其受而成其性"的记载。说明了阴阳的合德和平秘会产生出新生事物，它从天象到地理而以至于人事。一切事物发展的起点都充满了阴阳相合，但是它们又总是走向了反面。阴阳离决，会从新生而走向衰老死亡。所以阴和阳合就会变化成为另一种变态的事物。

### 3. 图数精微

《周易》，乃传道之书，道理彰显于文字，文字肇于图书。故图者，数之聚，象之设，而理之寓也。汉·孔安国《论语注》尝云："河图者，伏羲氏王天下，龙马出河，遂则其文以画八卦。洛书者，禹治水时，神龟负文而列于背，有数至九，禹遂因而第云成《九类》。"

什么叫做图数？图，《说文》有"计画、难也"的记载。徐锴称"图画，必先规画也"。《康熙字典》谓"图象也"。这就是说，图就是象，也是画。画，《释名》有"画，挂也，以五色挂物象也"的表述。《正韵》称"卦，画也"。故画就是卦象，也是规画。因此，八卦也是八画。这可以见到以下根据。《礼含文嘉》云："地应以河图洛书，乃则象而作易。"《魏志·高贵乡公纪》云："包牺因燧皇之图，而制八卦。"《易·系辞》云："河出图，洛出书，圣人则之。"《尚书·序》云："八卦之说，谓之八索。"对此，《汉书·五行志》有伏羲"受河图，则而匦之，八卦是也"的记载。这就是说，燧人时代就有图象，人们已懂得了用规矩来画象。高昌绢画中伏羲、女娲手里拿着规矩表示画象。这就是包牺根据河图洛书来判定了八卦、八画、八索，因为有了规矩才能够成为方圆。

说明了人们当时已经知道用规矩来画方圆，从而产生出画河图、洛书之象，并且从图象而得到了八卦、八画、八索。伏羲、包牺，即伏羲。

数，《汉书》有"自伏羲画八卦，由数起"的记载；《管子》有"疱牺制九数"的表述。《左传喜公十五年》云："龟，象也；筮，数也。物生而后有象，象而后有滋，滋而后有数。"《国语·郑语》云："故先王以土与金、木、水、火，杂以成百物……平八索以成人，建九纪以立纯德，合十数以训百体，出千品，具万方，计亿事，材兆物，收经入，行姟极。"注云："八索、八体以应八卦……数极于姟也。"姟者，数也。《风俗通》云："十千曰万，十万曰亿，十亿曰兆，十兆曰经，十经曰姟。"故数极于姟。《易系辞》云："三五以变，错综其数，通其变，遂成天下之父。极其数，遂定天下之象，非天下之至变，其孰能与于此。"由此可知，在原始社会的伏羲时代，就已经出现了河图和洛书。河图和洛书把原始游牧民族，经过长期对天象的观测，用原始数字形式记载了下来，为中国古老的数术学提供了"数"的依据。伏羲画出八卦，是用了规矩来制定了九数。表证了任何事物都会产生出图象、象征，由于有了象征就会有滋展，最终产生了数术。数术从图起，从八卦、八索而产生十、百、千、万、亿、兆、经、姟之数，以至于无穷。所以，三五之道产生出三五之数，无穷之数，形成了天下一切事物的图象、象征的类型体系。从有穷至于无穷，就是从图到数，从数到图的自然辩证过程。这就是所探讨的图数精微。

（1）先天卦位：先天，此处系指伏羲所作之《易》。宋·罗泌《路史·论三易》称"伏羲氏之先天，神农易之为中天"，"黄帝易之为后天"。邵康节称《易》之先天、后天，其源于此。故《周易尚氏学》有"先天方位，乾南坤北，离东

坎西，一阴一阳，相偶相对，乃天地自然之法象"之论。由
此可知，先天八卦讲对待，言易之体，体现了天地间自然之
象，反映了阴阳学说的精义，诚如《周易·说卦》所云："天
地定位，山泽通气，雷风相薄，水火不相射，八卦相错，数往
者顺，知来者逆，是故《易》逆数也。雷以动之，风以散之，
雨以润也，日以烜之，艮以止之，兑以说之，乾以君之，坤以
藏之。"又云："神也者，妙万物而为言者也。动万物者莫疾
乎雷，挠万物者莫疾乎风，燥万物者莫熯乎火，说万物者莫说
乎泽，润万物者莫润乎水，终万物始万物者莫盛乎艮，故水火
相逮，雷风不相悖，山泽通气，然后能变化，即成万物也。"
先天八卦讲对待，以阴阳的对立统一立论，但对待亦有流行，
显示事物发展的螺旋周期规律。从图2-5先天八卦配数中可
见，从上起向左数为一、二、三、四，从右向下数为五、六、
七、八。此即《易·说卦》"八卦相错，数往者顺，知来者
逆，是故《易》逆数也"。

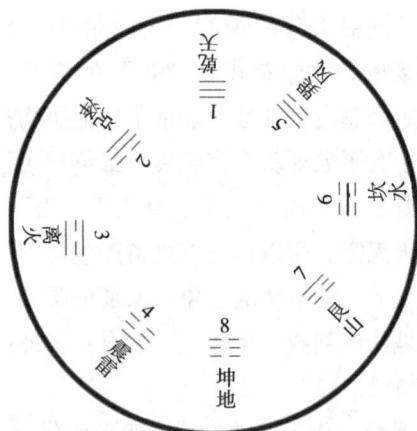

图2-5 先天八卦位图

宇宙的基本概念是时间与空间。时空又是物质存在与运动
的基本形式。"在天成象，在地成形"，这是古人在时空观念

上的基本归纳。日归于西，故起明于东；月归于东，故起明于西。"日月往来"则是古人极为原始的时间观念。于是，"山泽通气"，与"雷风相薄"构成了一幅地方平面图，即兑巽艮震四维图。然后加上"天地定位"与"水（月）火（日）不相射"所构成的天图立体的平面投影图，即乾坤离坎，于是"原始方位图"形成。天圆代表时间，地方代表空间，于是，它又是一幅"原始时空图"。即被后世易学称为"先天八卦图"。对此，先师陈维辉公认为：阴阳的变化而推演八卦，先天卦位是代表空间变化的一种方程式。先天图数是表示了混沌时候宇宙起始形成的规律。图象形式说明了，清气上升而形成天空，宇宙尘凝集而形成了星宿。大地地壳构造运动变成山峰菏泽，雷电风雨交加在海中形成核酸，大海动荡和火山喷发产生了生命。每个卦象代表了一定的数，数才是宇宙和谐的规律，不过易数是逆数，它代表了走向反面的否定之否定自己的函数。

（2）后天卦位：《周易·说卦》云："帝出乎震，齐乎巽，相见乎离，致役乎坤，说言乎兑，战乎乾，劳乎坎，成言乎艮。万物出乎震，震东方也。齐乎巽，巽东南也。齐也者，言万物之絜齐也。离也者，明也。万物皆相见，南方之卦也。圣人南面而听天下，向明而治，盖取诸此也。坤也者，地也。万物皆致养焉，故曰致役乎坤。兑，正秋也，万物之所说也，故曰说言乎兑。战乎乾，乾西北之卦也，言阴阳相薄也。坎者，水也，正北方之卦也，劳卦也。万物之所归也，故曰劳乎坎。艮，东北之卦也，万物之所成终，而所成始也。故曰成言乎艮。"《疏》云："震是东方之卦，斗柄指东为春，春时万物出生也……兑是象泽之卦……是西方之卦，斗柄指西，是正秋八月也……坎是象水之卦……正北方之卦，斗柄指北，于时为冬。"从图 2-6 可知，后天八卦讲流行，言易之用，体现了五行学说的精义。它反映了四时八节的推移，及万物所呈现的生长化收藏的变化规律。

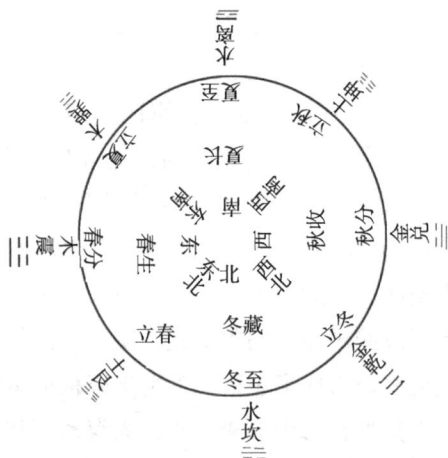

图2-6　后天八卦位图

　　由此可见，《后天图》的时空模式，基本是以《易·说卦》的时空观念绘制形成的。如果说先天卦位只谈空间，后天卦位才是时空体系的方程式，并且它包括了三五至道。先天卦位谈天地，后天卦位谈天地人（生物）。并且包括了时间、节气、空间、方位、五行等等，这就把图数向前推进了一步，所以后世学者一般都采用后天卦位方程式。

　　综上所述，先天八卦乃"对待之体"，"易之本也"。后天八卦为"流行之用"，重在功用。后天八卦是由先天八卦相交后变换位置而成。乾坤中交，坤以中爻交于乾而成离；乾以中爻下交于坤而成坎，故离南坎北换去了先天乾坤的位置。坎离逆交，离以上爻下交于坎变成兑，坎以下爻上交于离变成震，故震兑代替了离坎原来的位置。四隅的卦各以两爻相互交，巽上两阳爻下交艮变成乾，艮以下两阴爻上交于巽变成坤。震兑则各以上下两爻互交而变成艮巽。皆含有对待交，阳下交，阴上交，阴阳互换的规律。亦即"天气下降，气流于地，地气上升，气腾于天"之意。显示了阴阳相交，生生不息。

（3）乾坤六子卦：《周易·说卦》云："乾，天也，故称乎父。坤，地也，故称乎母。震一索而得男，故谓之长男。巽一索而得女，故谓之长女。坎再索而得男，故谓之中男。离再索而得女，故谓之中女。艮三索而得男，故谓之少男。兑三索而得女，故谓之少女。"对此，程大昌《易原》有"索者求也，以阳求阴，以阴求阳。凡往而有求，则为索也……此之谓爻变也"的论述。由此可见，长放在下位，中放在中位，少放在上位，三爻都以阴阳来区别，从下往上来索求变化。于是人类产生了国家与家庭的起源。

《素问·上古天真论》云："法于阴阳，和于术数……女子七岁，肾气盛……二七而天癸至……丈夫八岁肾气实……二八肾气盛，天癸至。"对天癸一词，王冰注云："癸谓壬癸，北方水干名也。"所以癸，就是坎卦，为壬癸水，天就是先天和后天的天了。王冰又云："男女有阴阳之质不同，天癸则精血之形亦异，阴精海满而去血……阳动应合而泄精，二者通合，故能有子。"盖因"乾坤六子卦"中，兑为少女，艮为少男，采用先天卦"河图"的象，加上后天卦"洛书"的数，于是，少女兑数为七，少男艮数为八。对此，清·唐宗海《医易详解·六子》篇有"男起八数，女起七数，注家皆无确解，不知天癸未至时，皆少男少女也。实应艮兑二卦，故男女皆以此二卦起数。兑在'河图'配七数，故女子之数起于七……艮在"河图"配八数，故少男起于八"的论述。于是兑卦少女右行数起，数到二七（14），到坎卦天癸；艮卦少男左行数起，数到二八（16），到了坎卦天癸。（图2-7）

（4）十二壁卦：壁卦的壁字，《白虎通》有"壁者，外圆象天，内方象地"的记载；《诗·卫风》有"如圭如壁"的表

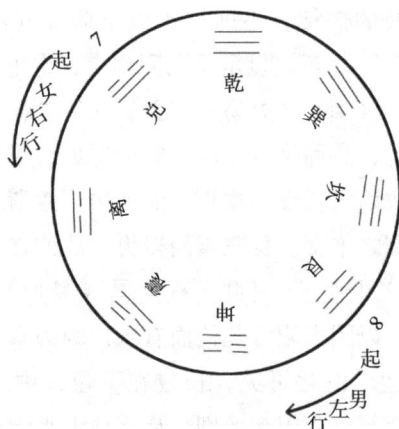

图2-7　乾坤六子卦图

述。圭是观测日影长短，用来测时节。壁表示日月同壁，天、地、日、月运行的规律。壁又通用于辟，辟就是君，所以，壁卦又称天子卦。十二壁卦是按阴阳相对进退的原则，选出十二个卦来代表十二月，以反映四时八节、十二月等阴消阳长的规律。所以又称十二消息卦，消息的含义是阳长为息，阴长为消。公元前173年西汉汝阴侯的天文占盘与仪器，公元前433年曾侯云漆箱上廿八宿，它们反映了壁卦的梗概。

《易通卦验》云："冬至，晷长一丈三尺，当至不至，则旱，多温病。未当至而至，则多病暴，逆心痛，应在夏至……立春，晷长丈一寸六分……春分，晷长七尺三寸六分……立夏，晷长四尺三寸六分……夏至，晷长一尺四寸八分……立秋，晷长四尺三寸六分……秋分，晷长七尺三寸六分……立冬，晷长一张一寸二分。"孙毅按："此律以晷影候病，厄通于《内经》五运六气矣。"《地理知本金锁秘》云："历以十二月为一周。自复而临而泰而壮而夬而乾，六阳月也。自姤而遁而否而观而剥而坤，六阴月也。"（图2-8）

由此可见，"壁"卦代表了玉壁，是日月五星运行的内

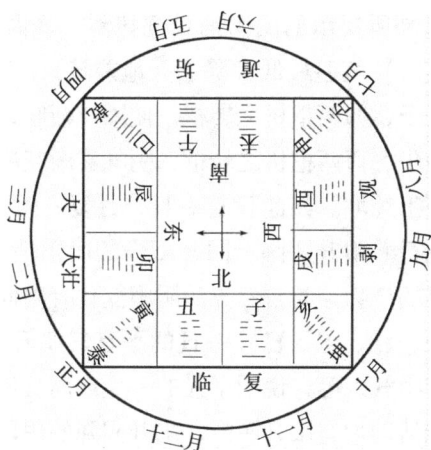

图 2 - 8　十二壁卦图

涵。邵康节云："乾遇巽时观月窟，地逢雷处见天根。"坤为地，震为雷，地雷为复卦，又称天根。乾为天，巽为风，天风为姤卦，又称月窟。从图 2 - 8 可知，十二壁卦是：十一月子，一阳初动于脚下，第一爻逐渐上升，是为复卦。五月午，一阴初动于脚下，第一爻逐渐上升，是为姤卦。一年各月从寅开始而右转，三阳开泰，日缠从亥开始，始于营室而左转。这就是地右转，天左转的道理。二至、二分、四立的日晷影长以分计，分别列于内方。其后，壁卦应用到天文、地理、医学、人事等诸方面去，均有很大的作用。对此，《素问·六节藏象论》有"天度者，所以制日月之形也；气数者，所以纪化生之用也"的论述。"天度"，是计算日月行程的迟速；"气数"，是标志万物化生之用的。

　　阴阳将宇宙万物按其不同属性分为两大类，但不是一分为二相互孤立的，而是阴中有阳，阳中有阴，阴阳相互联系，相互消长、相互转化的。自然界的春夏秋冬四季、温热寒凉四气以及生长化收藏五种生化规律，都是阴阳相互消长转化的结果。从十二壁卦所揭示的阴阳消长规律看，亥时（周年中亥月、周日中亥时）气温最低（除去天地差转），六爻皆阴，卦象得纯坤；经子、卯两枢机之转枢，使阳气渐旺，阴气渐衰而得纯乾；又经午、酉两枢机之转枢，阴气又渐旺盛，阳气又渐衰降，故而再得纯坤。如此日复一日，月复一月，年复一年，周而复始地进行着阳升阴降，阴升阳降的阴阳消长转化运动。人是大自然界的产物，与自然界的阴阳变化有着同步节律。如一生的生、长、壮、老、已，一日的平旦气始升、日中气盛、日入气衰、夜半气入等，说明了人的一生或周日生命活动以及各脏腑的功能活动均有阳升阴降、阴升阳降的阴阳消长转化规律。人只有与自然界阴阳变化相顺应，才能阴平阳秘，身体健康。

（5）六十四卦：六十卦次序图是在伏羲先天八卦次序图的基础上逐层倍加而成的。故将最初的八卦扩展为六十四卦，是易学的主要内容。这六十四卦的组成是将原来的八卦两两组合而成。每一卦既是两个单卦，又是六个爻的组合体。六十四卦次序图之下三层，即伏羲八卦（或叫母卦），上三层即八卦各依其顺序而衍化成八八六十四卦（或叫子卦）。

《难易寻源》云："八卦因而重之，为六十四卦，是之谓小成。其易象次序是有一定的变化规律的。就六十四卦演进之地位言，则曰时；就其本身所含之刚柔符号言，则为物。每一类卦之第一卦，谓之首卦。第五卦曰游魂卦。第八卦称为归魂卦。六十四卦皆以基本符号'一'与'--'，为其构成的原料，三五错综，不可方物。"

这就是说：八卦重叠成为六十四卦，易象是有次序变化规律的。爻的演变代表了地位时值，爻的阴阳变易代表了事物空间，八类各包括八卦。第一卦首卦为重复自己。第二卦走向反面，第一爻阴阳互变，逐步上升变到第五爻为止。第五卦下卦与首卦相反称为游魂卦。《易·系辞》称为"游魂为变"。第六卦变后，第七卦从上卦四爻变，第八卦下卦与首卦下卦相同称为归魂卦。

（6）六爻时位：《易》卦之画曰爻。六十四卦中，每卦六画，故称六爻。爻分阴阳，"一"为阳爻，称九；"--"为阴爻，为六。《易·系辞》云："六爻之动，三极之道也。"孔颖达疏云："言六爻递相推动而生变化，是天、地、人三才至极之道。"又云："二与四同功而异位，其善不同，二多誉，四多惧，近也。柔之为道，不利远者。其要无咎，其用柔中也。三与五同功而异位，三多凶，五多功，贵贱之等也。其柔危，其刚胜邪。"表述的是每卦二与四、三与五这四个中爻的地位和功用。"二与四"，一卦中的第二爻和第四爻。"同功"，即二与四均是偶数、阴位。"异位"，对五而言，二距五远，四距五近。五象君位，距离五远近不同，而云"其善不同"。"三与五"，都是奇数、阳数，故曰"同功"，因五为君位，三为臣位，故曰"异位"。故《难易寻源》云："卦者，时也。爻者，位也。卦以存时，爻以示变，爻以适时之变也。是六位时行，周流六虚。"

动则观其变爻，视其应时。阳居阳位，阴居阴位，为当位，为得位，为吉。初爻（一爻）、三爻、五爻为阳位。二爻、四爻、上爻（六爻）为阴位；初爻、二爻、三爻为内卦，为体、为贞、为主、为下；四爻、五爻、六爻为外卦、为宾、为用、为晦、为上。由下至上的变卦谓已往，由上至下的变卦为将来，上为尊位，下为卑位，上两爻为天，下两爻为地，中间四爻为人事；初爻为不及，上爻为太过，下爻承上爻，上爻乘下爻。初爻为幼，上爻为老，五爻为君位，二爻为臣位，三、四两爻为内外相交之际，表示处于不定之位；初爻、上爻为事之外，二、三、四、五为事之中，其卦之下为头、为初、为凝、为潜、为端。其上为末，为战、为亢、为穷。卦之地位曰时，刚柔曰物。静卦为体为贞，动卦为用为悔，本卦为主，变（之）卦为客。

由此可见，六爻的时位中的卦象是讲时间，爻位是讲空间，"爻"是指相交、校对、功效、变动的形式，爻表示空间变化，卦表示时间变化，爻代表六个方向时空状态。

（7）河图之数：《易·系辞》云："天一、地二、天三、地四、天五、地六、天七、地八、天九、地十。天数五，地数五，五位相得而各有合，天数二十有五，地数三十，凡天地之数五十有五。"又云："河出图，洛出书，圣人则之。"《易原》云："其书言七八之象，九六之变，皆以十五为宿，盖于图乎得之也。"《地理知本金锁秘》云："原河图之数，其数五十有五，洛书之数，四十有五，合计共为一百，此天地之全数也……图则生数居内，成数居外……而阴阳相包之理，三极互根之道。"《难易寻源》云："天一生水，地六成之。地二生火，天七成之。天三生木，地八成之。地四生金，天九成之。天五生土，地十成之。"《周易函书约存》云："大衍，圆方之原，大衍勾股之原……河图加减之原，洛书乘除之原。"明·张景岳《类经图翼》云："天圆径一而围三，三各一奇，故曰参天。三三而九，阳数从此而流行。地方径一而围四，四为二偶，故曰两地，二四合六，阴数从此而凝定。三二相合，是为五数，故图书之数，皆以五居中也。河图以天一生水，一得五而六，故地以六成之而居北；地二生火，二得五而七，故天以七成之而居南；天三生木，三得五而八，故地以八成之而居东；地四生金，四得五而九，故天以九成之而居西；天以五生土，五得五为十，故地以十成之而居中。生数为主而居内，成数为配而居外，此则河图之定数也。"（图2-9）

综上所述，天数为奇数，地数为偶数。生数在内，成数在

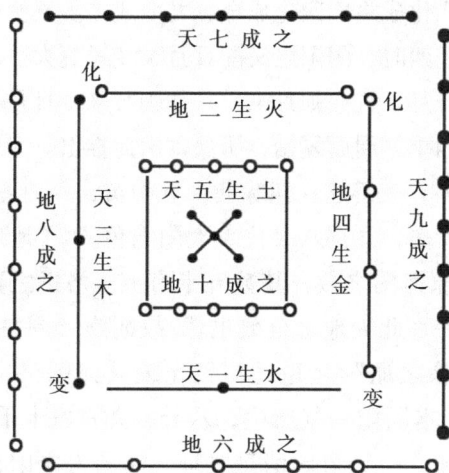

图 2-9　河图之数图

外。河图一、三、七、九为二十；二、四、六、八为二十。加上十、五之数，正好是五十五数。河图之数由图而起。所以，河图是古代算盘的起源，河图是加减之原。如果把 5 作为算盘上盘一粒，加上下盘一粒，就会明白为什么天一生水，地六成之，河图为圆方之原，就是勾股之原。解方圆必然引申到三角。因为，径七，圆周二十二，方二十八，圆方相加为五十。如果勾三，股四，弦五，其平方和各数相加也为五十。这就是从图到数。从数又到五行。一切都是有条不乱地形成整体观。大衍之数五十，就是以五为衍母，五乘十为五十。二五之精，妙合而凝。把二五为十，把十分成一、九，二、八，三、七，四、六，五、五都是十。

（8）洛书之数：《难易寻源》云："洛出书，圣人则之。载九履一，左三右七，二四为肩，六八为足，五居其中，阴居四维。阳居四正。虚其中十，众妙之门，是为九宫。顺则相生，逆则相克。一变生水，六化成之。二化生火，七变成之。

三变生木，八化成之。四化成金，九变成之。五变虚位，为演母也。变通配四时，阴阳之义配日月，变通莫大乎四时，悬象著明莫大乎日月。日往则月来，月往则日来，日月相推，而明生焉。一年四季，周而复始，历象则由此推出。太阳七色。一白坎，二黑坤，三碧震，四绿巽，五中黄，六白乾，七赤兑，八白艮，九紫离，九宫八卦代表太阳七色。"《地理知本金锁秘》云："原河图之数，其数五十有五。洛书之数，四十有五，合计为一百此天地之全数也。"故胡煦《周易函书约存》有"洛书乘除之原"之论述；吴光耀《河图洛书大义》有"河图洛书，本阴阳一气所生，八卦、九宫、十干、十二支、五声、十二律，一切盈虚消息之理。河图为之阳，洛书为之阴，证诸其物之象之类、之气、之德、之理，然后及数"的论述。《后汉书·张衡传》有"且律、历、卦、候、九宫、风角数有徵效，世莫肯学"的记载。由此可知，洛书为四十五数，历象五行从此产生，并且古人已知太阳有七色了。

八卦标志在远古时，将大地分成八个方位，这八个方位正好可安放在井字格中。井字格中共有九个区域，这样便产生了中央的概念，中央加上周围的八个方位，便形成了九州、九野、九宫的划分。井在远古一个重要的作用是进行天文观测，井的圆筒相当于窥管和望远镜，此即"坐井观天"之语源。洛书是乘除之原。从井形九州格中可知，四直线相乘为五之倍数。四角乘中数为十的倍数；纵横斜相加十五。河图加洛书共为一百整数。（图2-10）

（9）大衍之数：《易·系辞》云："大衍之数五十，其用四十有九。分而为二以象两，挂一以象三，揲之以四以象四时，归奇于扐，以象闰，五岁再闰，故再扐而后挂……乾之策二百一十有六，坤之策百四十有四，凡三百六十。当期之日，二篇之策，万有一千五百二十，当万物之数也。""大衍之数

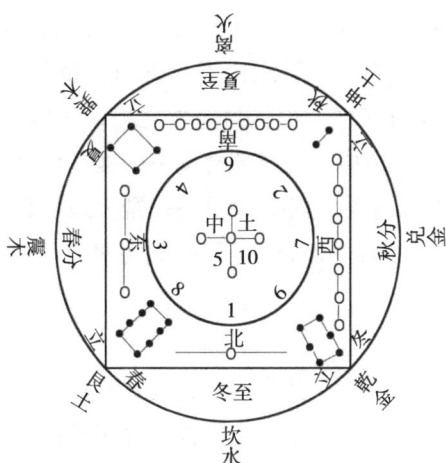

图 2 - 10　洛书之数图

五十"。意谓演天地之数，所赖者五十。即由一至十这十个天地之数的总和。《易·系辞》所讲的"大衍之数五十"，实为"五十有五"，是古书上脱掉"有五"二字。"其用四十有九"，指用四十九根箸草而不用五十五根。因五十五是自然数，筮法是人为的。"其用四十有九"，是因四十九根经四营三易的结果得出七、八、九、六，其后方成卦。于是有了"分而为二以象两，挂一以象三，揲之以四以象四时……当万物之数"。

　　《素问·上古天真论》云："女子七岁，肾气盛……七七任脉虚。丈夫八岁，肾气实……八八则齿发去。"《素问·天元纪大论》云："天以六为节，地以五为制，周天气者，六期为一备，终地纪者，五岁为一周……五六相合，而七百二十气为一纪，凡三十岁，千四百四十气，凡六十岁而为一周。"《类经图翼》云："若以阴阳之次第老少参之，则老阳为一而数九，少阴位二而数八，少阳位三而数七，老阴位四而数六……合河洛二数，共成一百，乃为天地自然之全数……小衍为十，两其五也；大衍五十，十其五也，故又曰五为数祖。邵子曰：天地之本起于中，夫数之中者，五与六也。五居一、三、七、九之中，故曰五居天中，为生数之祖；六居二、四、八、十之中，故曰六居地中，为成数之主……惟是数之为学，圆通万变……亦有能逃于数之外者否乎……则天地特数中之一物耳……象数之多，可因一而推矣。"由此可见，二个五为小衍，十个五为大衍。

### 4. 五行精微

五行学说是古人在生活实践中，通过对自然界长期的观察与体验而概括出来的。为了便于掌握和说明事物的变化规律和内在联系，就应用人们所熟悉的日常生活中的五种物质：木、火、土、金、水为代表，并以五者间相互资生、相互制约的关系，来阐述事物复杂的变化，于是形成了五行学说。

五者，《增韵》云："中数也。"《易·系辞》云："天数五，地数五，五位相得，而各有合。"意谓天地之数各五，五数相配，以合成金、木、水、火、土。对此，《类经图翼》有"第人知夫生之为生，而不知生中有克，知克之为克，而不知克中有用，知五之为五，而不知五之中，五五二十五，而复有互藏之妙焉"的论述。《易原》有"图书之写造化，固皆天地五行之数矣……五行生克之原"的记载。行者，《广韵》云："适也，往也，去也。"《康熙字典》谓："道也"。《玉篇》谓："行，迹也"。故《白虎通·五行》有"五行者，谓金、木、水、火、土也。言行者，欲为天行气之义也"的记载；《协纪辩方》有"行者也，言其行于地也。质行于地，而气通于此数之有五焉。故曰：五行"的论述。由此可知，五行是从天地的五数配合，产生了木、火、土、金、水。五数是中数，它反映了生克之原。五行实质上就是五种符号的代数。它的性质具有运动的行迹，或者特定的系列和素质的集合，它还代表了时空，因果关系。因而，它是元素模型，也是系统论的模式。

五行为什么分为金、木、水、火、土呢？水者，《说文》有"准也。北方之行，象众水丛流，中有微阳之气"的记载；《释名》云："水，准也，准平物也。"《尚书·洪范》有"五行，一曰水……水曰润下"的表述。故《白虎通·五行》云："水位在北方，北方者，阴气在黄泉之下，在养万物。水之为言准也，养物平均，有准则也。"火者，《说文》有"毁也，南方之行，炎而上，象形"的记载；《尚书·洪范》有"二曰火……火曰炎上"的表述。故《白虎通·五行》云："火在南方，南方者，阳在上，万物垂枝。火之为言委，随也。言万物布施，火之为言化也，阳气用事，万物变化也。"木者，《说文》有"冒也，冒地而生，东方之行"的记载；《尚书·洪范》有"三曰木……木曰曲直"的表述。故《白虎通·五行》云："木在东方，东方者，阴阳气始动，万物始生，木之为言触也，阳气动跃，触地而出也。"金者，《说文》有"从革不违西方之行"的记载；《尚书·洪范》有"四曰金……金曰从革"的表述。故《白虎通·五行》云："金在西方，西方者，阴始起，万物禁止。金之为言，禁也。"土者，《说文》有"地之吐生物者也……象地之下，地之中物出形也"的记载；《尚书·洪范》有"五曰土……土爰稼穑"的表述。故《白虎通·五行》云："土在中央，中央者吐，土主吐含万物，土之为言，吐也。"

由此可知，木、火、土、金、水为五行，他们有一定的时空系统气质和元素的集合群。诚如《类经图翼》所云："五行者，水火木金土也。五行即阴阳之质，阴阳即五行之气，气非质不立，质非气不行。行也者。所以行阴阳之气也。"由此可见，五行是根据取类比象的思维方法来归纳世界万物的，五行的象正如《尚书·洪范》所云："五行，一曰水，二曰火，三曰木，四曰金，五曰土。水曰润下，火曰炎上，木曰曲直，金曰从革，土爰稼穑。"文中所表述的是：以寒润下行为水象；以阳热上炎为火象；以生发柔和为木象；以清肃坚劲为金象；以长养变化为土象。中医学中的五行也是这五种不同属性的抽象概括。《内经》就是根据五行的取类比象的思维方法，建立了中医五行学说理论体系。即以五脏为主体，外应五方、五时、五气，内系五脏、五体、五官等五个功能活动系统，及五行之间的生克、乘侮、承治、亢害、病药、制化关系，来阐明人体生命活动的整体性及周围环境的统一性。

（1）五行生克：五行中有特定的资生与克制的关系。如《类经图翼》云："故其相生者言，则水以生木，木以生火，火以生土，土以生金，金以生水。自其相克者言，则水能克火，火能克金，金能克木，木能克土，土能克水。"它所反映的是以"在河图以顺生为序，在洛书以逆克为序"的客观规律。

生，《玉篇》云："产也。"《谷梁传·庄公二年》云："独阴不生，独阳不生，独天不生，三合然后生。"这就是说，五行相生是产生、资生、助长的概念。它又分为两方面，生我者为母为恩，我生者为子为亲，它揭示的是以河图顺行方向为生的规律。克，《说文》云："能胜此物，谓之克也。"《诗·小雅》云："即克有定，靡人弗胜。"这就是说，五行相克是克定、克服、制胜的概念，它又分为两方面，克我者为贵为难，我克者为才为仇。即洛书逆行的方向为克的规律。

综上所述，相生就是相互滋生、相互促进的意思。五行学说认为自然界各种事物在其运动、发展、变化过程中，不是彼此孤立，而是相互影响，相互联系着的。相生，就是这种联系的表现之一，它的次第是：木生火，火生土，土生金，金生水，水生木。五行相生亦有取类比象之义，是泛指事物运动变化中的一种相互促进的关系。相克，就是相互克伐，相互制约的意思，又谓相胜。相克是事物在其运动、发展、变化过程中相互联系的另一表现。它的次第是：木克土，土克水，水克火，火克金，金克木。故《素问·宝命全形论》云："木得金而伐，火得水而灭，土得木而达，金得火而缺，水得土而绝，万物尽然，不可胜竭。"

根据五行相克关系的次第，又演化为"所胜"与"所不胜"的关系。五行的每一行都有"克我"与"我克"两方面，我克者为我所胜，为贵为难，克我者为我所不胜，为才为仇。

相生和相克，为事物发展不可分割的两个方面。没有生，就没有事物的发生和成长；没有克，就不能维持正常协调下的变化和发展。因此，必须是生中有克，克中有生，才是事物发展的正常现象，正如张介宾所云："造化之机，不可无生，亦不可无制，无生则发育无由，无制则亢而为害。"

五脏之间的相克关系，保证了五脏功能活动的正常。如《素问·五脏生成》谓心"其主肾也"，肺"其主心也"，如肾水上交心火，可防止心火的上炎；心火能制约肺金，故心为肺之主，如心火的阳热，可抑制肺气清肃太过；肺金能制约肝木，故肺为肝之主，如肺气清肃下降，可抑制肝阳上亢；肝木能制约脾土，故肝为脾之主，如肝气条达，可疏泄脾气的壅滞；脾能制约肾水，故脾为肾之主，如脾气运化，能防止肾水泛滥。上述五脏之间的制约关系，就是用五行相克来说明的。

（2）五行乘侮：五行中因偏盛偏衰则产生了乘侮的关系。《命理探源》引徐大升语："金赖土生，土多金埋；土赖火生，火多土焦；火赖木生，木多火炽；木赖水生，水多木漂；水赖金生，金多水浊。金能生水，水多金沉；水能生木，木多水缩；木能生火，火多木焚；火能生土，土多火晦；土能生金，金多土弱。金能克木，木坚金缺；木能克土，土重木折；土能克水，水多土流；水能克火，火炎水灼；火能克金，金多火熄。金衰迂火，必见销镕；火弱逢水，必为熄灭；水弱逢土，必为淤塞；土衰逢木，必遭倾陷；木弱逢金，必为砍折。"

乘，《康熙字典》云："胜也。"《周语》云："乘人不义，凌也。"意谓五行相乘是乘胜、乘袭、消灭的意思。它又分为两方面，乘我者为夭，我乘者为折。例如火弱逢水，必为熄灭，以乘我者为夭。又如木能克土，土重木折。以我乘者为折。侮，《集韵》云："慢易也。"《扬子方言》云："侮，贱称也。"意谓五行相侮是轻侮、卑贱、浊晦的概念。它又分为两方面，侮我者为浊，我侮者为晦。例如：水赖金生，金多水浊，为侮我者。又如：火能生土，土多火晦，为我侮者。

由此可见，五行的生克制化，反映着事物发展的正常关系。相乘，就是乘虚而袭之意；相侮，就是恃强凌弱之意。相乘和相侮，都由于五行中的某一行的太过或不及致使制约超过了正常限度，事物之间失去正常协调关系的反常现象。对此，《素问·五运行大论》有"气有余，则制己所胜而侮所不胜，其不及，则己所不胜侮而乘之，己所胜，轻而侮之。侮反受邪，侮而受，寡于畏也"的记载。意谓相乘就是五行相克过极的一种异常变化。即所谓金弱遇火即销镕，火弱逢水为熄灭，水弱逢土为淤塞，土衰逢木必倾陷，木弱逢金必砍折等关系。如在中医学中的脏腑关系中，肝旺脾虚，便有倾陷之灾，出现纳差，腹胀，便溏诸证。肺虚心旺便有销镕之危，出现咯血等虚损疾病。在运气学说中则表达为：木为发生，火为赫曦，土为敦阜，金为坚成，水为流衍。五行相侮，是指五行反克的一种异常变化。即所谓金能克木，木坚金缺；木能克土，土重木折；土能克水，水多土流；水能克火，火炎水灼；火能克金，金多火熄等关系。

五行乘侮的理论主要说明病理变化及其传变规律。例如，五脏外应四时，所以有六气发病的规律，一般是主时之脏受邪发病，但也有所胜和所不胜之脏受邪发病的。如《素问·六节藏象论》云："苍天之气，不得无常也，气之不袭，是谓非常，非常则变矣……变至则病，所胜则微，所不胜则甚，因而重感于邪则死矣。"又如五脏病的传变，也常依循生克乘侮的规律相传。对此，《素问·玉机真脏论》云："今风寒客于人，使人毫发毕直，皮肤闭而为热，当是之时，可汗而发也……弗治，病入舍于肺，名曰肺痹，发咳上气；弗治，肺即传之于肝，名曰肝痹……弗治，肝传之脾，病名曰脾风……弗治，脾传之肾，病名曰疝瘕……弗治，肾传之心，病筋脉，相引而急，病名曰瘈……弗治，满十日，法当死。肾因传之心，心即复反传而行之肺，发汗热，法当三岁死，此病之次也。"肺传肝，即金乘木，肝传脾，即木乘土，脾传肾，即土乘水，肾传心，即水乘火，这就是依据五行相胜的五行传移规律而传变，也就是所谓"传其所胜"。他如五行学说的乘侮关系，还用来预测疾病的预后。如《素问·玉机真脏论》有"五脏受气于其所生，传之于其所胜，气舍于其所生，死于其所不胜。病之且死，必先传行，至其所不胜，病乃死。此言气之逆行也，故死。肝受气于心，传之于脾，气舍于肾，至肺而死；心受气于脾，传之于肺，气舍于肝，至肾而死；脾受气于肺，传之于肾，气舍于心，至肝而死；肺受气于肾，传之于肝，气舍于脾，至心而死；肾受气于肝，传之于心，气舍于肺，至脾而死，此皆逆死也。一日一夜五分之，此所以占死生之早暮也"的记载。这种根据乘侮之所胜，所不胜来推测疾病预后的方法，在《内经》中尝有很多的记载。

（3）五行承治：五行承治，是五行相互承受、治用、中和的概念。《难易寻源》云："抑强扶弱，损多益寡，泄有余，补不足，制太过，化不及，致中和之要诀耳。金旺得火，方成器皿；火旺得水，方成即济；水旺得土，方成池沼；土旺得水，疏通生物；木旺得金，方成栋梁。强金得水，方挫其锋；强水得木，方泄其势；强木得火，方化其顽；强火得土，方止其焰；强土得金，方制其壅。"故《类经图翼》云："阴阳相合，而生成之道存乎于中……所谓克中之用者，如火之炎炽，得水克而成即济之功。金之顽钝，得火克而成锻炼之器。木之曲直，得金克而成芟削之材。土之旷墁，得木克而见发生之化。水之泛滥，得土克而成堤障之用。此其所以相克者，实又以相成也。"故承乃"由微而著，更相承袭"之意。治乃"少而理曰治"之谓。五行承治是治用，承治的意思。诚如《素问·六微旨大论》所云："承乃制，制则生化。"意谓相承之气可以制约，制用以达到中和。

（4）五行亢害：五行亢害，是指走向对立面的转化关系。对此，《素问·六微旨大论》云："亢则害……害则败乱。"意谓亢盛无制，则生化之机败坏紊乱。对此，《素问玄机原病式》尝云："所谓木极似金，金极似火，火极似水，水极似土，土极似木者也。故曰：亢则害，承乃制。谓己亢过极，则反似胜己之化也。"由此可见，五行亢害是走向反面的规律。

（5）五行病药：五行病药，是指知五行之病而用药，即关于五行病药的规律。古语"有病方为贵，无伤不是奇"，意谓不可能全求中和，伤病是客观存在的，问题是知病用药。诚如《神峰通考》所云："盖人之造化，虽爱中和，一一于中和，则安得探其消息……是则土为诸格之病，俱喜木为医药，以去其病也。"

《神峰通考·雕、枯、旺、弱四病说类》云："何以谓之雕也？如玉虽至宝也，而贵有雕琢之功；金虽至贵也，而贵有锻炼之力；苟玉之不雕，虽曰：荆山之美，则为无用之玉也；

金之不炼，虽曰丽水之良，则为无用之金也。何以谓之枯也？
风霜之木，春华之至可观焉；旱魃之苗，得雨之机难遇也；故
冲霄之羽健，贵在三年之不飞；惊人之声雄，贵在三年之不
鸣。是以清凉之候，恒伸于炎烈之余；和煦之时，每收于苦寒
之后。何以谓之旺也？群芳苗长可观，植木之光辉，万物之凋
零，可谦；其金之肃杀，是以各全其质，各见其形。何以谓之
弱也？雨露不足，则物性为之消磨；血气不足，人身为之赢
瘦；天根可蹑，六阳之弱可闻乎；月窟可探，六阴之弱可究
也。"意谓五行之病，应当有雕刻之治，雕、枯、旺、弱四病
都有一定法则可寻。鉴于此，《神峰通考·损、益、生、长四
药说类》云："何以谓之损？损其有余也。何以谓之益？益
者，益其不及也。何以谓之生？六阳生处，真为生也。何以谓
之长？春蚕作茧，未气方微；夏热成炉，炎光始著。"意谓四
病为盛坚者雕之，屈曲者伸之。旺相者杀之，弱否者泰之。四
药为调整太过、不及。损者，损其太过；益者，益其不足；能
生者真生；能长者真长。如《内经》有"六气之复"说。六
气，即风、热、火、湿、燥、寒六气。复，即报复，恢复。
"六气之复"，即在六气偏胜情况下，而产生的复会。如，风
木太过，木克土，土生金，金复克木，故子复母气，燥气来
复。由于六气有胜有复，所以六气才能始终维持在一个正常有
序的状态之下，而有利于自然生命的正常生长。六气之复，实
际上是自然界气候变化的一种稳态调节现象。

（6）五行制化：五行制化是五行相生次第中，任何相邻
三者生克关系的总结。对此，《类经图翼》云："母之败也，
子必救之。如水之太过，火受伤矣，火之子土，出而制焉；火
之太过，金受伤矣，金之子水，出而制焉；金之太过，木受伤
矣，木之子火，出而制焉；木之太过，土受伤矣，土之子金，
出而制焉；土之太过，水受伤矣，水之子木，出而制焉。盖造

化之几，不可无生，亦不可无制。"《星平会海》云："得用以制其克者，其凶可免。得恩以化其克者，反凶为吉。虽定于生克而吉凶之变，实迁于制化矣。""又有制而不不能制者，其制也。有化而不能化者，反化其化也。假如，火命用土以制水，而有木以克土，则土不能以制水矣。用水以化火，又以金以悦水，是水岂能为木之所化乎。有生中不生，克中不克者，有不生却生，不克却克者。生中不生，如水能生木，或木被金伤之重者，木即无气，不受水生，或水被土伤之甚者。水即无气，不能生木，故水木虽若相生，而何相生之有，是谓生中不生，不可遽谓其生也……克中不克，如土能克水，水得金生之力者。水生乘旺，土不能克。或土被木克之甚者，土即受伤无力克水，故水土虽若相克，而相克之有，是谓克中不克，不可遽谓其克也。不生却生，如金逢火制，本不能以生水者也，或土来入垣，反火生土，而土生金，则金却能生水矣。非生却生者乎。又土不能以生水，而土旺实能生金，却能生水矣。非不生却生生者乎。又土不能以生水，而土旺实能生金，则土能生金，亦能生水，是亦不生却生者也。不克却克，如土逢木制，本不能以克水者也。或火来入垣，反为木生火，而火生土，则土却能克水矣，非不克却克者乎。又火不能以克水，而火旺实能克金，则金不能以生水，而水亦受火之克，是亦不克却克者也。有克而不敢克……有生犹未生，克能胜生，而致于克者。自克原无克，生能档克，而亦致于克者……生生者。不生生，而不生生者，能生生。克克者。不克克。不克者，能克克。"

### 5.干支精微

干支甲子是古人纪年、月、日、时的工具。干者，幹也；支者，枝也。《淮南子·主术》云："枝不得大于干"。古人最早用"干"纪日，用"支"纪月。从阴阳属性上看：日为阳，月为阴；阳为天，阴为地，所以"干"又称为"天干"，

"支"又称为"地支"。天干有十：甲、乙、丙、丁、戊、己、庚、辛、壬、癸。地支有十二：子、丑、寅、卯、辰、巳、午、未、申、酉、戌、亥。干支的次第先后，并不是随便排列的，亦非止于数字符号，根据《说文》《史记·律书》和《汉书·律历志》的解释，它是内含生机、育有生物的生、长、化、收、藏、再生长之义，决非数字的胪列，而应用到医学上，就与季节、方位、脏腑功能、治疗方法等密切地结合起来了。

干支的应用有二：一，干支配阴阳：天干地支各有其阴阳属性，顺着其次序，单数属阳，双数属阴，即奇数为阳，偶数为阴。天干中：甲、丙、戊、庚、壬为阳，乙、丁、己、辛、癸为阴。地支中：子、寅、辰、午、申、戌为阳；丑、卯、巳、未、酉、亥为阴。二，干支配五行：天干配五行有两种方法。一种是用以配属方位的，即东方甲乙木，南方丙丁火，中央戊己土，西方庚辛金，北方壬癸水。另一种是用以运气配属的，即把十天干的阴阳干重新组合，而具有另外的属性，这在五运的变化上，叫"天干化五运"，即甲己化为土，乙庚化为金，丙辛化为水，丁壬化为木，戊癸化为火。地支配属五行亦有两种配属方法。一种是用以配属方位的，寅卯东方木，巳午南方火，申酉西方金，亥子北方水，辰、未、戌、丑中央土。另一种是用于运气配属的，即丑未为土，卯酉为金，辰戌为水，巳亥为木，子、午、寅、申为火，地支配属三阴三阳，则子午少阴君火，寅申少阳相火，丑未太阴湿土，卯酉阳明燥金，辰戌太阳寒水，巳亥厥阴风木。

十天干与十二地支相配合，就叫甲子，是以天干一干甲、地支一支子命名的，故《素问·六微旨大论》云："天气始于甲，地气始于子，子甲相合，名曰岁立，谨候其时，气可与期。"天干往复轮周六次，地支往复轮周五次而构成六十年一个周期。前三十年包括七百二十节气，是为一纪，后三十年亦有七百二十节气，凡一千四百四十节气，共计六十年。由此可见，干支甲子反映了天文、历法、气象、物候的运动变化规律，体现了天人相应的深刻内涵和人体生命的自然信息。

（1）天元阴阳：《三令通会》云："甲乙其位木，行春之令，甲乃阳内而阴尚包之，草木始甲而出也。乙者，阳过中，然未得正，方尚乙屈也，又乙轧也。万物皆解荤甲，自抽轧而出之。丙丁其位火，行夏之令。丙乃阳上而阴下，阴内而阳外，阳丙其强，适能与阴气其丁，又丙，炳也，万物皆炳然著见而强大。戊己其位土，行周四季，戊阳土，己阴土，又戊茂也，己起也，万物含秀者，抑屈而起也。庚辛其位金，行秋之令，庚乃阴干阳，更而续者也。辛乃阳在下，阴在上，阴干阳极于此，庚更故也。壬癸其位水，行为之令。壬之言任也，壬乃阳生之位，壬而为胎，万物怀妊于壬。癸者，揆也，天令至此，万物闭藏，怀妊于其下，揆然萌芽。此天之道也。"故《难易寻源》云："甲，介也、孚也、坼也，为松柏木。乙，芽也、仁也、屈也，为花草木。丙，明也、炳也、热血也，为太阳火。丁，心也、强也、心灵也，为灯光火。戊，茂也、高原也、厚也，为泰山土。己，己也、起也、卑湿也，为田园土。庚，庚也、横也、续也，为斧斤金。辛，新也、经济也、为珠宝金。壬，任也、妊也，为大海水。癸，揆也、度也，为雨露水……东方甲乙木，西方庚辛金，南方丙丁火，北方壬癸水，中央戊己土。"故天干又称天元，它是以十干为循环的符号，这种符号代表的是时空体系。

（2）地元阴阳：《谝吉述正》云："子者，北方至阴，寒水之位，而一阳始生，壬而为胎，子之为之，此十一月之辰也。至丑，阴尚执而纽之，又丑阴也，助也，谓十二月终始之际，以结纽为名焉。寅正月也，阳已在上，阴已在下，人始见之时，故律管飞灰以候之，可以述事之始也。卯，茂也，言二月阳气盛而孳茂。辰者，阳已过半，三月物尽震而长，又辰震也。巳者，四月正阳而无阴也，自子至巳，阳之位，阳于是尽，又巳起也，物毕尽而起。午者，阳尚未屈，而阴始生而为主，又午长也，大也，物至五月皆丰满长大也。未，六月木已种而成矣，又未味也，物成而有味，与辛同意。申者，七月之辰，申阳所为而已，阴至申，则上下通而人始见白露叶落，乃其候也。酉者，日入之时，乃阳正中，八月也，又酉緧也，万物皆緧緧收敛。九月戌，阳未即也，然不能事浅藏于戌，戌乃乾位，戌为天门故也，又戌灭也，万物者皆衰灭。十月亥，纯阴也，又亥劾也，言阴气劾杀万物。此地之道也。”而《难易寻源》云：“子，孳也，子也。丑，纽也，助也。寅，演也，律也。卯，盛也，蕃也。辰，库也，奋也。巳，起也，焚也。午，明也，壮也。未，昧也，墓也。申，伸也，治也。酉，緧也，就也。戌，灭也，衰也。亥，劾也，畜也……东方寅卯木，西方申酉金，南方巳午火，北方亥子水，辰戌丑未土。”故地支又称地元，它是以十二支为循环的符号。这种符号，也代表了时空体系。

（3）人元阴阳：《难易寻源》云：“子宫单癸水，丑巳癸辛同，寅宫甲丙戊，卯宫乙木逢，辰中戊乙癸，巳宫丙戊庚，午宫丁己土，未宫己乙丁，申宫庚壬戊，酉内独辛金，戌宫戊辛丁，亥宫壬甲逢，阴阳互涵育，干支成化土。”故人元是地支中所藏的天之阴阳。它的作用很大，可以平衡五行，视病药之所在。

（4）地支遁干：胡煦《周易函书约存》云：“术家之于禄，特避四正，而下寄于库耳。故甲寄寅，乙寄辰，丙戊寄于巳，丁己寄于未，庚寄于申，辛寄于戌，壬寄于亥，癸寄于丑也。”故地支遁干是天干的寄宫所藏，用地支以求天干的符号。

（5）地支冲局：《难易寻源》云："地支相冲，斗也。子午冲，丑未冲，寅申冲，卯酉冲，辰戌冲，巳亥冲。对立斗争者冲，互不相能，两两破碎。"如参申、商亥二星出没不相见。《难易寻源》又云："三合成局（生、旺、墓三者合局），三方感应。申子辰为水局，寅午戌为火局，亥卯未为木局，巳酉丑为金局，如同三角勾股弦，土无不在不成局。"故地支冲局是指对立方斗争破坏而为冲，三方感应而形成格局。

（6）刑合破害：《难易寻源》云："地支相刑，伤也，残也。寅刑巳，巳刑申，申又刑寅。丑刑戌，戌刑未，未又刑丑。子刑卯，卯刑子。""三刑为朋刑，又为恃势之刑。二刑为无礼之刑。辰、午、酉、亥自己相刑。"故地支相刑是互相残伤的概念。《难易寻源》又云："地支相合，和也，情也。情意相得，奇偶交融。子丑合化土星，寅亥合化木星，卯戌合化火星，辰酉合化金星，巳申合化水星，"故地支相合是互相和合的关系。

干支相合的应用，主要是通过天干和地支相配以记时。天干十数与地支十二数相配，天干往复排演六次，地支往复排演五次，便构成六十轮甲子一周。就我国历纪干支仪表上以干支为周天刻度之读数，反映了地球饶日运转的时间和空间的标志，以干支作为纪年、月、日的岁时表号和实测是完全一致的。只要掌握六十周环周法，便可用以纪年、月、日、时。

月的干支推算，月干和月支有所不同，月支是固定不变，沿用汉太初历正月建寅，而月干是用年干推演出来的，即年上循月。因十二地支配十二生肖，寅属虎，故其法称"五虎建元"。具体推算可用"五虎遁诀"："甲己之年丙作首，乙庚之岁戊作头，丙辛之年从庚算，丁壬壬寅正月求，戊癸甲寅建正月，十干年月顺行流。"

干支纪日法，据历史学家从甲骨文的研究，在春秋以后，至少在周幽王元年（公元前 1776 年）十月辛卯日起至今，从来没有错乱或间断过，共两千六百多年的记载。推算方法较为复杂，可从《万年历》查出相应干支日。

时干支的推算，纪时的地支固定不变，它是将每日太阳周日视运动长度分成十二等分求得。以每日太阳相对垂直标杆上投影最短时为午正之时，该时历两小时。午正与子正中分为卯正和酉正之时，如是即可分出每日十二辰。以此可根据该日的日天干起时。因十二辰与十二生肖相配，子属鼠，十二辰起于子时，故称"五子建元"。运用有"五鼠遁诀"："甲己还加甲，乙庚丙作初，丙辛推戊子，丁壬庚子居，戊癸推壬子，时之定不移。"

二十八宿是古天文学上的星座位次。太阳在地球一年间移行的大圈，谓之"黄道"，即地球轨道面与天球相交而成的大圈。"黄道"取比较固定的恒星以标志天体的部位，于是有了二十八宿的名称。即自东南方起向北向西，而南而东，复会于东南方。以角、亢、氐、房、心、尾、箕为东方七宿；斗、牛、女、虚、危、室、壁为北方七宿；奎、娄、胃、昂、毕、觜、参为西方七宿；井、鬼、柳、星、张、翼、轸为南方七宿。古文献《太始天元册》有"太虚寥廓，肇基化元，万物资始。五运终天，布气真灵，揔统坤元，九星悬朗，七曜周旋，曰阴曰阳，曰柔曰刚，幽显既位，寒暑弛张，生生化化，品物咸章"的记载；尚有"丹天之气，经于牛、女戊分；黅天之气，经于心、尾己分；苍天之气，经于危、室、柳、鬼；素天之气，经于亢、氐、昂、毕；玄天之气，经于张、翼、娄、胃。所谓戊己分者，奎、壁、角、轸，则天地之门户也。夫候之所始，道之所生，不可不通也"的记载；《素问·天元纪大论》有"甲己之岁，土运统之；乙庚之岁，金运统之；

丙辛之岁，水运统之；丁壬之岁，木运统之；戊癸之岁，火运统之"的表述。由此可知，天干五合是指天干之间相合而生五行关系。

(7) 旺相休囚：《难易寻源》云："五行得令，则为旺相之气。当旺者旺（同类），我生者相，将来者进气也。我克者死，克我者囚，生我者休（老矣）。四季以三月谷雨前三日，六月大暑前三日，九月霜降前三日，十二月大寒前三日，开始土当旺，五行各旺七十二日。"故旺相休囚是指生克发用的关系。春（立春开始72天），寅卯月，木旺，火相，土死，金囚，水休；夏（立夏开始72天），巳午月，火旺，土相，金死，水囚，木休；秋（立秋开始72天），申酉月，金旺，水相，木死，火囚，土休；冬（立冬开始72天），亥子月，水旺，木相，火死，土囚，金休；四季（三、六、九、十二月，各旺18日，共72日），辰戌丑未月，土旺，金相，水死，木囚，火休。如《素问·脏气法时论》有"病在肾，愈于春，春不愈，甚于长夏，长夏不死，持于秋，起于冬"之论。肾脏在五行属水，因春天木旺，水生木，故肾病者"愈在春"；长夏土旺，土克水，"克我者囚"，故肾病甚于长夏；冬水旺，乃"旺相之气"，故肾病起于冬。

# 第三章　象数医学大要

寓有深刻象数易原理及丰富数术学内容的中医典籍《内经》所代表的中医学结构，属广义的中医学。我们又称之为中国象数医学。

——《中国象数医学研究荟萃·前言》

## 一、象数医学的概念

《内经》所蕴含的天人相应的整体观、形神统一的生命观、太极思维的辩证观，构成了中医学术思想的主体。然而目前中医学传承的技术化倾向，破坏了这种学术结构。由于医者未能结合天时、地理、人事、藏象、色脉等方面进行分析和研究，未能有正确的诊断和治疗，于是出现了《素问·疏五过论》所陈述的"五过"之治。认为"凡此五者，皆受术不通，人事不明"之故。强调"圣人之术为万民式。论裁志意，必有法则，循经守数，按循医事，为万民副。"详而论之，有"圣人之治病也，必知天地阴阳，四时经纪，五脏六腑，雌雄表里，刺灸砭石，毒药所主；从容人事，以明经道，贵贱贫富，各异品理，问年少长，勇怯之理；审于部分，知病本始，八证九候，诊必副矣。治病之道，气内为宝，循求其理，求之不得，过在表里，守数据治，无失俞理。能行此术，终身不殆。不知俞理，五脏菀熟，痈发六腑，诊病不审，是谓失常，谨守此治，与经相明。《上经》《下经》《揆度》《阴阳》，《奇恒》五中，决以明堂，审于终始，可以横行"之论。他如《素问·征四失论》，指出了医生临证中因"所以不十全者"，易犯四种过失。盖因"治不能循理，弃术于市，妄治时愈，愚心自得"。进而感叹："窈窈冥冥，孰知其道？道之大者，拟于天地，配于四海，汝不知道之谕，受以明为晦。"于是在《素问·方盛衰论》中，《内经》提出了"诊有十度"，"诊可十全，不失人情"论。明言"不知此道，失经绝理，亡言妄期，此谓失道"。此即研究《内经》中医学的现实意义。综观《内经》中医学对医学整体性和宏观性的把握，而与现代医学擅长于准确的局部取向不同，中医学擅长于整体的把握，即气（道）的本体论思想。这里的气指的是宇宙生命，是一种流荡广远（太虚）而又包含广远整体性（太极）的存在，容不得分割和阻断，这种气，化解着主客观的界限，也模糊了人与自然的鸿沟，是"天人合一"老子哲学派生的概念。故天地宇宙和生命感应，完全融为一体，成为"天人合一"《内经》中医学的主体思想。

《素问·著至教论》云："黄帝坐明堂，召雷公而问之曰：子知医之道乎？雷公对曰：诵而未能解，解而未能别，别而未能明，明而未能彰……愿得受树天之度，四时阴阳合之，别星辰与日月光，以彰经术，后世益明，上通神农，著至教拟于二皇。帝曰：善！无失之，此皆阴阳、表里、上下、雌雄相输应也。而道上知天文，下知地理，中知人事，可以长久，以教众庶，亦不疑殆，医道论篇，可传后世，可以为宝。"由此可知，该篇是以黄帝与雷公问答的形式，讨论学医的方法和医道之至理。篇名"著至教论"，明·吴崑注云："著，明也，圣人之教，谓之至教。"每当读至此篇，均深思之。笔者虽业医经年，然对《内经》之学，亦有"诵而未能解，解而未能别，别而未能明，明而未能彰"之感。故自1980年以来，即致力于中国象数医学与"现行"中医学的比较研究，并通过古今文献研究和临床实践的一再验证，认为《内经》的中医理论体系，就是在广泛地吸收了同时代的科学文化知识，在中国数术学的基础上建立起来的，并伴随着与中国数术学结合的不断深化而发展、成熟。明·孙一奎在《医旨绪余·不知〈易〉不足以言太医论》中有"深于《易》者，必善于医；精于医者，必由通于易。术业有专攻，而理无二致"之论。盖因"所以纪纲造化，根抵人物，流行古今，不言之蕴也，则有消息盈虚。在人身，则有虚实顺逆，有消息盈虚，则有范围知道；有虚实顺逆，则有调剂之宜。斯理也，难言也。包牺氏画之，文王象之，姬工爻之，尼父赞而翼之，黄帝问而岐伯陈之，越人难而诂释之，一也。但经于四圣则为《易》，立论于岐黄则为《灵》《素》，辩难于越人则为《难经》，书有二，而理无二也。知理无二则之《易》以道阴阳，而《素问》，而《灵枢》，而《难经》，宜非外阴阳而为教也"。是故"《易》理明，则可以范围天地，曲成民物，通知乎昼夜。《灵》《素》《难经》明，则可以节宣化机，拯理民物，调燮札瘥疵疠而登太和"。故笔者在"中国象数医学简介"一文中，开宗明义指出：现存最古的中医典籍——《内经》中没有直接谈到易，古代《周易》中也没有直接谈到医，但医易是密切相关的，即医易同源。用象数基本原理来研究人体科学的学问，称之为象数医学。因其源于中国传统文化，乃中国所固有的医学，故又称为"中国象数医学"。中国象数医学，就是运用中国数术学的基本原理——太极轮的道论、三五论的数论、形神论的象论，来研究人体科学的一门学问。寓有深刻象数易理及丰富数术学内容的中医典籍——《内经》，所建立的中医学结构，属广义的中医学，称为中国象数医学。"其知道者，法于阴阳，和于术数"及"夫道者，上知天文，下知地理，中知人事"的中医学知识结构，寓有"人类－环境系统"这一医学系统论思想内容。所以，中国象数医学，又称广义中医学，是用中国数术学原理研究人体科学的《内经》中医学，是《内经》时代所代表的中医学理论体系。

## 二、象数医学的渊源

《内经》是我国现存最早的一部医学典籍，是中国医学发展史上影响最大的鸿篇巨制。它包括《素问》和《灵枢》两部分。汉·孔安国序《尚书》称"伏羲、神农、黄帝之书，谓之三坟，言大道也"。《类经·序》谓"《内经》者，三坟之一。盖自轩辕同岐伯鬼臾区等六臣，互相讨论，发明至理以遗教后世，其文义高古渊微，上极天文，下穷地极，中悉人事，大而阴阳变化，小而草木昆虫，音律象数之肇端，脏腑经络之曲折，靡不缕指而胪列焉"。而张隐庵在《黄帝内经素问集注》中称"《素问》一册，帝与俞跗巫彭诸臣论次一堂。所详者，天人一原之旨；所明者，阴阳选乘之机；所研者，气逆更胜之微；所稽求者，性命攻荡之本；所上穷者，寒暑日月之运行；所下极者，形气生化之成败"。《礼记·曲礼》云："医不三世，不服其药。"唐·孔颖达《礼记正义》注云："三世者，一曰《黄帝针灸》；二曰《神农本草》；三曰《素女脉诀》，又云《夫子脉诀》。"《素问》古称《素女脉诀》，《灵枢》古称《黄帝针经》《针经》。五内阴阳，谓之内，万世宗法，谓之经。故明·张介宾云："内者，性命之道；经者，载道之书。平素之所讲问，是谓《素问》；神灵之枢要，是谓《灵枢》。"由此可知，《内经》其言质奥，旨义弘深，为医家之宗旨。故《医圣阶梯》云："医家之《素问》，即儒家之六经，其词隐，其旨深，非资禀上智，功极研究者，不能窥其影响。"胡应麟《经籍会通》云："医方等录虽亦称述岐黄，然文字古奥，语至玄渺，盖周秦之际，上士哲人之作。"据宋代邵雍、司马光、程颢，明代方孝孺、胡应麟，清代魏荔彤、崔述等人考证，认为《内经》是战国时代的作品。据《汉书·艺文志·方伎略》所载，《内经》曾以十八卷与《黄帝外经》《扁鹊内经》《扁鹊外经》《白氏内经》《白氏外经》《旁篇》等七家医经一并传世。"医经者，原人血脉、经落、骨髓、阴阳、表里以起百病之本，死生之分，而用度箴石汤火所施，调百药齐和之所宜"。《方伎略》含医经、经方、房中、神仙四类。"方伎者，皆生生之具"，"方伎三十六家，八百六十八卷"，现只有医经《内经》十八卷传世。且《内经》中所引用的古医籍，计有《五色》《脉变》《揆度》《奇恒》《九针》

《针经》《热论》《刺法》《上经》《下经》《本病》《阴阳》《阴阳十二官相使》《金匮》《脉经》《从容》《刑法》《太始天元册》《大要》《脉要》《脉法》等二十一种，也均已失传。但内容或散见于《内经》中，或散见于后世的其他典籍中。由此可知，《内经》之所以流传至今，说明了其乃"医理之总汇，临证之极则，此不废江河万古流也"。对此，元·罗天益尝有"凡学医之道，不看《内经》，不求病源，妄意病证，又执其方，此皆背本趋末之务"之论。由于《内经》的成编，确立了中医学的理论体系，为中国数千年来的医学发展奠定了坚实的基础，故后世有"医家之宗"之誉。清·陈修园《时方歌括·序》云："医者三：贯通《灵》《素》及仲景诸经之旨，药到病瘳，曰名医；讲究唐宋以后方书，按症施治，功多过少，曰时医；剽掠前医，套袭模棱，以文其过，迎合而得其名，曰市医。"足见《内经》在中医临床中的重要作用。

所以研究中医理论体系，探讨中医学结构，必须从《内经》的中医学术思想构建起步。其要诚如《素问·气交变大论》所云："所谓精光之论，大圣之业，宣明大道，通于无穷，究于无极也。余闻之，善言天者，必应于人；善言古者，必验于今；善言气者，必彰于物；善言应者，同天地之化；善言化言变者，通神明之理。非夫子孰能言至道欤！"故在该篇之首论中，引用古医经《上经》"治化"之论："夫道者，上知天文，下知地理，中知人事，可以长久，此之谓也。"中医药学是中国优秀文化宝库中的重要组成部分，受中国历代哲学、天文学、历法学的影响，并经过长期的医疗实践及与其他学科的互相渗透，使中医药学逐步形成并发展成目前独特的以天人合一、形神统一的整体观思想为特点的广义中医学，并创立了用以认识客观世界与解释万物发生发展的阴阳五行、脏腑经络等学说。《内经》所代表的广义中医学思想体系，是由天人相应的整体观、形神统一的生命观、太极思维的辩证观组成，此亦即中国象数医学的学术思想体系。

一种完整的理论，是由概念、判断以及运用逻辑推理获得的结论三方面组成。《内经》理论的形成，与其同时代的哲学及自然科学是密切相关的，故有"文是基础，医是楼"之说。中医学又称岐黄之学，其理论体系的形成受先秦诸子之学，尤其是黄老道家学派的影响而形成，就《内经》所谈到的天师岐伯，不但精通于医学，而且是"司日月星辰，阴阳历数，尔正尔考，无有差贷"的通才，应为古代中医人才知识结构的"模式"。其后历代德高望重有真才实学的名中医，都有雄厚的文史哲基础而通晓医学。如医术高明而有"起死回生"之术的扁鹊（秦越人）；举孝廉入仕，创辨证论治大法的医圣张仲景；知识渊博，通晓经书，精于外科的三国名医华佗；编著《脉经》，纂修仲景之书，任太医的王叔和；通晓四书五经，因患风疾而志于医，著《针灸甲乙经》的皇甫谧；著《肘后方》的葛洪，广览群书，诸子百家之言，下至杂文，诵记万卷，好神仙导引之法，炼丹以期遐年，所著尚有《神仙传史集》《五经诸史》《百家之言》；学识渊博，被誉为"山中宰相"的陶弘景，不但精于医学，而于天文、历法、诗文诸方面亦有高深的造诣；被尊为"药王"的孙思邈，通百家之说，善庄老之学，兼好释典；身为太傅令的王冰，笃好医学，注释经典；以第六人登科，官至翰林的许叔微，尚是一位研究《伤寒论》的医学家；金元时期，有学识渊博，在医学上各有突破的刘完素、张从正、李东垣、朱丹溪四大家；明清两代又有李时珍、王肯堂、张介宾、傅山、柯琴、陈修园、徐大椿、黄元卿等诸多有成就的医家。他们大都是精于经、史、子、集，博于天文，历法、律吕而有造就的医家。纵观历代医学巨匠大师们的知识结构，横跨专业的界河，纵横捭阖于不同领域，涉猎医学、哲学、数学、天文、地理、历法、气象诸多学科。故中医学的结构与中医人才的知识结构是密切相关的。《伤寒来苏集·季序》对此有精辟的论述："世徒知三才者为儒，而不知不通三才之理者，更不可言医。医者，非从经史百家探起源流，则勿能广其识；非参庄老之要，则勿能神其用；非彻三脏真谛，则勿能究其奥。故凡天以下，地以上，日月星辰，风雨寒暑，山川草木，鸟兽虫鱼，遐方异域之物，与夫人身之精气神形，脏腑阴阳，毛发皮肤，血脉筋骨，肌肉津液之属，必极其理，夫然后可以登岐伯之堂，入仲景之室耳。"总而言之，医学与诸子百家之学都是密切相通的，可以说中医学乃中国传统文化中之瑰宝。中国人对天人相应整体观的关注，对阴阳调和模式的追求，无不在中医学上体现出来。尤其天人相应学说、阴阳五行学说，就其在实践领域中的应用，最成功的当属中医了。

### 三、象数医学的结构

根据中国数术学的太极论的道论、三五论的数论、形神论的象论三大核心理论，结合《内经》中已经基本成熟的气（道）－阴阳－三才－五行的本体论思想，将中国象数医学可分为医道－医术－医学（狭义）三个层次。

《素问·灵兰秘典论》云："至道在微，变化无穷，孰知其原！窘乎哉，消者瞿瞿，孰知其要！闵闵之当，孰者为良！恍惚之数，生于毫氂，毫氂之数，起于度量，千之万之，可以益大，推之大之，其形乃制。"此论说明了中医学寓有深刻的数术学之道论、数论、象论思想。《素问》将中医学称为"精光之道，大圣之业"，与正心明德之道，及与治国平天下之相业同，即医道通治道之谓也。而如何"宣明大道"？《素问·上古天真论》有"上古之人，其知道者，法于阴阳，和于术数，食欲有节，起居有常，不妄作劳，故能形与神俱，而尽终其天年，度百岁乃去"的记载。从上述经文再次认证了《内经》中医学，即中国象数医学。《易·系辞》云："一阴一阳之谓道。"故"法于阴阳"为中医学之医道基础理论；"和于术数"为医术之运筹和谐原理；"形与神俱"为防病延年之医学终极目的。"上古"系指人类早期的生活时代。"天真"系指先天赋予的真元，即中医学中的"肾气""精气""元气"。《内经》推崇上古的"真人"讲究养生之道，而能却病延年，故篇名"上古天真论"，而为《素问》之首篇，倡导无病而调的养生之道，即治未病的思想。继而有《四气调神大论》，论述了顺应四时的气候变化以调摄精神，以达到养生防病之效。因人生活在这个群星运行的自然界里，人与自然界息息相关，人类如何适应自然界的变化规律，是医学研究的课题，故第三篇为《生气通天论》。《内经》中之"法于阴阳""和于术数""形与神俱"，表述了《内经》中医学结构，并以此确立了中国象数医学的主体学术思想的三个层次：源于太极论道论的医道，源于三五论数论的医术及源于形神论象论的医学，成为中国象数医学的核心理论体系。

## 1. 医道

医道又称医理，主要内容是医学哲学，即医学辩证法。是一切医学理论和临床诊疗技艺的总纲。它以研究医学模式、医学审美、医学思维、医学研究方法等医学规律为主要内容。它研究人的生命本源、本性、本质及其与自然界、社会之间的联系，研究自然现象、生命现象、社会现象、思维现象的一般规律及其关系，研究医学的宇宙观、生命观、社会观、生理观、病理观、疾病观、诊断治疗观及养生观，旨在研究生命的本体论、认识论、反映论和方法论在中医学乃至人体科学中的具体运用和体现，属太极论的道论范畴。正如王冰《黄帝内经·

序》所云："其文简，其意博，其理奥，其趣深，天地之象分，阴阳之候列，变化之由表，死生之兆彰，不谋而遐迩自同，勿约而幽明斯契。稽其言有征，验之乃不忒。诚可谓至道之宗，奉生之始矣。"

**2. 医术**

医术，非指临床诊治方法和技术，它是中国数术学的一般原理在中医学中的具体运用，是中国数术学的核心理论与中医学的临证特色相结合的产物，根据《内经》的"法于阴阳，和于术数"之原理，在医道的统率下，将整个中医学基础理论和临床实践结合成一个有机的整体，而其中以"数"为纲领。其数乃象数之数，包括太极（道、气、玄、元等）、阴阳、三才（三元）、五行、六壬、阴六阳九、八卦、干支（十天干、十二地支）、河图、洛书等，而其与中医学结合则产生气元论、五运六气、脏腑配位配数、九宫八风、子午流注、灵龟八法、飞腾八法、气功火候、药物配伍比例、生命历程的划分及其男八女七的分段等重要学说和方法。属于根于道论的三五论的数论范畴。

**3. 医学（狭义的医学）**

与《内经》中所建立的广义中医学——中国象数医学相比较，当前人们所熟知的中医学可以称为狭义中医学。它是指一般的研究机体的组织结构，生理功能，病理变化，疾病的概念及其诊断、治疗、预防和养生保健等内容。其内容是以临床诊疗技艺为核心，重在对已发疾病的诊断、治疗。属于根于数论的形神论的象论范畴。

**4. 三层次之间的辩证关系**

中国象数医学的三个层次之间是密不可分、缺一不可的。医道是医学理论的原理，由医道而产生医术、医学（狭义）；而医学（狭义）又是临证的主体，由其完成医学治病救人之功利；医术则为其中介，是联系医道、医学之纽带，由医术而使医道之原理和指导意义在医学（狭义）验证过程中得以实现，亦使医学（狭义）对医道原理得以验证。

由此可见，医道是医术、医学（狭义）的基础，是其最终的说理工具，但它只能也仅仅能提供一般的本体论、方法论，而不能实现医学之目的；而医学（狭义）是完成广义中医学目的手段和方法，且只有在医道的指导下，才能正确地完成医学的任务，并在大量的医疗实践中检验医道的正确与否，使医道走上更正确、更准确地反映医学之本质，更能体现其指导意义的正确轨道；医术在医道统率下，既使医道之原理在医学活动中得以充分体现，又使医学实践合乎医道之指导，使医道、医学之联系得以形成。于是三者之间建立起一种辩证统一的关系，构筑了中国象数医学——《内经》中医学理论体系。

中国象数医学所代表的中医学结构及其学术思想，就其揭示的自然规律及其科学价值而论，堪称华夏文化的一份宝贵遗产，它无论在理论上、方法上或实践上都有着中医学自身的特点，闪耀着华夏文化的灿烂光辉，并在历代的文献和长期的医疗实践中所印证。中国象数医学是在研究《内经》的基础上，对《内经》时代广义中医学的一种继承，试图在继承的前提下求得对中医理论体系的一种质的认识。相信通过广大医学、哲学、天文、气象工作者的共同努力，"刻意研精""探微索隐""识契真要"，定会使《内经》中医学——中国象数医学这一医学理论体系得以发扬光大。诚如王冰《黄帝内经·序》所云："咸日新其用，大济蒸人，华叶递荣，声实相副"，"至道流行，徽音累属"，俾"大圣之慈惠无穷"。

## 四、象数医学的学术思想

中医药学具有几千年的悠久历史，是中国人民长期同疾病做斗争的极为丰富的经验总结；是在历史长河中，不断地吸收其他自然科学知识，在理论上、防病治病上逐渐形成一种系统的、科学的统一大法。中医药学日渐成为一种融防病、治病、养生保健、饮食文化、性情道德修养等为一体的综合医学。

笔者幼承庭训，及长兼习律吕、历法、数术，及诸子之学，学术研究注重"沟通"，根植于中国传统文化及中医学思想、方法和概念之中，坚持立足于中医学自身的学术主体而发展的观点。通过对《内经》广义中医学与中国数术学的结构和学术思想的比较研究，构建了中国象数医学理论体系，即天人相应的整体观、形神统一的生命观、太极思维的辩证观。

**1. 天人相应的整体观**

《素问·八正神明论》云："星辰者，所以制日月之行也。八正者，所以候八风之虚邪以时至者也。四时者，所以分春夏秋冬之气所在，以时调之也。八正之虚邪，而避之勿犯也。以身之虚，而逢天之虚，两虚相感，其气至骨，入则伤五脏，工候救之，弗能伤也。"意谓观察星辰的方位，可知日月星辰的度数；观察二至、二分、四立等八节常气的交替，可测出异常的气候对人的影响，及医生及时以调治，则不至于受到严重的伤害。说明了人与外在环境的密切关系。对此，在《内经》中阐述颇多，它贯串于中医的生理、病理、诊断、治疗与预防等各个方面。古代医家，远在《内经》时代，就已经认识到自然界是人类生命之源。如《灵枢·经别》云："余闻人之合于天道也，内有五脏，以应五音、五色、五时、五味、五位也；外有六腑，以应六律。六律建，阴阳诸经而合之十二月、十二辰、十二节、十二经水、十二时、十二经脉者，此五脏六腑之所以应天道。夫十二经脉者，人之所以生，病之所以成，人之所以治，病之所以起，学之所始，工之所止也。粗之所易，上之所难也。"高士宗解曰："人虽本天地所生，而统于天道。"《素问·宝命全形论》尝有"人以天地之气生,四时之法成";《灵枢·岁露》有"人与天地相参也,与日月相应也"的论述。均表述了天人相应的整体观思想。此即《易·系辞》"法象莫大乎天地,变通莫大乎四时,悬象著明莫大乎日月";及"易与天地准,故能弥纶天地之道,仰以观于天文,俯以察于地理,是故知幽明之故……与天地相似,故不违;知周乎万物而道济天下,故不过;旁行而不流,乐天知命,故不忧;安土敦乎仁,故能爱。范乎天地之化而不过,曲成万物而不遗,通乎昼夜之道而知,故神天方而易无体"之谓。在《素问·天元纪大论》中,有五运阴阳是宇宙的一般规律的表述:"夫五运阴阳者,天地之道也,万物之纲纪,变化之父母,生杀之本始,神明之府也,可不通乎!故物生谓之化,物极谓之变,阴阳不测谓之神,神用无方谓之圣。夫变化之为用也,在天为玄,在人为道,在地为化,化生五味,道生智,玄生神。神在天为风,在地为木;在天为热,在地为火;在天为湿,在地为土;在天为燥,在地为金;在天为寒,在地为水。故在天为气,在地成形,形气相感而化生万物矣。然天地者,万物之上下也;左右者,阴阳之道路也;水火者,阴阳之征兆也;金木者,生长之终始也。气有多少,形有盛衰,上下相召,而损益彰矣。"对此五运主四时之理,该篇尝引古文献《太始天元册》文解之:"太虚寥廓,肇基化元,万物资始,五运终天,布气真灵,总统坤元,九星悬朗,七曜周旋,曰阴曰阳,曰柔曰刚,幽显既位,寒暑弛张,生生化化,品物咸章。"在《素问·离合真邪论》中有"夫圣人之起度数,必应于天地,故天有宿度,地有经水,人有经脉。天地温和,则经水安静;天寒地冻,则经水凝泣;天暑地热,则经水沸溢;卒风暴起,则经水波涌而陇起。夫邪之入于脉也,寒则血凝泣,暑则气淖泽,虚邪因而入客,亦如经水之得风也,经之动脉，其至也亦时陇起"的记载，以告诫医者，在制订治疗法则时，必须体察自然界的变化。再如在《素问·五脏别论》中，以取类比象之法，表述了"脑、髓、骨、脉、胆、女子胞，此六者，地气之所生也。皆藏于阴而象于地，故藏而不泻，名曰奇恒之腑。夫胃、大肠、小肠、三焦、膀胱，此五者，天气之所生也，其气象天，故泻而不藏。此受五脏浊气，名曰传化之腑，此不能久留，输泻者也"。他如《素问·生气通天论》云："自古通天者，生之本，本于阴阳。天地之间，六合之内，其气九州、九窍、五脏、十二节，皆通乎天气。其生五，其气三，数犯此者，则邪气伤人，此寿命之本也。"而在《素问·六节藏象论》亦有相同内容的表述。"生气通天"，即天人相应的意思。"生气"即人体生命活动的动力；"天"是指自然界，意谓人的生命活动与自然界是密不可分的。"生之本，本于阴阳"，即《易·系辞》"一阴一阳之谓道"之意，表述的是数术学中"太极论的道论"思想。"其生五，其气三"，表述的是根于道论的"三五论的数论"思想。人体的五气五味等均取之于自然界，而五气、五味的失常，又均可伤害人。意谓人若要达到"形与神俱"的健康状态，必须遵循"法于阴阳，和于数术"的自然法则。对此《素问》以"天元纪大论""五运行大论""六微旨大论""气交变大论""五常政大论""六元正纪大论""至真要大论"等七篇大论，表述了五运六气的太过不及，对自然界万物的灾害和影响人体的发病情况。并告诫人们，"必先岁气，无伐天和"；"谨察阴阳所在而调之，以平为期"。对此，金·刘完素《素问玄机原病式》自序中有"则不知运气而求医无失者，鲜也"之论，认为其理源自"阴阳之道"，引用《内经》之理而论之："夫五运阴阳者，天地之道也，万物之纲纪，变化之父母，生杀之本始，神明之府，可不通乎！"

人类由于居住在不同的地方，因受到当地自然环境及生活条件的影响，从而形成了生理上、体质上的不同特点，因此产生的疾病亦各不相同，在治疗上必须采取不同的治疗方法，方可做到因时、因地、因人制宜，故《素问》有"异法方宜论"专篇，有"故圣人杂合以治，各得其所宜。故治所以异而病皆愈者，得病之情，知治之大体也"的论述。《素问·气交变大论》有"善言天者，必应于人；善言古者，必验于今；善言气者，必彰于物；善言应者，同天地之化；善言化言变者，通神明之理"的记载。此即中医学中的运气学说，它是中国古代医家在观测物候、气象的基础上，将自然界气候现象和生物现象统一起来，从客观上认识时间、气候变化与人体健康和疾病的关系。"四气"，是春温、夏热、秋凉、冬寒的四时气候特点。人们必须适应气候的变化，以预防疾病的发生。故《素问·四气调神大论》有"春三月，此为发陈，天地俱生，万物以荣，夜卧早起，广步于庭，被发缓形，以使志生，生而勿杀，予而勿夺，赏而勿罚，此春气之应，养生之道也。逆之则伤肝，夏为寒变，奉长者少。夏三月，此为蕃秀，天地气交，万物华实，夜卧早起，无厌于日，使志无怒，使华英成秀，使气得泄，若所爱在外，此夏气之应，养长之道也。逆之则伤心，秋为痎疟，奉收者少，冬至重病。秋三月，此谓容平，天气以急，地气以明，早卧早起，与鸡俱兴，使志安宁，以缓秋刑，收敛神气，使秋气平，无外其志，使肺气清，此秋气之应，养收之道也。逆之则伤肺，冬为飧泄，奉藏者少。冬三月，此为闭藏。水冰地坼，无扰乎阳，早卧晚起，必待日光，使志若伏若匿，若有私意，若已有得，去寒就温，无泄皮肤，使气亟夺。此冬气之应，养藏之道也。逆之则伤肾，春为痿厥，奉生者少"的养生之道。并有"逆春气则少阳不生，肝气内变；逆夏气则太阳不长，心气内洞；逆秋气则太阴不收，肺气焦满；逆冬气则少阴不藏，肾气独沉"的有关人体病理变化的论述。继而告诫人们牢记："四时阴阳者，万物之根本也。所以圣人春夏养阳，秋冬养阴，以从其根，故与万物沉浮于生长之门。逆其根，则伐其本，坏其真。故阴阳四时者，万物之终始也，死生之本也。逆之则灾害生，从之则苛疾不起，是谓得道。道者，圣人行之，愚者佩之。"对此，汉·司马迁有"春生、夏长、秋收、冬藏，此天地之大经也，顺则以为纲纪"的论述。"春夏养阳，秋冬养阴"，是根据人体在四时气候的变化中的生理特点而总结出的养生之道。诚如张景岳所云："今人有春夏不能养阳者，每因风凉生冷，伤此阳气，以致秋冬多患疟泄，此阴盛之为病也；有秋冬不能养阴者，每因纵欲过热，伤此阴气，以致春夏多患其证，此阳胜之为病也。"张志聪释云："春夏之时，阳盛于外，而虚于内，秋冬之时，阴盛于外，而虚于内，故圣人春夏养阳，秋冬养阴，以从其根而培养之。"而《张氏医通》则据"春夏养阳"说，在炎热三伏天于背俞上敷贴白芥子以治疗哮喘，开"三伏贴"治疗哮喘之先河。如笔者于三九天，以"三仁九子膏"益元荣肾，以固冬藏之"三九贴"治疗哮喘，乃"秋冬养阴"之治也。

人的生命活动和自然环境息息相关，此即中医学术思想之一的"天人相应的整体观"。如中医学中的"五运六气学说""子午流注学说""伤寒病六经病欲解时"，均是在"天人相应的整体观"学术思想指导下的临床应用体系。远在上古先民即懂得"法于阴阳，和于术数"，"形与神俱"的却病延年的养生之道，如《素问·上古天真论》有"上古圣人之教"，及上古有"真人""至人""圣人""贤人"的养生之道的表述。

《灵枢·逆顺肥瘦》云："圣人之为道者，上合于天，下合于地，中合于人事。必有明法以起度数，法式检押，乃后可传焉。故匠人不能释尺寸意短长，废绳墨而起平水也。工人不能置规而为圆，去矩而为方。知用此者，固自然之物，易用之教，逆顺之常也。"故针刺之道，当本于自然之法则。而在"天人相应"观点的指导下，《内经》在运用针刺方法治疗疾病时，注意到四时气候变化的影响，认识到四时气候的升、降、浮、沉，与人体有着密切的关系。古人认为不同时令的不同气候，定内应于人体的不同脏器，必与天气、地气、人气相适应，即天人相应的整体观思想。在治疗上，而有"春刺散俞""夏刺络俞""秋刺皮肤""冬刺俞窍"的治疗原则，故在《素问》中有《诊要经终论》专篇。"诊要"即诊治疾病的要道；经终，谓十二经脉之气终绝。其要点是阐明诊察要道与天、地、人之间的相互关系，及其与针刺方法的关系；二是阐述了十二经脉终绝的情况，故篇名为《诊要经终论》。

年有四季，日有四时，四季四时各相对应，在数术学中四季称为四正。《灵枢》有"一日分为四时，朝则为春，日中为夏，日入为秋，夜半为冬"的记载。平旦即卯时，相当于二十四节气中的春分，属昼夜节律中"阴阳平衡"的时间，当然这种平衡，就一日十二时辰言，是一过性的。此时人还未劳动，阴气未曾扰动，阳气未曾耗散，饮食未进，经脉之气未亢，络脉之气调匀，气血未曾扰乱，此时可诊有病的脉象。故《素问·脉要精微论》中有"诊法常以平旦，阴气未动，阳气未散，饮食未进，经脉未盛，络脉调匀，气血未乱，故乃可诊有过之脉"的记载。此属"天人相应的整体观"思想在诊法中的应用，亦属"脏气法时"及"阴阳应象"规律在诊法中的体现。在该篇中，尝记载了医者在诊脉时，除诊察脉搏的动静变化外，尝应注意病人面目之间的神气，观察五色的表现，认清五脏的有余与不足，及六腑的强弱、形体的盛衰。即以"形神合参"来决断人的生死。从该篇的内容看，尚有"形神

论的象论"的思想，故通篇寓有"道论""数论""象论"中
国数术学的内涵。

《素问·举痛论》云："善言天者，必有验于人，善言古
者，必有合于今；善言人者，必有厌于己。如此则道不惑而要
数极，所谓明也。"并举例说明："经脉流行不止，环周不休。
寒气入经而稽迟，泣而不行，客于脉外则血少，客于脉中则气
不通，故卒然而痛。"尝有"寒气客于肠胃之间"，"寒气客于
挟脊之脉"，"寒气客于冲脉"，"寒气客于背俞之脉"，"寒气
客于厥阴之脉"，"寒气客于小肠膜原之间"，"寒气客于五
脏"，"寒气克于肠胃"，"寒气客于小肠"，及因寒性收引筋脉
挛急而致诸痛的论述。

《内经》中尝有因"风之伤人"为病，而有《素问·风
论》。鉴于人体受"脏气法时规律""阴阳应象规律"的影响，
篇中有"五脏之风"之立论："以春甲乙伤于风者为肝风，以
夏丙丁伤于风者为心风，以季夏戊己伤于邪者为脾风，以秋庚
辛中于邪者为肺风，以冬壬癸中于邪者为肾风。风中五脏六腑
之俞，亦为脏腑之风，各入其门户，所中则为偏风。"尝有对
"五脏风""脑风""目风""漏风""内风""首风""肠风"
"泄风"之成因及病状的论述。《素问·痹论》表述了痹病为
邪气侵袭肌肉骨节经络之间，导致气血运行不畅或闭阻不通而
致。记云："风寒湿三气杂至，合而为痹也。其风气胜者为行
痹，寒气胜者为痛痹，湿气胜者为着痹也。"又云："以冬遇
此者为骨痹，以春遇此者为筋痹，以夏遇此者为脉痹，以至阴
遇此着为肌痹，以秋遇此者为皮痹。"均为六气淫胜而致人体
发病。

**2. 形神统一的生命观**

《灵枢·天年》内以百岁为论，黄帝有"何者为神"之
问，岐伯对云："血气已和，荣卫已通，五脏已成，神气舍

心，魂魄毕具，乃成为人。"阐明了人始成形，而神则舍之。人赖先天、后天之精滋养，然后"形与神俱"，方能度百岁乃去，故曰："失神者死，得神者生也。"元·朱震亨《格致余论》有："天地以一元之气，化生万物，根于中者，曰神机，根于外者，曰气血。万物同此一气，人灵于物，形与天地参而为三者，以其得气之正而通也"之论。古人认为凡有生命的血肉之躯，生命根于身体之内，以神的活动为主称为"神机"。《灵枢·本神》云："生之来谓之精，两精相搏谓之神，随神往来者谓之魂，并精而出入者谓之魄，所以任物者谓之心，心有所忆谓之意，意之所存谓之志，因志而存变谓之思，因思而远慕谓之虑，因虑而处物谓之智。故智者之养生也，必顺四时而适寒暑，和喜怒而安居处，节阴阳而调刚柔，如是则僻邪不至，长生久视。"此论阐述了先天之精形成人之形体、脏腑及其组织，出生后，获得后天水谷之精养而生神，以维持脏腑的功能活动，充分体现了只有形与神的统一，人方可有养生之道。如《素问·血气形志》云："形乐志苦，病生于脉，治之以灸刺。形乐志乐，病生于肉，治之以针石。形苦志乐，病生于筋，治之以熨引。形苦志苦，病生于咽嗌，治之以百药。形数惊恐，经络不通，病生于不仁，治之以按摩醪药。是谓五形志也。"意谓七情与劳倦造成了五种形志病及其治疗方法。表述的不单是"五形志"，亦蕴涵深刻的形神统一的生命观与疾病观，及中医学辨证论治的基本原则。他如《素问·生气通天论》云："圣人传精神，服天气，而通神明。"表述的是懂得养生之道的圣哲，能使自己的形体适应四时气候的变化规律，形成形与神的统一，从而形体健康、神识睿智聪慧。故而强调"凡阴阳之要"，"阳密阴固"，"是谓圣度"。对此，太史公有精论："夫神大用则竭，形大劳则敝，形神骚动，欲与天地长久，非所闻也。"

《素问·六节藏象论》云："帝曰：藏象何如？岐伯曰：心者，生之本，神之变也；其华在面，其充在血脉，为阳中之太阳，通于夏气。肺者，气之本，魄之处也；其华在毛，其充在皮，为阳中之太阴，通于秋气。肾者，主蛰，封藏之本，精之处也；其华在发，其充在骨，为阴中之少阴，通于冬气。肝者，罢极之本，魂之居也；其华在爪，其充在筋，以生血气，其味酸，其色苍，此为阴中之少阳，通于春气。脾、胃、大肠、小肠、三焦、膀胱者，仓廪之本，营之居也，名曰器，能化糟粕，转味而入出者也；其华在唇四白，其充在肌，其味甘，其色黄，此至阴之类，通于土气。凡十一脏，取决于胆也。"此篇是在《灵兰秘典论》关于藏象理论的基础上，进一步论述了五脏的基本功能，如"心者，生之本，神之处也"等，同时还着重论述了五脏"其华""其充"、阴阳区分，以及与季节气候特点的联络关系。《素问·六节藏象论》又云："自古通天者，生之本，本于阴阳。其气九州、九窍，皆通乎天气，故其生五，其气三。三而成天，三而成地，三而成人，三而三之，合则为九，九分为九野，九野为九脏，故形脏四，神脏五，合为九脏以应之也。"张志聪注云："形脏者，藏有形之物也；神脏者，藏五脏之神也。藏有形之物者，胃与大肠、小肠、膀胱也；藏五脏之神者，心藏神，肝藏魂，脾藏意，肺藏魄，肾藏志也。"

移精变气，是在"形神统一生命观"学术思想指导下的治疗方法。以转变病人的精神，改变气血紊乱的病理状态，从而达到治疗疾病的目的。故《素问·移精变气论》之篇首有"上古之治病，惟其移精变气，可祝由而已"的记载。"祝由"是古代药物疗法未兴，针石疗法未起之时，"祝说病因，不劳针石而已"之精神疗法的运用，故该篇名曰《移精变气论》。他如《素问·玉版论要》云："《揆度》者，度病之浅深也；

《奇恒》者，言奇病也。请言道之至数，《五色》《脉变》《揆度》《奇恒》，道在于一。神转不回，回则不转，乃失其机。""一"指神。马莳注云："一者何也？以人之有神也。"王冰云："血气者，神气也。《八正神明论》曰：'血气者，人之神，不可不谨养也。'夫血气应顺四时，递迁囚王，循环五气，无相夺伦，是则神转不回也。"若"回而不转，乃失生气之机也。"这里讲的是《五色》《脉变》《揆度》《奇恒》等古诊法，其"道在于一"，即脉色之形体有无神气。

《素问·汤液醪醴论》提出了一个"形弊血尽而功不立者何"的议题，答案是"神不使也"，即"嗜欲无穷，而忧患不止，精气弛坏，荣泣卫除，故神去之而病不愈也"。故益精宁神，养荣和卫，调达气机，为治疗神志疾病之大法。如家父吉忱公运用《伤寒论》之柴胡加龙骨牡蛎汤化裁，治疗痰气郁结之癫、痰火上扰之狂、气逆痰阻之痫、肝气郁结之郁、痰气交阻之瘿，均疗效满意。公谓："诸病名殊症异，理无二致，其要一也，曰郁。要之治郁之法，不偏重攻伐，而在乎泄热而不损胃，理气而不伤中，调达安神重其神，通结化痰重其形。小柴胡汤寒热并用，清补兼施，具疏利三焦、调达气机、宣通内外、运行气血之功，而为和法之冠。设加茯苓宁心安神，协半夏和胃化痰；同龙、牡、丹重镇之属，镇静安神，平怒除惊；桂枝散结行气，止冲降逆治其神；大黄荡涤肠胃，安和五脏，推陈致新治其形。如斯，则郁解痰消，形安神合，何虑诸恙不平乎？"又云："贵临机之通变，勿执一之成摸。中医治病，不忽视病名，亦不拘于病名。同病异治，异病同治，辨证的关键是形神统一，则理法朗然。"于是在此临证思路的基础上，结合《内经》形神相互关联、相互为用的理论渊源，形成了"形神统一的生命观"是中医学重要学术思想的认识。

### 3. 太极思维的辩证观

太极者，天地万物之始也。故古籍《太始天元册》云：

"太虚寥廓，肇基化元。"由是观之，则太虚之初，廓然无象，自无而有，生化肇然，化生于一，是名太极，太极动静而阴阳分。太极，初以其名统阴阳之道，含变化生于内，实是指产生宇宙万物及构成事物的诸要素和诸属性的总根源。这种思想端倪远远形成于道家产生之前。作为群经之首的《易经》一书，"探赜索隐，钩深致远"，深刻而详细地阐述了太极思维的理论机制。"一阴一阳之谓道"，这是《易传》辩证法的核心，反映了太极的物质基础，即对立统一的两种相关事物，也包含了一阴一阳变化潜动的法则。《易经》所阐述的太极内涵，以《易·系辞》中的"易有太极，是生两仪，两仪生四象，四象生八卦"为代表，强调指出阴阳变化相生而成宇宙万物的大道之论。诚如朱子所云："太极分开，只是两个阴阳，阴气流行则为阳，阳气凝聚则为阴，消长进退，千变万化，做出天地间无限事来，以故无往而非阴阳，亦无往而非太极。"于是在《易传》中就有了"盈天地之间唯万物"的具唯物主义因素的命题。

对此《素问》有《阴阳离合论》篇。该篇论述了阴阳的对立统一法则。合而言之，则阴阳为一气（太极）；分而言之，则有十、百、千、万，乃至无穷无尽之数，反映的是太极论的道论原理。如论中有"阴阳者，数之可十，推之可百，数之可千，推之可大，万之大，不可胜数，然其要一也"的记载。"其要一也"，即太极也。太极又称大极、大一，大一是整体的一、绝对的一。《说文》的第一个字是一，许慎释云："惟初大一，道立于一，造分天地，化成万物。"人身经脉也是这样，分而言之谓之离，"一生二，二生三"，三阴经有太阴、厥阴、少阴和三阳经有太阳、阳明、少阳之分；并而言之谓之合，表里同曰一气，三阴经之太、厥、少和三阳经之太、明、少之间，又必须互相协调，故篇名曰《阴阳离合论》。他如论中尝有"是故三阳之离合也，太阳为开，阳明为合，少阳为枢，三经者，不得相失也，搏而勿浮，命曰一阳"；"是故三阴之离合也，太阴为开，厥阴为合，少阴为枢，三经者，不得相失也，搏而勿沉，名曰一阴"的论述。"一阳"，乃三阳开、合、枢相互为用，密切关联，故合而为一；"一阴"乃三阴经气协调统一，合称"一阴"。

总之，作为当时科学文化大成之作的《易经》一书，已经详尽地指出了太极思维的两个要点：一，阴阳互根互用，即体用学说；二，反映事物运动变化的观点，即运动学说，包括阴阳对立制约、消长转化。在八卦、六十四卦的推衍及六爻阴阳析位等演绎中，均强调了阴阳的互根性、互用性、运动性。如"八卦小成图""六十四卦大成衡图""阴阳环图"，均直观地演示了八卦由太极而生、六十四卦于八卦寓于太极而生的变化过程，以及十二壁卦所寓有的阴阳升降往复对卦体、物候、气候等的影响过程，这些都深刻地阐述了太极思维的两个要点。

太极的整体性和太虚的混沌性是"道"的内涵。对此，唐·孔颖达《正义》中指出：太极是天地未分之前，混而为一的元气。这一混沌不分的元气，内畜阴阳之机，含而不显，变化无穷，亦可谓宇宙根源之元气。张景岳《类经图翼》云："体象之道，自无而有者也。无者先天之气，有者后天之形。"并引邵子说："天依形，地附气；气以造形，形以寓气。是以开物者为先天，成物者为后天；无极而太极者先天，太极而阴阳者后天；数之生者先天，数之成者后天；无声无臭者先天，有体有象者后天。先天者太极之一气，后天者两仪之阴阳，阴阳分而天地立，是为体象之祖，而物之最大者也。"后世儒家又分化出"以阳统阴，以阴追阳"之理，从而形成了儒家崇尚刚健正大的风尚。而老子认为，太极即"元"，"元"即是道，故曰："天下万物生于有，有生于无。""无"，并非一无所有，而是指存在的某种物质无声无味，"有物混成，先天地生"，处于"寂兮廖兮"之态，"周行不殆，可以为天下母"，故为"道"也。"有"生于"无"，有形之物体产自无形之本体，即"有"与"无"异位而同体。庄子更将这一"无"的思想，提升为"无无""无无无"，在《齐物论》中指出："有有也者，有无也者，有未始有无也者，有未始有无未始有无也者。俄而有无矣，而未知有无之果孰有孰无也。"如人类生存在地球上，以地球为本始，而地球亦不过是太阳系中一颗行星，太阳系又不过是银河系中一个系，银河系又不过是宇宙沧海之一粟也。庄子这一思想，正象征着宇宙的无穷无尽，在个体的产生消亡中，得以大道的永恒，生生不息。这些均阐述了太极的本意。并非是指一物而言，实是一个洞开的动态世界。它包括了宇宙间无穷无尽大大小小一切事物，它仍是最原始、最基质、最初态的变化规律。太极的变易产生了一切，太极总在一起成为一切事物矛盾转化的必然性、协调性、系统性的开放与闭合的、走向逆的过程的统一模型。

以太极理论指导的思维模式，名之曰"太极思维"，它反映的是太极观念。在这种思维方式指导下，产生了众多璀璨的文化体系，如道家、阴阳家、数术家、儒家等，可谓是中华文化根源的核心之一。就儒道二者来说。虽有偏持阴阳之异，但均讲求阴阳互根相守，不以逾越为度，此即《内经》"阴平阳秘"说。

笔者在"评阴阳平衡论"文中，曾明确地阐述了太极思维理论。指出阴阳互根互用的过程是一个有序的运动过程，符合《易经》中对太极的描述：或阴或阳。二者的非平衡有序稳态决定了人体的正常生理功能，同时也符合"天人合一"的观点，即生命系统的开放性、气化活动的有序性、生长发育过程的不可逆性。

中医学理论构筑之初，即广泛地吸收了数术学之太极理论，其中的阴阳五行学说就是以"太极思维"为核心，由"太极思维"营建了中医学之精微理论。《内经》中的"天地氤氲，万物化醇，阴平阳秘，精神乃治"，无不深刻地启示了这一点。鉴于太极为万物生化之本始，即太极－宇宙－万物－生物为一有机整体，环环相扣，生生不息，故太极思维的辩证观是中医学核心学术思想之一。

## 五、象数医学所揭示的自然规律

"吾不识青天高，黄地厚，惟见月寒日暖煎人寿。"此唐·李贺之名句。此语道出了"太阳神"和"月亮神"在悄悄地控制着人类的命运。人类自古就生活在这个列星运转的太阳系里，日升月落，"兔"走"乌"飞，这日复一日，月复一月，年复一年的自然循环现象，强烈地影响着人类的生命活动，微妙地控制着人体的各种节律，积极地干预着人间的生老病死。此即人体气血运行及脏腑活动，随着自然界阴阳消长周期而盛衰。即人与"天地相参"、同"日月相应"的周期节律。这种时间节律，称为"中国钟"。源于《内经》的"经脉流注""脏气法时""阴阳应象""五脏法象""五脏传移""五脏逆传"等诸规律，就是运用"中国钟"，来探索各种"人体钟"的"危象点"和"最佳时"，教会人们注意逃过他们的致命时日，以保持人体的"形与神俱"的健康状态。故《灵枢·逆顺》有"气之顺逆者，所以应天地阴阳，四时五行也"的论述。

### 1. 经脉流注规律

经络是机体内运行气血的通路，内联脏腑，外络肢节，沟通内外，贯穿上下，调节机体各部，共同进行有机的整体活

动。通过气血在经络内有规律的循环和复杂的联络交会，俾机
体各部构成有机的协调共济的统一体，而起到通灌全身，溉润
脏腑、御邪卫外的功能。所以，概言之，只有经脉的正常流
注，才有人体正常的生命活动。否则神机化灭，生命终止。故
《灵枢·经脉》有"经脉者，所以能决死生，处百病，调虚
实，不可不通"的记载。《灵枢·五十营》云："黄帝曰：余
愿闻五十营奈何？岐伯答曰：天周二十八宿，宿三十六分；人
气行一周，千八分，日行二十八宿。人经脉上下左右前后二十
八脉，周身十六丈二尺，以应二十八宿，漏水下百刻，以分昼
夜。故人一呼脉再动，气行三寸，呼吸定息，气行六寸；十
息，气行六尺，日行二分。二百七十息，气行十六丈二尺，气
行交通于中，一周于身，下水二刻，日行二十五分。五百四十
息，气行再周于身，下水四刻，日行四十分。二千七百息，气
行十周于身，下水二十刻，日行五宿二十分。一万三千五百
息，气行五十营于身，水下百刻，日行二十八宿，漏水皆尽脉
终矣。所谓交通者，并行一数也。故五十营备，得尽天地之寿
矣，凡行八百一十丈也。"乃详言经脉之行，昼夜有五十度之
数。《灵枢·营卫生会》云："人受气于谷，谷入于胃，以传
与肺，五脏六腑，皆以受气，其清者为营，浊者为卫，营在脉
中，卫在脉外，营周不休，五十度而复大会，阴阳相贯，如环
无端，卫气行于阴二十五度，行于阳二十五度，分为昼夜，故
气至阳而起，至阴而止。故曰日中而阳陇，为重阳，夜半而阴
陇为重阴，故太阴主内，太阳主外，各行二十五度分为昼夜。
夜半为阴陇，夜半后而为阴衰，平旦阴尽而阳受气矣。日中而
阳陇，日西而阳衰，日入阳尽而阴受气矣。夜半而大会，万民
皆卧，命曰合阴，平旦阴尽而阳受气，如是无已，与天地同
纪。"此详言营卫之生会，与天地之行同其度也。而《灵枢·
卫气行》又有"岁有十二月，日有十二辰，子午为经，卯酉

为纬，天周二十八宿。而一面七星，四七二十八星，房昴为纬，虚张为经，是故房至毕为阳，昴至心为阴，阳主昼，阴主夜"的记载。此即中医学中的"经脉流注规律"，而应用到中医临床中又称为"子午流注学说"。人体营卫气血的运行，有其昼夜时间节律，与天体运行形成昼夜时序变化。营气出于中焦，并胃中，出上焦之后，上注于肺，受气取汁化赤为血。一为精专之营，其行寅时始于手太阴肺，渐降而下，丑时终于足厥阴肝经与督脉，寅时复由肝经注肺，周而复始，不与卫相偕行。一为五十营，与脉外卫气偕行，同受宗气支配，周日凡五十周于身，始于手太阴肺经，终于任督两跷。卫气出于上焦，行于脉外，其行由下焦渐升而上，每于平旦阴尽，阳气出于目之睛明穴，上行至头，昼自足太阳始，行于六阳经以下阴分。夜自足少阴始，行于六经，昼夜各二十五周，不随宗气而自行于各经皮肤分肉间，依傍脉道运行。于是，营卫运行，经脉流注的时间节律变化，确定了人体各脏腑在一天中什么时刻处于活性高峰，而为子午流注按时施治原则，提供了理论依据。

人体营卫的运行，经脉流注的时间节律变化，确立了各脏腑的固有功能，有着显著的昼夜节律，又称之为人体的内源节律。经脉流注规律尝受"脏气法时"和"阴阳应象"两大规律影响，于是经脉流注与疾病周期，约言有三：一是经气生旺之时发病或病加，正气藉该经气血旺盛与邪抗争，正邪交争而病作；二是经气生旺，气血充盛之时，得天时正气之助，阴阳自和而病愈或病减；三是远离该经气血生旺之时，脏腑功能低下，邪气盛而病剧或死亡。同时还有因营卫气血的虚衰，不能应旺而胜邪，病人病甚或临界此时而死亡。

由于经络为内联脏腑，外络肢节，贯穿上下，沟通内外，运行气血的径路。故脏腑功能的异常，必然导致经脉发生病变。由于经脉有阴阳异位的表里相接、虚实逆从等不同变化，而相应形成脏腑的发病规律。同时，六淫之邪侵袭体表，必然由经脉而累及脏腑。故《素问》有"太阴阳明论""阳明脉解""热论"等诸篇。

### 2. 阴阳应象规律

《素问》有"阴阳应象大论"专篇，阐发的是阴阳五行的理论，并将其运用于天、地、人诸方面，反复说明其对临床实践的指导意义。尤其对人体脏腑气血、临证的脉因证治，都有较详尽的表述，故名曰"大论"。因其以阴阳理论为主体，故篇名"阴阳应象大论"。对此，明·吴崑注云："天地阴阳，人身之气血。应象者，乃天地之阴阳，人身之血气，应乎天地，而配乎阴阳五行也。"对此，该篇开宗明义首云："阴阳者，天地之道也，万物之纲纪，变化之父母，生杀之本始，神明之府也。治病必求于本。"说的是阴阳为宇宙间的一般规律，是一切事物的纲纪，万物变化的起源，生长起源的根本，自然界事物的一切运动变化规律皆在于其中。凡诊治疾病必须求得阴阳变化的根本。对此，《素问·生气通天论》有"自古通天者生之本，本于阴阳"的记载，《素问·宝命全形论》有"人生有形，不离阴阳"的论述。而《素问·阴阳应象大论》又有"天地者，万物之上下也；阴阳者，血气之男女也；左右者，阴阳之道路也；水火者，阴阳之征兆也；阴阳者，万物之能始也。故曰：阴在内，阳之守也；阳在外，阴之使也"的记载。由此可知，阴阳是事物的两种属性，这两个方面的内在联系、互相作用和不断的运动，是事物生长变化和消亡的根源。

人类对自然环境有一定的调节功能和适应能力，只要自然环境的变化不超出人类的适应能力，不破坏人的调节机制，人和环境的稳态就可以维持。此即《素问·四气调神大论》所说的"四时阴阳者，万物之根本也"，"阴阳四时者，万物之终始也，死生之本也"，及《阴阳应象大论》之"四时阴阳，尽有经纪；外内之应，皆有表里"的道理。所以"法于阴阳，和于术数"，就是要把握大自然和人体变化规律的调节法则，即"阴阳应象规律"，方能"形与神俱，而尽终其天年"。对此，该篇尝有"余闻上古圣人，论理人形，列别脏腑，端络经脉，会通六合，各从其经；气穴所发，各有处名；谿谷属骨，皆有所起；分部逆从，各有条理；四时阴阳，尽有经纪；外内之应，皆有表里"的记载。鉴于此，临床诊治法则，该篇有"善诊者，察色按脉，先别阴阳"；"审其阴阳，以别柔刚，阳病治阴，阴病治阳"；"善用针者，从阴引阳，从阳引阴"的记载。对此，《阴阳离合论》有"生因春，长因夏，收因秋，藏因冬。失常则天地四塞。阴阳之变，其在人者，亦数之可数"的记载。而《素问·阴阳别论》云："黄帝问曰：人有四经十二从，何谓？岐伯对曰：四经应四时，十二从应十二月，十二月应十二脉。脉有阴阳，知阳者知阴，知阴者知阳。"本篇运用阴阳的理论，讨论脉象及其主病，并根据经脉脏腑阴阳的分属，论证病情和决断预后，成为一篇脉学专论。

《素问·热论》云："伤寒一日，巨阳受之，故头项痛，腰脊强；二日阳明受之，阳明主肉，其脉夹鼻，络于目，故身热，目疼而鼻干，不得卧也；三日少阳受之，少阳主胆，其脉循胁络于耳，故胸胁痛而耳聋。三阳经络皆受其病，而未入于脏者，故可汗而已。四日太阴受之，太阴脉布胃中，络于嗌，故腹满而嗌干；五日少阴受之，少阴脉贯肾，络于肺，系舌本，故口燥舌干而渴；六日厥阴受之，厥阴脉循阴器而络于肝，故烦满而囊缩。三阴三阳，五脏六腑皆受病，营卫不行，五脏不通，则死矣。其不两感于寒者，七日巨阳病衰，头痛少愈；八日阳明病衰，身热少愈；九日少阳病衰，耳聋微闻；十日太阴病衰，腹减如故，则思饮食；十一日少阴病衰，渴止不满，舌干已而嚏；十二日厥阴病衰，囊纵少腹微下，大气皆去，病日已矣。”这就是循经传。循经传是说明阳气渐少，五阳转化成六阴，病由表及里，病势渐重。传到了六日以后足经传完。七日传入手经，阳气逐渐恢复，传到了十二日以后，就病好了。若十二日以上尚未痊，则成坏病。

郭雍《仲景伤寒补亡论·六经统论》中云：“足阳明胃之经，从鼻起．挟于鼻，络于目，下咽，分为四道，并正别脉六道，上下行腹，纲维于身。盖诸阳在表，阳明主肌肉，络于鼻，故病人身热，目疼，鼻干，不得卧，其脉尺寸俱长者，故知阳明经受病……足少阳胆之经，起目外眦，络于耳，分为四道，下缺盆，循于胁，并正别脉六道上下，主经营百节，流气三部。故病人胸胁痛而耳聋，或口苦咽干，或往来寒热而呕，其脉尺寸俱弦者，知少阳经受病也……足太阴脾之经，为三阴之首，其脉布于脾胃，络于咽喉，故病人患腹满而嗌干，其脉尺寸俱沉细者，知太阴经受病也……足少阴肾之经，其脉起于足小趾之下，斜取足心，别行者入跟中，上至股内后廉，贯肾络膀胱，直行，从肾上贯肝膈，入肺中，系舌本，伤寒热气入于脏，流入于少阴之经。少阴主肾，肾恶燥，故渴而引饮，又经发汗吐下以后，脏腑空虚，津液枯竭，肾有余热亦渴，故病人口燥舌干而渴，其脉尺寸俱沉者，少阴受病也……足厥阴肝之经……其脉循阴器而络于舌本，脉弗营则筋急，筋急则引舌与卵，故唇青舌卷而囊缩。凡病人烦满而囊缩，其脉尺寸俱微缓者，知厥阴经受病也。”这说明了伤寒论的六经传变是足经的传变。另外尝有“越经传”“误下传”“表里传”“首尾传”“直中”“里传表”“合病”“併病”等传变规律。

由此可见，《伤寒论》六经病传变规律源于此。充分说明了《伤寒论》的六经传变，实际上反映的是十二经的阴阳消长规律。

### 3. 脏气法时规律

五脏之气，必应天时，此即脏气法时之谓。故《素问》有"脏气法时论"专篇。尝云："五行者，金、木、水、火、土也，更贵更贱，以知生死，以决成败，而定五脏之气，间甚之时，死生之期也。""贵"者，木旺于春，火旺于夏。"贱"者，木败于秋，火灭于冬。五行相生，遇三相克。如木生火，火生金。逢三则金克木。故"病在肝愈于夏，夏不愈，甚于秋，"故曰"间甚之时"。说明了欲察其脏腑而知进退生死之期，须取法于四时五行生克之顺逆而推断之。十天干与十二地支配合，名曰甲子。《素问·六微旨大论》有"天气始于甲，地气始于子，子甲相合，名曰岁立，谨候其时，气可与期"的记载。说明了六十日周期的盛衰，影响着人的生老病死，此即"合人形以法四时五行而治"的"五运学说"，即"脏气法时规律"在中医临床中的应用。

《素问》有"金匮真言论"篇，该篇从"天人相应"的观点出发，以四时五行为中心，联系到人体，强调"五脏应四时，各有收受。"阐述了人体疾病的发生与外界环境，四时气候变化的关系，并指出了每季节的气候特点对人体内脏腑有特定的联系，如有"春病在肝"，"夏病在心"，"秋病在肺"，"冬病在肾"的论述。这对某些疾病的防治有一定的指导意义。实践证明了四时气候与疾病的发生关系具有一定的科学性，并被现代气象医学所验证。如肺主气而朝百脉，与五脏六腑息息相关，其他脏腑病变，上干于肺，致肺之宣发肃降失司，亦可发咳嗽。故《素问·咳论》有"肺之令人咳"，"五脏六腑皆令人咳，非独肺也"之说。盖因"五脏各以其治时受病，非其时，各传以与之。"故该篇又云："人与天地相参，故五脏各以治时感于寒则受病，微则咳，甚则为泄、为痛。乘秋则肺先受邪，乘春则肝先受之，乘夏则心先受之，乘至阴则脾先受之，乘冬则肾先受之。"

风、寒、暑、湿、燥、火，为天之六气，亦称"六气"，在正常情况下，六气是无害的。正如《素问·宝命全形论》所云："天覆地载，万物悉备，莫贵于人，人以天地之气生，四时之法成。"说明了人之所以得以生存，就是人能够不断和外部环境进行着能量传递和物质转换。若四时六气发生太过或不及，或非其时而有其气的情况，就会直接或间接影响人体正常生理活动，引起疾病的发生，是谓六气淫胜，简称"六淫"。"六淫"为病，每与季节有关。春多风病，夏多暑病，长夏多湿病，秋多燥病，冬多寒病。故《素问·五运行大论》云："五气更立，各有所先，非其位则邪，当其位则正。"而《灵枢·本神》有"智者之养生也，必顺四时而适寒暑，和喜怒而安居处，节阴阳而调刚柔，如是则僻邪不至，长生久视"之论。此即"五运六气学说"在中医临床中的应用，亦为中医养生观、治未病思想的重要内容。

人体的虚实开阖，应天时之盛衰，若"寒温和适，腠理不开，然有卒病者"，正以平居之际，其腠理开闭缓急亦有时之故。故《灵枢·岁露论》有"人与天地相参也，与日月相应也，故月满则海水西盛，人血气积，肌肉充，皮肤致，毛发坚，腠理郄，烟垢著，当是之时，虽遇贼风，其入浅不深；至月郭空则海水东盛，人气血虚，其卫气去形独居，肌肉减，皮肤纵，腠理开，毛发残，膲理薄，烟垢落，当是之时，遇贼风则其入深，其病人也卒暴"的记载；《素问·八正神明论》有"月始生，则血气始精，卫气始行；月郭满，则血气实，肌肉坚；月郭空，则肌肉减，经络虚，卫气去，形独居。是以因天时而调血气也。是以天寒无刺，天温无疑，月生无写，月满无补，月郭空无治，是谓得时而调之"的论述。故"用针之服，必有法则焉"。服者，事也。意谓用针的技术，必有一定的方法准则。对此，该篇有"法天则地，合以天光"，"凡刺之法，必候日月星辰，四时八正之气，气定乃刺之"的表述。并强调"天忌不可不知也。"对此，《灵枢·官能》尝有"用针之理，必知形气之所在"，"用针之服，必有法则，上视天光，下司八正，以辟奇邪，而观百姓，审于虚实，无犯其邪，是得天之露，遇岁之虚，救而不胜，反受其殃，故曰必知天忌"之论。"天忌"，乃天时之宜忌也。故《扁鹊神应针灸玉龙经》有《人神尻神歌诀》《太乙日游九宫血忌诀》篇。综上所述，说明了人体气血盛衰是随月的盈亏而变动的，人体是通过自身形成的控制系统，即脏气法时规律，保持着内外环境的有序稳态，以维持人体正常的生理功能和生命活动。

根据"脏气法时规律"，五脏之病在不同的季节，而有不同的刺法。如《素问·水热穴论》记云："帝曰：春取络脉分肉，何也？岐伯曰：春者木始治，肝气始生，肝气急，其风疾，经脉常深，其气少，不能深入，故取络脉分肉间。帝曰：夏取盛经分腠，何也？岐伯曰：夏者火始治，心气始长，脉瘦气弱，阳气留溢，热熏分腠，内至于经，故取盛经分腠，绝肤而病去者，邪居浅也。所谓盛经者，阳脉也。帝曰：秋取经俞，何也？岐伯曰：秋者金始治，肺将收杀，金将胜火，阳气在合，阴气初胜，湿气及体，阴气未盛，未能深入，故取俞以写阴邪，取合以虚阳邪，阳气始衰，故取于合。帝曰：冬取井荥，何也？岐伯曰：冬者水始治，肾方闭，阳气衰少，阴气坚盛，巨阳伏沉，阳脉乃去，故取井以下阴逆，取荥以实阳气。故曰：'冬取井荥，春不鼽衄'，此之谓也。"同时表述了针刺的深浅为什么必须结合四时的道理。他如《素问·调经论》中，提出了治疗疾病必参合四时气候的情况，施行适当的治法，故而有"取血于营，取气于卫"之论。四时有更替之序，阴阳有升降之机，故人体必与四时相适应，气血亦随之而变化，而针刺方法亦要随其变化而进行顺应四时而施刺谓之从，违反四时而施刺谓之逆。对此《素问·四时刺逆从论》之三阴三阳合于四时，属运气学说中的主气。若太过或不及必导致克制的反常，对此，篇中有云："厥阴有余病阴痹；不足病生热痹；滑则病狐疝风；涩则病少腹积气。少阴有余皮痹隐轸（《甲乙经》作'瘾疹'）；不足病肺痹；滑则病肺风疝；涩则病积溲血。太阴有余，病肉痹寒中；不足病脾痹；滑则病脾风疝；涩则病积，心腹时满。阳明有余，病脉痹身时热；不足病心痹；滑则病心风疝；涩则病积，时善惊。太阳有余病骨痹身重；不足病肾痹；滑则病肾风疝；涩则病积善时颠疾。少阳有余病筋痹胁满；不足病肝痹；滑则病肝风疝；涩则病积，时筋急目痛。"对何以"春气在经脉，夏气在孙络，长夏在肌肉，秋气在皮肤，冬气在骨髓中"之由，该篇有"春者，天气始开，地气始泄，冻解冰释，水行经通，故人气在脉。夏者，经满气溢，入孙络受血，皮肤充实。长夏者，经络皆盛，内溢肌中。秋者，天气始收，腠理闭塞，皮肤引急。冬者盖藏血气在中，内著骨髓，通于五脏。是故邪气者，常随四时之气血而入客也。至其变化，不可为度，然必从其经气，辟除其邪，除其邪则乱气不生"的表述。该篇进而记载了针刺违反了四时阴阳规律，必导致气血逆乱后果，即："春刺络脉，血气外溢"，"春刺肌肉，血气环逆"，"春刺筋骨，血气内著"；"夏刺经脉，血气乃竭"，"夏刺肌肉，血气内却"，"夏刺筋骨，血气上逆"；"秋刺经脉，血气上逆"，"秋刺络脉，气不外行"，"秋刺筋骨，血气内散"；"冬刺经脉，气血皆脱"，"冬刺络脉，内气外泄"，"冬刺肌肉，阳气竭绝"。并云："凡此四时刺者，大逆之病，不可不从也；反之则生乱气相淫病焉。故刺不知四时之经，病之所生，以从为逆，正气内乱，与精相薄，必审九候，正气不乱，精气不转。"

### 4. 五脏法象规律

《素问·示从容论》云："夫圣人之治病，循法守度，援物比类，化之冥冥，循上及下……明引比类从容，是以名曰诊轻（按：《太素》轻作经），是谓至道也。""援物比类"法，《易·系辞》以"方以类聚，物以群分"表述。方是事，物是物，意谓天地间的万事万物都是同类相聚，同类相聚的事物都具有共同的特点，而又以其共同具有的特点与其他类事物区分开来。此即"取类比象""援物比类"法，是中医学在诊断上对于病情的分析方法。高世栻云："圣人治病，循法守度，援物比类，从容中道，帝以此理示雷公，故曰示从容。"藏象是研究人体脏腑生理功能、病理变化、相互关系，及其与阴阳五行的相互关系的学说。如《素问·调经论》有"帝曰：人有精、气、津、液、四支、九窍、五脏、十六部（即十六脉）、三百六十五节，乃生百病；百病之生，皆有虚实。今夫子乃言有余有五，不足亦有五，何以生之乎？岐伯曰：皆生于五脏也。夫心藏神，肺藏气，肝藏血，脾藏肉，肾藏志，而此成形。志意通，内连骨髓，而成身形五脏。五脏之道，皆出于经隧，以行血气，血气不和，百病乃变化而生，是故守经隧焉"的记载。由此可知，藏象反映的是"五脏法象规律"。即以"援物比类"的方法，来说明五脏与人体五腑、五官、五体、五志、五液、五脉，及与自然界的五行、五方、五季、五气、五色、五味、五音之间的相互关系。

为了便于了解和掌握人与自然的关系，及人体内在因素的变化规律，进一步指导医疗实践，古代医家把人体脏腑组织、生理功能、病理变化，以及与人类生活有关的自然界事物，作了广泛的联系和研究，用取类比象方法，按事物的不同性能、作用和形态，执繁就简地分别归属为木、火、土、金、水五类，及其阴阳两种属性，有利于了解各种事物间的关系，并以此阐明了五脏与人体组织间的复杂关系。因已有"阴阳应象规律"专篇，故本节以五脏与自然界五行、五脏与人体组织间关系为切入点，着重阐述"五脏法象规律"。

《素问·金匮真言论》云："东方青色，入通于肝，开窍于目，藏精于肝，其病发惊骇；其味酸，其类草木，其畜鸡，其谷麦，其应四时，上为岁星，是以春气在头也，其音角，其数八，是以知病之在筋也，其臭臊。南方赤色，入通于心，开窍于耳（按：本节是按九窍分属五脏：目属肝，耳属心，口属脾，鼻属肺，二阴属肾说），藏于心，故病在五脏；其味苦，其类火，其畜羊，其谷黍，其应四时，上为荧惑星，是以知病之在脉也，其音徵，其数七，其臭焦。中央黄色，入通于脾，开窍于口，藏精于脾，故病在舌本；其味甘，其类土，其畜牛，其谷稷，其应四时，上为镇星，是以知病之在肉也，其音宫，其数五，其臭香。西方白色，入通于肺，开窍于鼻，藏精于肺，故病在背；其味辛，其类金，其畜马，其谷稻，其应四时，上为太白星，是以知病之在皮毛也，其音商，其数九，其臭腥。北方黑色，入通于肾，开窍于二阴，藏精于肾，故病在谿；其味咸，其类水，其畜彘，其谷豆，其应四时，上为辰星，是以知病之在骨也，其音羽，其数六，其臭腐。"表述了以五行类五脏等多种事物，说明人体五脏、五体与内外环境关系和疾病的变化。

鉴于"天有四时五行，以生长收藏，以生寒暑燥湿风；人有五脏化五气，以生喜怒悲忧恐。"故"上古圣人，论理人形，列别脏腑，端络经脉，会通六合，各从其经；气穴所发，各有处名；谿谷属骨，皆有所起；分部逆从，各有条理；四时阴阳，尽有经纪；外内之应，皆有表里。"对此，《素问·阴阳应象大论》尝有"东方生风，风生木，木生酸，酸生肝，肝生筋，筋生心，肝主目；其在天为玄，在人为道，在地为化；化生五味，道生智，玄生神；神在天为风，在地为木，在体为筋，在脏为肝，在色为苍，在音为角，在声为呼，在变动为握，在窍为目，在味为酸，在志为怒；怒伤肝，悲胜恐；风伤筋，燥胜风，酸伤筋，辛胜酸。南方生热，热生火，火生苦，苦生心，心生血，血生脾，心主舌；其在天为热，在地为火，在体为脉，在脏为心，在色为赤，在音为征，在声为笑，在变动为忧，在窍为舌，在味为苦，在志为喜；喜伤心，恐胜喜；热伤气，寒胜热，苦伤气，咸胜苦。中央生湿，湿生土，土生甘，甘生脾，脾生肉，肉生肺，脾主口；其在天为湿，在地为土，在体为肉，在脏为脾，在色为黄，在音为宫，在声为歌，在变动为哕，在窍为口，在味为甘，在志为思；思伤脾，怒胜思；湿伤肉，风胜湿；甘伤肉，酸胜甘。西方生燥，燥生金，金生辛，辛生肺，肺生皮毛，皮毛生肾，肺主鼻；其在天为燥，在地为金，在体为皮毛，在脏为肺，在色为白，在音为商，在声为哭，在变动为咳，在窍为鼻，在味为辛，在志为忧；忧伤肺，喜胜忧；热伤皮毛，寒胜热，辛伤皮毛，苦胜辛。北方生寒，寒生水，水生咸，咸生肾，肾生骨髓，髓生肝，肾主耳；其在天为寒，在地为水，在体为骨，在脏为肾，在色为黑，在音为羽，在声为呻，在变动为栗，在窍为耳，在味为咸，在志为恐；恐伤肾，思胜恐，寒伤血，燥胜寒，咸伤血，甘胜咸”的记载。说明了古人以五脏配五行，以说明自然界万物的变化与人体的关系，进一步说明了人体五脏、五体、五志等相互关系。以人体"五脏法象规律"为核心的五行学说，进一步阐明了天人相应的整体观、形神统一的生命观，太极思维的辩证观，为《内经》中医学的重要学术思想，亦即中国象数医学的学术思想内涵。

对于五脏与五官、五体、五味、五色、五脉的关系，《灵枢·五阅五使》有"五气者，五脏之使也，五时之副也"，

"五官者，五脏之阅也"，"鼻者肺之官也，目者肝之官也，口唇者脾之官也，舌者心之官也，耳者肾之官也"的记载；《素问·五脏生成》尝有"心之合脉也，其荣色也，其主肾也；肺之合皮也，其荣毛也，其主心也；肝之合筋也，其荣爪也，其主肺也；脾之合肉也，其荣唇也，其主肝也；肾之合骨也，其荣发也，其主脾也"的论述。"其主"，为相克之脏。由此可见，古代医家把五脏分属五行，并运用五行生克的理论来说明五脏之间的相互资生和相互制约的关系；而脉、皮、筋、肉、骨和色、毛、发、爪、唇等又分别与五脏相配合，以此从体表的变化可以探求内脏的病变，而内脏的病变亦可以影响体表的形态，此即通过"五脏法象规律"，"从内知外，以外测内"。该篇又有"是故多食咸，则脉凝泣而变色；多食苦，则皮稿而毛拔；多食辛，则筋急而爪枯；多食酸，则肉胝皱而唇揭；多食甘则骨痛而发落，此五味之所伤也。故心欲苦，肺欲辛，肝欲酸，脾欲甘，肾欲咸，此五味之所合也"的记载。说明了人的饮食，需要调五味以和五脏，否则就会造成脏气偏胜，而发生疾病。若五脏的功能失调，必定造成五脉形态的异常，人的形体亦必出现病理变化，对此《素问·脉要精微论》有"心脉搏坚而长，当病舌卷不能言；其耎而散者，当消环自已。肺脉搏坚而长，当病唾血；其耎而散者，当病灌汗（《脉经》作漏汗），至令不复散发也。肝脉搏坚而长，色不青，当病坠若搏，因血在胁下，令人喘逆；其耎而散，色泽者，当病溢饮，溢饮者，渴暴多饮，而易入肌皮肠胃之外也。胃脉搏坚而长，其色赤，当病折髀；其耎而散者，当病食痹。脾脉搏坚而长，其色黄，当病少气；其耎而散，色不泽者，当病足胻肿，若水状也。肾脉搏坚而长，其色黄而赤者，当病折腰；其耎而散者，当病少血，至令不复也"的记载。

　　痿，是指肢体软弱无力，不能随意活动，日久肌肉萎缩的病证。《素问·痿论》以五脏与五体相合的理论为依据，论述五痿的病因、病机、证候、鉴别要点及治疗原则。对"五脏使人痿"有如下记载："肺主身之皮毛，心主身之血脉，肝主身之筋膜，脾主身之肌肉，肾主身之骨髓。故肺热叶焦，则皮毛虚弱急薄，著则生痿躄也；心气热，则下脉厥而上，上则下脉虚，虚则生脉痿，枢折挈，胫纵而不任地也；肝气热，则胆泄口苦筋膜干，筋膜干则筋急而挛，发为筋痿；脾气热，则胃干而渴，肌肉不仁，发为肉痿；肾气热，则腰脊不举，骨枯而髓减，发为骨痿。"《素问》尝有《宣明五气》篇专论。"宣明"，宣发阐明之意；"五气"乃五脏之气。本篇承其上篇《脏气法时论》篇的理论，宣发阐明了"五脏法象规律"。正如篇中所述："五味所入：酸入肝，辛入肺，苦入心，咸入肾，甘入脾，是为五入。五气所病：心为噫，肺为咳，肝为语，脾为吞，肾为欠、为嚏，胃为气逆、为哕、为恐，大肠小肠为泄，下焦溢为水，膀胱不利为癃，不约为遗溺，胆为怒，是为五病。五精所并：精气并于心则喜，并于肺则悲，并于肝则忧，并于脾则畏，并于肾则恐，是谓五并，虚而相并者也。五脏所恶：心恶热，肺恶寒，肝恶风，脾恶湿，肾恶燥，是谓五恶。五脏化液：心为汗，肺为涕，肝为泪，脾为涎，肾为唾，是为五液。五味所禁：辛走气，气病无多食辛；咸走血，血病无多食咸；苦走骨，骨病无多食苦；甘走肉，肉病无多食甘；酸走筋，筋病无多食酸，是谓五禁，无令多食。五病所发：阴病发于骨，阳病发于血，阴病发于肉，阳病发于冬。阴病发于夏，是谓五发。五邪所乱：邪入于阳则狂，邪入于阴则痹；搏阳则为颠疾，搏阴则为喑；阳入之阴则静，阴出之阳则怒，是为五乱。五邪所见：春得秋脉，夏得冬脉，长夏得春脉，秋得夏脉，冬得长夏脉，名曰阴出之阳，病善怒，不治，是谓五邪，皆同命，死不治。五脏所藏：心藏神，肺藏魄，肝藏魂，脾藏意，肾藏志，是谓五脏所藏。五脏所主：心主脉，肺主皮，肝主筋，脾主肉，肾主骨，是为五脏所主。五劳所伤：久视伤血，久卧伤气，久坐伤肉，久立伤骨，久行伤筋，是谓五劳所伤。五脉应象：肝脉弦，心脉钩，脾脉代（注：代，谓软，非代脉），肺脉毛，肾脉石，是谓五脏之脉。"可见，篇中以五脏为中心，运用五行学说对疾病的发病因素、脏腑功能、病情变化、脉搏形象、药物性味、饮食宜忌等方面进行分类归纳，以阐明"五脏法象"规律，从而为临床诊治，提供了指导原则。

在《内经》中，于《素问·五运行大论》中，提出了一个"寒暑燥湿风火，在人合之奈何？其于万物，何以生化"的问题。即五运六气的变化对人的影响和与万物生化的关系。因"人以天地之气生，四时之法成"，及"人与天地相参也，与日月相应也"，故人体五脏与天地间万物有着密切的联系，即"五脏法象规律"。对此，《素问·五运行大论》有如《阴阳应象大论》类似的记载："帝曰：寒暑燥湿风火，在人合之奈何？其于万物何以生化？岐伯曰：东方生风，风生木，木生酸，酸生肝，肝生筋，筋生心。其在天为玄，在人为道，在地为化。化生五味，道生智，玄生神，化生气。神在天为风，在地为木，在体为筋，在气为柔，在脏为肝。其性为喧，其德为和，其用为动，其色为苍，其化为荣，其虫毛，其政为散，其令宣发，其变摧拉，其眚为陨，其味为酸，其志为怒。怒伤肝，悲胜怒，风伤肝，燥胜风，酸伤筋，辛胜酸。南方生热，热生火，火生苦，苦生心，心生血，血生脾。其在天为热，在地为火，在体为脉，在气为息，在脏为心。其性为暑，其德为显，其用为燥，其色为赤，其化为茂，其虫羽，其政为明，其令郁蒸，其变炎烁，其眚燔焫，其味为苦，其志为喜。喜伤心，恐胜喜，热伤气，寒胜热，苦伤气，咸胜苦。中央生湿，湿生土，土生甘，甘生脾，脾生肉，肉生肺。其在天为湿，在地为土，在体为肉，在气为充，在脏为脾。其性静兼，其德为濡，其用为化，其色为黄，其化为盈，其虫倮，其政为谧，其令云雨，其变动注，其眚淫溃，其味为甘，其志为思。思伤脾，怒胜思，湿伤肉，风胜湿；甘伤脾，酸胜甘。西方生燥，燥生金，金生辛，辛生肺，肺生皮毛，皮毛生肾。其在天为燥，在地为金，在体为皮毛，在气为成，在脏为肺。其性为凉，其德为清，其用为固，其色为白，其化为敛，其虫介，其政为劲，其令雾露，其变肃杀，其眚苍落，其味为辛，其志为忧。忧伤肺，喜胜忧，热伤皮毛，寒胜热，辛伤皮毛，苦胜辛。北方生寒，寒生水，水生咸，咸生肾，肾生骨髓，髓生肝。其在天为寒，在地为水，在体为骨，在气为坚，在脏为肾。其性为凛，其德为寒，其用为藏，其色为黑，其化为肃，其虫鳞，其政为静，其令霰雪，其变凝冽，其眚冰雹，其味为咸，其志为恐。恐伤肾，思胜恐，寒伤血，燥胜寒，咸伤血，甘胜咸。"故"五气更立，各有所先，非其位则邪，当其位则正"；"气相得则微，不相得则甚"。

### 5. 五脏传移规律

根据《素问·标本病传论》及《灵枢·病传》的论述，病的传移是先传其所胜之脏，即五脏之相克为传的"五脏传移规律"。病先发于某脏或某腑，必传于相胜之脏腑，若几日不愈，必于某时刻死亡。如《素问·标本病传论》有"病传者，心病先心痛，一日而咳，三日胁支痛，五日闭塞不通，身痛体重。三日不已，死，冬夜半，夏日中；肺病咳喘，三日胁支满痛，一日身重体痛，五日而胀，十日不已，死，冬日入，夏日出；肝病头眩，胁支满，三日体重身痛，五日而胀，三日腰脊少腹痛、胫痠，三日不已，死，冬日入，夏早食；脾病身痛体重，一日而胀，二日少腹腰脊痛，胫痠，三日背膂筋痛，小便闭，十日不已，死，冬人定，夏晏食"；肾病少腹腰脊痛，胻痠，三日背膂筋痛，小便闭，三日腹胀，三日两胁支痛，三日不已，死，冬大晨，夏晏食"，及胃病、膀胱病传变和预后的记载。而《灵枢·病传》有"大气入脏"，"病先发于心，一日而之肺，三日而之肝，五日而之脾，三日不已死，冬夜半，夏日中"；"病先发于肺，三日而之肝，一日而之脾，五日而之胃，十日不已死，冬日入，夏日出"；"病先发于肝，三日而之脾，五日而之胃，三日而之肾，三日不已死，冬日入，夏早食"；"病先发于脾，一日而之胃，二日而之肾，三日而之膂膀胱，十日不已死，冬人定，夏晏食"；"病先发于胃，五日而之肾，三日而之膂膀胱，五日而上之心，二日不已死，冬夜半，夏日昳"；"病先发于肾，三日而之膂膀胱，三日而上之心，三日而之小肠，三日不已死，冬大晨，夏晏晡"；"病先发于膀胱，五日而之肾，一日而之小肠，一日而之心，二日不已死。冬鸡鸣，夏下晡。诸病以次相传，如是者皆有死期，不可刺也；间一脏及二、三、四脏者，乃可刺也"的论述。由此可知，大凡疾病的传变，是一条五行配五脏相克胜的规律，如《素问·标本病传论》"心病先心痛"条，意谓心病先发心痛，过一日病传心火所胜的肺金而发咳嗽；再过三日病传于肺金所胜的肝木而胁肋胀痛；再过五日病传于肝木所胜的脾土而大便闭塞不通、身体疼痛沉重；再过三日不愈病传于脾土所胜的肾水而致肾气衰微，就要死亡。因冬属水，而冬夜半阴寒，其水尤胜，惟水克火，故心痛病冬死于夜半。夏属火，而夏之日中炎极，其火尤胜，今心火已绝，火不能持，故复死于日中。

《素问·平人气象论》云："平人之常气禀于胃，胃者平人之常气也，人无胃气曰逆，逆者死。"又云："人以水谷为本，故人绝水谷则死，脉无胃气亦死。所谓无胃气者，但得真脏脉不得胃气也。"《素问·阴阳别论》云:"所谓阴者,真脏也。见则为败,败必死也。"盖因"五脏者,皆禀气于胃,胃者五脏之本也;脏气者,不能自至于手太阴,必因于胃气,乃至于手太阴也。故五脏各以其时,自为而至于手太阴也。故邪气胜者,精气衰也;故病甚者,胃气不能与之俱至于手太阴,故真脏之气独见,独见者,病胜脏也。"故《素问·玉机真脏论》有云:"见真脏曰死。"真脏,又名真脏脉,即无胃气之脉。若五脏各自出现真脏脉,逢克其之时日则死。盖因天干配属五行:则甲乙为肝木,丙丁为心火,戊己为湿土,庚辛为肺金,壬癸为肾水。若真脏脉见,迂其相克时日,则易死亡。故《素问·平人气象论》有"肝见庚辛死,心见壬癸死,脾见甲乙死,肺见丙丁死,肾见戊己死,是谓真脏见皆死"的记载。该篇尚载有"脉得四时之顺,曰病无他;脉反四时及不间脏曰难已"的记载。意谓脉四时相应为顺,即使患病,亦无危险;若脉与四时相反,及不间脏而传变的病,为难愈的。对此,张介宾注云:"间脏者,传其所生也。如肝不传脾而传心,心不传肺而传脾,其气相生,虽病亦微。"不间脏,指相克而传,如心病传肺,肺病传肝,肝病传脾,脾病传肾或肾病传心等,故曰难已。人的生老病死及疾病的传变时间,不但受五脏传移规律,即五行生克规律的影响,同时受"脏气法时规律"及"阴阳应象规律"的影响。如《素问·脏气法时论》云:"病在肝,愈于夏;夏不愈,甚于秋;秋不死,持于冬,起于春,禁当风。肝病者,愈在丙丁;丙丁不愈,加于庚辛;庚辛不死,持于壬癸,起于甲乙。肝病者,平旦慧,下晡甚,夜半静。肝欲散,急食辛以散之,用辛补之,酸写之。病在心,愈在长夏;长夏不愈,甚于冬;冬不死,持于春,起于夏,禁温食热衣。心病者,愈在戊己;戊己不愈,加于壬癸;壬癸不死,持于甲乙,起于丙丁。心病者,日中慧,夜半甚,平旦静。心欲耎，急食咸以耎之，用咸补之，甘写之。病在脾，愈在秋；秋不愈，甚于春；春不死，持于夏，起于长夏，禁温食饱食，湿地濡衣。脾病者，愈在庚辛；庚辛不愈，加于甲乙；甲乙不死，持于丙丁，起于戊己。脾病者，日昳慧，日出甚，下晡静。脾欲缓，急食甘以缓之，用苦泻之，甘补之。病在肺，愈于冬；冬不愈，甚于夏；夏不死，持于长夏，起于秋。禁寒饮食寒衣。肺病者，愈在壬癸；壬癸不愈，加于丙丁；丙丁不死，持于戊己，起于庚辛。肺病者，下晡慧，日中甚，夜半静。肺欲收，急食酸以收之，用酸补之，辛泻之。病在肾，愈在春；春不愈，甚于长夏；长夏不死，持于秋，起于冬，禁犯焠𤑔热食，温炙衣。肾病者，愈在甲乙；甲乙不愈，甚于戊己；戊己不死，持于庚辛，起于壬癸。肾病者，夜半慧，四季甚，下晡静。肾欲坚，急食苦以坚之，用苦补之，咸泻之。"在"干支精微"一节中，讲到了地支的方位五行配属法，即寅卯东方木，巳午南方火，申酉西方金，亥子北方水，辰、未、戌、丑中央土。故平旦、日出，乃木旺于寅卯之时；日中，乃火旺于午时；晡，乃金旺于申酉之时，下晡，即晡的后半时，相当于酉时；夜半，即水旺于子时；日昳，即未时，为脾旺之时。故五脏有制，不但受五运季节气的影响，尚受昼夜节律的影响。以肝病为例释之：因肝脏在五行中属木，木生火，夏天属火，故当愈于夏天；夏天不愈而到了秋天，因秋属金，金克木，故秋天病稍加重；秋天不死，冬天病情相对稳定，因冬属水，水生木的原因；因春属木，到了明年春天，万木争荣病就会好转。肝属木，风属木，风动则易耗肝阴，故当避风。同因，肝病患者，当痊愈于丙丁火日；甚于庚辛金日；相持于壬癸水日；好转于甲乙木日。同理，肝病患者，平旦卯时属木应肝，神志清爽；傍晚酉时属金，金克木则病情较重；夜半子时属水，水生木，故半夜病人安静。因肝喜条达恶抑郁，又因辛味属金，功于发散，金克木，故宜用辛味药来发散之；因肝木喜辛散恶酸收，故以辛为补，以酸为泻。此即"五行者，金、木、水、火、木也，更贵更贱，以知死生，以决成败，而定五脏之气，间甚之时，死生之期也"，"合人形以法四时五行而治"之理。

### 6. 五脏逆传规律

《素问·玉机真脏论》云："五脏受气于其所生，传之于其所胜，气舍于其所生，死于其所不胜。病之且死，必先传行至其所不胜，病乃死。此言气之逆行也，故死。""受气于其所生"，即受病气于己之所生之脏；"传之于其所胜"，是以相克之次序相传。说明了疾病的传变规律，是根据五行生克来推论疾病的传变次序，预测疾病的转归。因受五行生克规律影响，五脏相连，外内环转，太过不及均病，若回而不能，失其旋转之机，则神机化灭而死亡。基于上述规律，五脏疾病的传变，是"受气于其所生"之脏，"传于其所胜"之脏，病气留舍于生我之脏，死于我所不胜之脏。当病到将要死的时候，必先传行于相克之脏，病者乃死。这是病气的逆传，故称为"五脏逆传规律"。如该云："肝受气于心，（五脏受气于所生，肝属木，心属火，木生火），传之于脾（传之于其所胜，脾属土，木克土），气舍于肾（气舍于其所生，肾属水，水生木），至肺而死（死于其所不胜，肺属金，金克木）；心受气于脾，传之于肺，气舍于肝，至肾而死；脾受气于肺，传之于肾，气舍于心，至肝而死；肺受气于肾，传之于肝，气舍于脾，至心而死；肾受气于肝，传之于心，气舍于脾，至脾而死，此皆逆死也。"

四季因受气候的影响，人之平脉当为春弦、夏洪、秋浮、冬沉的变化。因春季虽然阳气已升，但寒气未尽，气有约束之象，故脉稍弦；夏天阳气隆盛，脉气来势盛而去势衰，故脉洪；秋天阳气欲减，脉象来势洪盛已减，轻而如毛，故脉稍浮；冬天阳气潜藏，脉气来势沉而搏指。"四时之序，逆从之变异"，如春脉当弦，因肝属木，肺属金，而春见肺脉为金克木，见其不胜之脏之脉，故称"逆四时"。对此《素问·玉机真脏论》有"所谓逆四时者，春得肺脉，夏得肾脉，秋得心脉，冬得脾脉，其至皆悬绝沉涩者，命曰逆四时；未有脏形，于春夏而脉沉涩，秋冬而脉浮大，名曰逆四时也"的记载。此乃受五脏逆传规律的影响，造成脉象的异常。

　　《素问·刺热》云："肝热病者，小便先黄，腹痛多卧，身热。热争则狂言及惊，胁满痛，手足躁，不得安卧。庚辛甚（庚辛日属金，金克木，故甚），甲乙大汗（甲乙日属木，为肝旺之日，故胜邪，可大汗而热退）。气逆则庚辛死（邪热淫盛，又遇庚辛金所不胜之日，故死）。刺足厥阴少阳，其逆则头痛员员，脉引冲头也。心热病者，先不乐，数日乃热。热争则卒心痛，烦闷善呕，头痛面赤，无汗。壬癸甚，丙丁大汗，气逆则壬癸死，刺手少阴太阳。脾热病者，先头重、颊痛、烦心、颜青、欲呕、身热。热争则腰痛，不可用俯仰，腹满泄，两颔痛。甲乙甚，戊己大汗；气逆则甲乙死，刺足太阴阳明。肺热病者，先淅然厥起毫毛，恶风寒，舌上黄身热。热争则喘咳，痛走胸膺背，不得大息，头痛不堪，汗出而寒。丙丁甚，庚辛大汗。气逆则丙丁死。刺手太阴阳明，出血如大豆，立已。肾热病者，先腰痛胻酸，苦渴数饮身热。热争则项痛而强，胻寒且酸，足下热，不欲言。其逆则项痛员员淡淡然。戊己甚，壬癸大汗。气逆则戊己死。刺足少阴太阳。诸汗者，至其所胜日汗出也（五脏各自当旺之日，正胜邪却，病可汗出而愈）。"表述了五脏热病的早期症状及邪正相争时的情况，继而表述了根据五脏生克规律推断其预后及转归。大凡受五脏逆传规律影响，即遇到其相克之日则病情加重，若气机逆乱，遇相克之日则死亡，遇其当旺之日而有望病愈。

《素问·气厥论》云："黄帝问曰：五脏六腑，寒热相移者何？岐伯曰：肾移寒于脾，痈肿，少气。脾移寒于肝，痈肿，筋挛。肝移寒于心，狂，隔中。心移寒于肺，肺消。肺消者，饮一溲二，死不治。肺移寒于肾，为涌水。涌水者，按腹不坚，水气客于大肠，疾行则鸣濯濯，如囊裹浆，水之病也。脾移热于肝，则为惊衄。肝移热于心，则死。心移热于肺，传为鬲消。肺移热于肾，传为柔痓。肾移热于脾，传为虚，肠澼死，不可治。胞移热于膀胱，则癃，溺血。膀胱移热于小肠，鬲肠不便，上为口糜。小肠移热于大肠，为虙瘕，为沉。大肠移热于胃，善食而瘦人，谓之食亦。胃移热于胆，亦曰食亦。胆移热于脑，则辛頞鼻渊。鼻渊者，浊涕下不止也，传为衄蔑瞑目。故得之气厥也。""相移"，互相转移、传变。张介宾解云："相移者，以此病而移于彼也。"上文表述了脏腑之气逆而不顺，因寒热相移演变成种种疾病，所以篇名"气厥论"。如文中"脾移寒于肝""肾移寒于脾""脾移热于肝""肾移热于脾"均为反克，其传变规律，是受五行乘侮关系形成了"五脏逆传规律"。相乘相侮为破坏了脏腑间相互协调统一关系的异常表现。乘侮，是以其太过而相乘或相侮。"乘"，为相克之有余，而加重危害被克者，即某一行对其"所胜"的过度克制；"侮"，是被克者有余，而反侮其克者，即是一行对其"所不胜"的反克。故《素问·五运行大论》有"气有余，则制己所胜，而侮所不胜；其不及，则已所不胜侮而乘之，已所胜轻而侮之。"的论述。

## 六、太极思维与病机四论

《素问·阴阳应象大论》云："善诊者，察色按脉，先别阴阳。""善用针者，从阴引阳，从阳引阴，以右治左，以左治右。""审其阴阳，以别柔刚，阳病治阴，阴病治阳"；《素问·阴阳别论》之"脉有阴阳，知阳者知阴，知阴者知阳"；及宋·朱肱"阳根于阴，阴本于阳，无阴则阳无以生，无阳则阴无以长"；明·张景岳"善补阳者，必阴中求阳"；"善补阴者，必阳中求阴"等论述，表述的是中医临床的辨证施治大法。笔者临证而倡太极思维方法，并通过中医临床实践，建立了内伤病病机四轮体系——老年、退行性疾病的虚损论，功能失调性疾病的枢机论，器质性病变的气化论，有形痼疾的痰瘀论。

内伤病，是指除外感病邪及外伤、虫兽伤害、毒害等对人体造成的意外伤害以外，他如情欲所伤、饮食失节、起居失常、劳逸失调等，造成脏腑、经络、五体、官窍、神志等功能失常或器质损伤的疾病，均属内伤疾病。其中，大部分属慢性疑难顽疾。疑难顽疾，是指现代医学目前尚未认识其病因病机，且无根本治疗方法；或是对病因病机有一定认识，但临床无理想根治方法的疾病。且此类疾病随着社会的发展，人们生活饮食规律的改变，逐渐呈上升趋势。

《素问·至真要大论》称："审查病机，无失气宜"，"调气之方，必别阴阳"，乃医者"工巧神圣"之为。明·张介宾云："病机，为入道之门，为跬步之法。""机者，要也，变也，病变所由出也。"《素问·至真要大论》虽有"病机十九条"之详论，然仅为举例而已，不能概括一切病机。《素问·生气通天论》云："阴平阳秘，精神乃治；阴阳离决，精气乃绝。"《素问·阴阳应象大论》云："阴在内，阳之守也；阳在外，阴之使也。"故笔者根据《内经》阴阳的对立制约、互根为用、消长转化等规律，在临证中，注重阴阳调和、阴平阳秘的作用，以景岳之"善补阳者，必于阴中求阳，则阳得阴助而生化无穷；善补阴者，必于阳中求阴，则阴得阳升而泉源不竭"之论为纲要，概括为临床疾病辨证论治的精微理论大法，实是相应于阴阳互化互根的太极理论。正是在太极思维方法的指引下，结合中国象数医学基本原理，运用医学系统方法，经大量的临床实践，而概括性地提出了内伤性顽固性疑难疾病病机"四论"体系，从而成为笔者解释慢性、顽固性疑难病证和各科杂证的病因病机理论体系的纲领。

### 1. 老年、退行性疾病的虚损论

人类的生命活动过程是一种连续发展的不可逆过程，自然界存在春、夏、长夏、秋、冬变化，万物有生、长、壮、老、已的始终，显示了一个由量变到质变的过程，量变的大小决定质变的程度，他们之间的关系与年龄时间成正比，一旦机体组织结构和功能状态出现异常或退化，表现为量变与质变的比例失调而成虚损，是老年退行性疾病的病因、病机所在，亦与太极理论极为相合。

人体健康的标准是"形与神俱"，然却随着人年龄的变迁，则显示出一个由量变到质变的过程。对此，《灵枢·天年》有云："人生十岁，五脏始实，血气已通，气在下，故好走；二十岁，血气始盛，肌肉方长，故好趋；三十岁，五脏大定，肌肉坚固，血脉盛满，故好步；四十岁，五脏六腑十二经脉，皆大盛以平定，腠理始疏，荣华颓落，发颇斑白，平盛不摇，故好坐；五十岁，肝气始衰，肝叶始薄，胆汁始减，目始不明；六十岁，心气始衰，若忧悲，血气懈惰，故好卧；七十岁，脾气虚，皮肤枯；八十岁，肺气衰，魄离，故言善误；九十岁，肾气焦，四脏经络空虚；百岁，五脏皆虚，神气皆去，形骸独居而终矣。"此段文字言简意赅生动形象地说明了生命活动呈抛物线过程，亦即中医学"形神统一的生命观"思想。虽说心主血；肺主气；肝藏血；脾统血，且与胃同为后天之本，气血生化之源，但肾藏精，精为气血生成之本，又为人体生长发育的根本，故有"先天之本""水火之宅"之谓。从而形成以肾元为核心的脏腑系统太极模式，即肾与心相火君火，同气相求；肺与肾之金水相滋；肾与肝之水足肝柔；肾与脾之火旺土健的人体脏腑的系统网。故而肾元虚衰是"肾气焦，四脏经络空虚"的主要因素。对此，后世医家多有论述。《中藏经》有"肾气绝，则不尽其天命而死也"的记述；清·梁文科《集验良方》有"寿命修短，全系精、气、神之盈亏"的记载；此即明·张介宾"五脏之伤，穷必归肾"之谓也。《素问·上古天真论》云："帝曰：人年老而无子者，材力尽耶？将天数然也？岐伯曰：女子七岁肾气盛，齿更发长；二七而天癸至，任脉通，太冲脉盛，月事以时下，故有子；三七肾气平均，故真牙生而长极；四七筋骨坚，发长极，身体盛壮；五七阳明脉衰，面始焦，发始堕；六七三阳脉衰于上，面皆焦，发始白；七七任脉虚，太冲脉衰少，天癸竭，地道不通，故形坏而无子也。丈夫八岁肾气实，发长齿更；二八肾气盛，天癸至，精气溢泻，阴阳和，故能有子；三八肾气平均，筋骨劲强，故真牙生而长极；四八筋骨隆盛，肌肉满壮；五八肾气衰，发堕齿槁；六八阳气衰竭于上，面焦，发鬓颁白；七八肝气衰，筋不能动，天癸竭，精少，肾脏衰，形体皆极；八八则齿发去。肾者主水，受五脏六腑之精而藏之，故五脏盛，乃能写。今五脏皆衰，筋骨解堕，天癸尽矣，故发鬓白，身体重，行步不正，而无子耳。""材力"，精力也。意谓肾气盛时，精力充沛；肾气衰时，则精力不足。"天数"，即天赋之限数。系指生命的自然发展的规律。"肾气"，是由父母之精气结合而成，具有生长发育的作用。"天癸"，王冰注云："男女有阴阳之质不同，天癸则指血之形亦异，阴精海满而去血，阳动应和而泄精，故能有子。"张景岳注云："天癸者，天一之阴气耳，气化为水，因名天癸，其在人身是谓元阴，亦即元气。"

故肾气充则有子，人老肾气衰，天癸竭而无子。鉴于此，老年、退行性疾病是以肾中精气、元阴元阳亏虚为根本，渐及心肝脾肺等脏腑，使脏腑功能失常，因而笔者提出了治疗老年、退行性疾病的目的，关键在于"益元"，填补精髓，补益气血，调补阴阳，从而促进病人机能旺盛，加强或提高机体调控能力，改善全身机能状态而却病延年。从而创立了临床应用广泛且行之有效的"益元"系列方剂：益元方①、九子填精方②、益元荣髓方③、益元愈喘方④、益元止嗽方⑤、益元健脾方⑥、益元荣督方⑦、益元荣骨方⑧、益元调冲方⑨、益元濡脉方⑩、益元养神方⑪、荣肝方⑫、益元消渴方⑬、益元通痹方⑭、益元荣胚方⑮等。

**2. 功能失调性疾病的枢机论**

根据系统论观点，人体是由多级阶梯结构的系统所组成的巨系统，内外环境始终是在不断地变化着，机体据此在脏腑经络系统的统一调控下，把有关组织按一定方式组成一个系统，并按一定规律进行应变活动，使机体的生理状态维持在一个适度范围。人体正常生理状态下的功能活动，即气的功能活动，亦即气的运动，它包括了升、降、出、入四种基本运动形式。在人体各脏腑功能正常的情况下，升降出入的气机运动就会正常有序，当全身气机的升降出入有序进行时，各脏腑、组织、器官、体液、神志的功能就会正常。从六经言，少阴、少阳皆为枢机。《素问·阴阳离合论》云："太阳为开，阳明为合，少阳为枢；太阴为开，厥阴为合，少阴为枢。"太阳主表，是敷布阳气卫于外，故为开；阳明主里。受纳阳气以援内脏，故为合；少阳居于半表半里之间，转枢内外，故为三阳之枢。太阳之开，阳明之合，全赖少阳之枢。故足太阳膀胱得此枢而水道通调，手太阳小肠得此枢而食物变化，能通能变谓之开。足阳明胃得此枢而阳气含纳，手阳明大肠得此枢而阳气收藏，能纳能收谓之合。因太阴施布阴气以灌四周，故为开；厥阴受纳阴气以归于内，故为合；手足少阴为心肾，心藏神，肾藏精，精与神合则交泰，离则两伤，故少阴为性命之枢。太阴脾之运化和升散水谷之精微及肺之宣发卫气、布敷水精、宣降呼吸之气等"开"的功能，厥阴肝藏血淫筋潜阳及心包护心藏神容血等"合"的功能，全赖少阴心肾之枢。故足太阴脾得此枢而运化精微以升于上，手太阴肺得此枢而水精四布以降于下，能升能降谓之开。足厥阴肝得此枢而阴血赖以藏，手厥阴心包络得此枢阴血赖以生，能藏能生谓之合。故开者所以司动静之基，合者所以执禁固之权，枢者所以主转动之微。

阴阳互根，阴阳之根同于肾。肾中元阳，又称命门之火，且为少阳相火之源，故少阳之根出于肾，《灵枢·本输》有"少阳属肾"之说。元阳闭藏即是少阴，元阳活动即是少阳。一静一动，一体一用，体之枢在少阴，用之枢在少阳。元阳为全身动力的根源，《难经》称元阳"为五脏六腑之本，十二经脉之根，呼吸之门，三焦之源"。《慎斋遗书》认为："枢机有二，一者两肾中间一阳藏处，命门是也"，为"人身之枢也"。

人体开阖、升降、出入之枢，不动在少阴，动在少阳，故《内经》云："凡十一脏取决于胆也"，"胆者，中正之官，决断出焉"，"少阳内联三阴，外出二阳，为入病之门户，出病之道路。"少阳在足为胆，脏腑活动均听从胆的决断；在手为三焦，三焦分属胸腹，是水谷出入的道路，其经脉布膻中，散络于心包，总司人的气化活动，三焦主少阳相火，导引命门原气和胃气分布周身；上焦心肺一气一血，赖宗气之敷布；下焦肝肾一泄一藏，赖元气之蒸腾；中焦脾胃一升一降，赖中气之转输。故《难经》称三焦为"原气之别使，主持诸气"，为"水谷之道路，气之所始终。"《中藏经》称："三焦者，人之三元之气也，三焦通则内外左右上下皆通也，其于周身灌体，和内调外，营左养右，导上宣下，莫大于此。"因胆司决断，三焦通达，关键是阳动。故《慎斋遗书》云："少阴肾，天一所生，为三阴初入之处。少阴者，阴之枢也。由少阴而入，则为厥阴；由厥阴而进，则为太阴。太阴，阴之至也。阴极而阳生，阳之初生而始发，则从胆，胆为转阴至阳之地，为少阳，是阳之枢也，由少阳而阳明，由阳明而太阳，太阳为阳之极，而又转入于阴，则少阴少阳，乃阴阳初入之枢，枢者如门户之枢也。阴必从阳，故三阴之出入，亦在少阳，阴之不利，由阳之不利，所以阴以阳为主也。"故而，当七情六淫或其他病理因素导致气的升降出入运动受阻或影响脏腑、器官气的升降出入时，即产生了功能失调性疾病，但功能性疾病不是一成不变的，日久不愈，亦会导致脏腑组织器官因功能失常而引发气化不利，使精血津液代谢失常，而出现器质性改变。若枢机不利，必导致人体开阖、升降、出入之机失司。故清·唐容川有"少阳转枢不利，清气遏而不升，浊气逆而不降"之论。故病在少阳枢机，则多为功能失常性疾病。若失治，由阳入阴，少阴枢机不利，日久即会导致精血津液的气化失司，停聚或代谢失常而形成器质性病变。气的运动称气机，升降出入是气的功能表现，是机体量变运动。气的运动变化功能称气化，是通过气的作用，而使物质不断产生新的代谢，使一物质变成他物质以及随之而来的能量转换过程，是质变运动。气化为气机提供了动力和物质基础，而气机为气化提供了通路和途径，两者缺一不可。

可见"枢机论"与"气化论"不能截然分开，两者互相影响，在病机上，仅以有无阳性体征为分则。在治疗上亦应视病情而论，确定是否加以调气化之剂，以截病经。现代医学中，所谓的人体神经功能异常，或部分内分泌代谢功能失调导致的慢性功能性顽疾，多属于枢机失常致病。临床中，笔者强

调应用柴胡剂加减应用，以调枢机，广验于临床。1994 年有
《少阳之宗》一书出版。并创立了加味小柴胡方⑯、理气调枢
方⑰等系列方剂，用之临床。尚有为气机郁滞兼证所设之方：
气滞兼血瘀证者：郁滞于头部之调枢理窍汤⑱，郁滞于胸部之
逍遥活血汤⑲，郁滞于心胸之逍遥丹归饮⑳，郁滞于乳之解郁
散结方㉑，郁滞于脘腹之理气九香汤㉒，郁滞于小腹之乌核化
瘀汤㉓等；气滞兼痰湿停聚者，治疗气肿之柴胡五苓汤㉔，治
疗痰气凝结所致瘰疬痰核瘿瘤囊肿等肿物之柴藻温胆汤㉕等效
方用于临床。

### 3. 器质性病变的气化论

《素问·六微旨大论》云："物之生从于化，物之极由乎
变，变化之相传，成败之所由也。"说明气化功能对人体生理
及生命活动的重要性。气的运动变化，称气化。自然界是一个
运动不息的世界，广义的气化，指自然界所有事物的运动和变
化。人体就是一个小宇宙，人体一切生理病理活动就是狭义的
气化，也就是人体气化，包括生长壮老已全过程。《素问·六
微旨大论》云："出入废，则神机化灭；升降息，则气立孤
危。故非出入，则无以生、长、壮、老、已，非升降，则无以
生、长、化、收、藏。"说明了有生命活动就有气化运动，气
化停止了，生命也就消亡了。人体气化，包罗了人体所有的物
质和生命活动的全过程。最重要的气化过程有：生长发育全过
程、水液吸收和代谢全过程、食物的消化、吸收及代谢全过
程、呼吸之气代谢过程、血液生成循环过程、精髓生化过程、
神志活动过程等，尚有诸如毛发皮肤代谢等等，还有形形色色
的病理过程，如：发热、疼痛、谵语、郑声、发痉等所有具有
活体标志的病理征象，均属气化反应。均属于人体的气化功能
表现。现仅以水液吸收代谢过程为例，对人体气化做一说明。

《素问·上古天真论》云："肾者主水，受五脏六腑之精

而藏之。"《素问·逆调论》云："肾者水脏，主津液。"说明
了肾中精气的气化功能，对于体内津液的输布和排泄、维持体
内津液代谢起着重要的调节作用。《素问·经脉别论》云：
"饮入于胃，游溢精气，上输于脾，脾气散精，上归于肺，通
调水道，下输膀胱，水精四布，五经并行。合于四时，五脏阴
阳，揆度以为常也。"此段经文说明了在正常的生理情况下，
津液的气化，是通过胃的摄入，脾的运化和转输，肺的宣散和
肃降，肾的蒸腾气化，以三焦为通道，输布至全身；经过气化
后的津液，则化为汗液、尿液和浊气排出体外。而肾中精气的
蒸腾气化。实际上是主宰着整个津液气化的全过程。因肺、脾
等内脏对津液的气化功能，均赖于肾中元阳的蒸腾气化功能。
水分清浊，清者上升，浊者下降。清中有浊，浊中有清。说明
了水液气化是一个复杂的生理过程。涉及多个脏腑的一系列生
理功能。反映了水液气化全过程中，构成了一个气化功能系
统，人体寓有一个有条不紊的水液气化构造。脾"为胃行其
津液"。表述的是脾胃通过经脉一方面将津液"以灌四旁"和
全身；另一方面将津液上输于肺，此即脾的散精功能。同时，
小肠的泌别清浊的功能，与尿液的量有极为密切的关系。《素
问·灵兰秘典论》云："小肠者，受盛之官，化物出焉。"盖
因小肠居胃之下，受盛胃中水谷而分清浊，水液由此而渗入
前，糟粕由此而归于后，脾气化而上升，小肠化而下降，故曰
"化物出焉"。由此可见，小肠的泌别清浊的功能是脾胃升降
功能的具体表现。故此，饮入于胃，在中焦脾胃及小肠的作用
下，将水中之清上输上焦达肺，水中之浊通过下焦而达肾。此
即"中焦如沤""中焦主化"之意。清中有清，清中有浊。肺
主宣发和肃降，具有调节腠理、司开阖之功。在肺主气、司宣
发的作用下，将清中之清（水中精微物质）外达肌表，"熏
肤、充身、泽毛，若雾露之溉"，即"上焦如雾""上焦主纳"

之意。而残废的水液或为浊气呼出体外，或化为汗液通过"玄府"排出体外。而清中之浊者，又在肺主肃降，通过三焦的通道而达肾，故又有"肺为水之上源"之说。浊中有清，浊中有浊。通过三焦通道归肾之水，在肾阳的蒸腾气化作用下，将浊中之清通过三焦的通路，重新上输于肺，而浊中之浊，在肾的气化作用下，下输膀胱。《素问·灵兰秘典论》云："膀胱者，州都之官，津液藏焉，气化则能出焉。"说明了膀胱的贮尿和排尿功能又全赖肾的气化功能，所谓膀胱的气化，实际上是隶属于肾的蒸腾气化。下焦残废的水液排出体外亦全赖于此，此即"下焦如渎""下焦主出"之意。《素问·灵兰秘典论》云："三焦者，决渎之官，水道出焉。"决，疏通之意；渎，即沟渠之形，决渎即通调水道。鉴于三焦在经络属少阳，内联三阴，外联二阳，具有沟通水道，运行水液的作用，是水液升降出入的径路。且全身水液是由肺、脾胃和肠，肾和膀胱等许多脏腑的协调作用下完成的。其特点必须以三焦为通道，才能正常的升降出入。《灵枢·营卫生气》的"上焦如雾""中焦如沤""下焦如渎"则概括了三焦是"脏腑之外，躯体之内，包罗诸脏，一腔之大府也"。故三焦气化功能在水液气化过程中起重要的协调作用。

　　鉴于"肾主水液"主要是指肾中精气的蒸腾气化功能。它主宰着整个水液运行的气化活动。而三焦又主持诸气，总司全身的气机和气化，即三焦是气化的场所，又是气升降出入的通道。元气是人体的最根本之气，又根于肾。通过三焦而充沛于全身，故《难经·三十一难》有"三焦者，气之所终也"。《难经·三十八难》有"原气之别焉。主持诸气"。《难经·六十六难》有"三焦者，原气之别使也。主通行三气（宗气、营气、卫气）经历五脏六腑"之说。故而，整个水液气化过程，是以"肾主水液"为核心，以三焦气化为内容构成一个太极的开阖、升降、出入系统。如果气化运动停止，那么生化之机就会熄灭。诸如生长壮老已全过程、食物的消化、吸收及代谢全过程、呼吸之气代谢过程、血液生成循环过程、精髓生化过程、神志活动过程等所有气化过程，均以肾中精气的气化作用为原动力，以五脏六腑气化活动为基础，以三焦为场所和通路，生生不息，环环相扣的不停地进行着，维持着生命的运行。如果某一环节出现障碍，就会引起生命活动的异常，久而久之将危及生命。所谓器质性病变，是指体表能够看到、触到人体组织器官明显异常，或运用西医辨病方法，经检查和各种辅助检查，可检出异常变化的疾病。此类疾病多在人体"退行性"和"枢机不利"的基础上，由于功能失常，气化失司，病理产物储积而导致的人体实质性病理损害。如：气化功能失常既能影响气、血、津、液的新陈代谢，又能影响到饮食物的消化吸收，影响到汗液、尿液和粪便的排泄而形成各种代谢异常，造成心、肝、脾、肺、肾等器官的本质性损害，从而导致现代医学之高血脂、高血黏、高血压、高尿酸、高血糖等疾病，继而引起血栓形成及出血性心脑血管病；再如：肾炎、结石、肝炎、肝硬化、胃炎等等一切有形有征的，或借助现代检查手段而有病理变化的疾病均属器质性疾病。

笔者每以补泻相寓、升降相宜调节气化。举凡桂枝汤化裁治疗诸多气化不及病证，宗《素问·至真要大论》"五味阴阳之用"，及《素问·脏气法时》五味应用之要，可知方中桂枝味辛发散，白芍味酸收敛，二者相反相成，共为主药。且桂枝味辛，与甘草乃辛甘化阳之伍；芍药味酸，与甘草乃酸甘化阴之伍；生姜、大枣二药，具酸、甘、辛之味，有和营卫之功。故诸药同用，以通阳化气之功而广验于临床。如用"苓桂术甘汤"治疗现代医学之心包积液；用"桂枝加龙牡汤"治疗心律失常，亦以通阳化气之功而取效；又如应用"医话阳和饮"或"金匮肾气丸"调治支气管炎、肺气肿等咳喘疾患，方中温阳宣发之品与生津滋阴之品相伍，既可温阳化气，又可防止伤阴太过；他如"浅谈水液代谢的系统观及临床思维方法""桂枝茯苓丸治疗石淋及肾积水证""柴苓汤在肾病中的应用"等文，均阐明桂枝之"通阳化气"、苓术等淡味药"涌泄为阳"之意。并创立了通阳化气之化气通脉方㉖，温阳化气之附子五苓方㉗、银杏五苓方㉘、阳和解凝方㉙等，广用于临床。

### 4. 有形痼疾的痰瘀论

有形痼疾多指在体表能够看到、触到或通过现代仪器（如 X 线、B 超、CT、MRI 等）能够检查到的有形疾病。如现代医学之各种肿瘤、卵巢囊肿、前列腺肥大、脑动脉硬化、脑血栓、脑溢血、心肌梗死、肺结核、淋巴结肿大类疾病，乳腺增生、妇科炎块、硬皮病、脑外伤后遗症等病，既有因"痰"而致者，又有因"瘀"而致者，临床中把握病机及痰、瘀的侧重，对症治疗尚可获效。笔者认为，因痰致病者多由枢机失调、气化不利而痰浊停滞演化而来，对此，清·汪必昌《医阶辨证》有"痰，精液所生也；饮，水饮所化也。留之为病多端，凡病不可名目者，痰饮病也"的论述。同时，又可因"痰"的形成导致功能失调、退行性病变的开始。因瘀致病者多由阴阳虚衰、气机郁滞、血寒、血热等引起，常以虚损为主要临床表现和病理基础，故又可造成某些退行性疾病。同时临床中又有痰瘀互结而为病，明·朱震亨《丹溪心法·痰》云："痰挟瘀血，遂成窠囊。"反映出病因病机的丝丝相扣的太极模式。如《金匮要略》中的"鳖甲煎丸"，具扶正祛邪、软坚消痰、理气活血之效，其应用极为广泛。尝用于多种原因引起的肝脾肿大、子宫肌瘤、卵巢囊肿及腹腔其他肿瘤。其作用机理正如《金匮要略论注》所云："药用鳖甲煎者，鳖甲入肝，除邪养正，合煅灶灰所浸酒去瘕故以为君；小柴胡汤、桂枝汤、大承气汤为三阳主药，故以为臣；但甘草嫌其柔缓而减药力，枳实破气而直下，故去之；外加干姜、阿胶，助人参、白芍养正为佐；瘕必假血依痰，故以四虫、桃仁合半夏消血化痰；凡积必由气结，气利而积消，故以乌扇、葶苈子利肺气；合石韦、瞿麦消气热而化气散结；血因邪聚而热，故以牡丹、紫葳而去其血中伏火，膈中实热为使。"

笔者临证喜用桂枝茯苓丸，方中桂、芍一阳一阴，茯苓、牡丹皮一气一血，桂枝温阳化气，苓丹祛湿清热，共调其寒温，扶其正气；桃仁破血以去病所，芍药统血养正，虽药少方简而实蕴太极大道！再如血府逐瘀汤，方由活血化瘀之桃红四物汤、调枢达郁之四逆散合桔梗、牛膝而成，此乃气血并治、升降相因之法。方中桃红芎芍活血，当归、生地黄养血，故血去而不伤血；柴胡、枳壳疏肝理气，气行则血行；牛膝引血下行，桔梗引药上楫，诸药因太极模式而抒于一机，俨然一体，故笔者对妇科、肺系、心系及肾系疾病，凡因气化失司、痰瘀结滞之证，多选用此二方加减用之。临证并创立了天竺方㉚、慈莲方㉛、活瘀通脉方㉜、益元阳和汤㉝、加味鳖甲煎㉞、牛黄定瘛散㉟、十味定痫散㊱、加味封囟散㊲等，广施于临床。如哮喘一证，古今医籍论证颇多，处方甚广，治法各异，验诸临床，属肾阳虚弱，肾精不足，痰涎壅滞者，必藉以真火以煦和，真水以濡养。同时佐以化痰逐饮，平喘止咳之品。前人有"久病及肾""标在肺、本在肾"之说，虽云"脾为生痰之源，肺为贮痰之器"，然肾司蒸化开阖，固藏摄纳，实属于首位，加味阳和饮㊳用于上证者，每收卓功。药由熟地黄、炙麻黄、制附子、怀山药、山萸肉、白芥子、人参、鹿茸、肉桂、赤茯苓、菟丝子、胡桃肉组成。肾居于下而属水，主藏精，又主纳气，肺为司气之官，肾为生气之源，故气出于肺而本于肾，若肾水不足，则虚火上扰，气逆则上冲于肺而作喘，肾中真阳不足，则真火不能生土，土衰则无以生金，故肺脾肾三脏俱有连带作用。但仍寓有肾元为核心的太极辩证思维。阳和饮由阳和汤、右归饮加减组成，方中熟地黄益肾添精，大补阴血，俾化气有源，摄纳有机，任为主药。"诸角皆凉，惟鹿独温"，鹿茸"禀纯阳之质，含生发之机"，乃血肉有情之品，生精补髓，养血助阳，有阴阳双补之能；附子峻补下焦元阳，具助阳化气之功；肉桂补火助阳，备引火归元之效。三药为辅则补肾益元之功倍。菟丝子禀气中和，平补足之三阴，山萸肉涩温质润，补益肝肾；核桃肉甘润温涩，补益肺肾，三药既可补阳又可滋阴，为阴阳双补，阴中求阳之品。人参补益脾肺，茯苓健脾和中，以杜生痰之源；麻黄宣肺平喘，白芥子豁痰化饮，则标症可疗，共为佐使药。于是，主、辅、佐、使朗然，俾饮中之阳得温，散失之真阳得收，肾充，肺肃，脾健，痰除，则哮喘可痊。尚有益元平喘方㊴、益元定喘方㊵等行之有效的方剂用于临床。

如脑性瘫痪，包括先天性脑发育异常，出血性、瘀血性、外伤性脑病等，即人体的"形"与"神"俱损。其中包括脑组织程度不同损伤而致之瘫痪、痴呆、失语、失明等顽症、重症。对此诸症，西医药爱莫能助。脑为髓之海，诸髓者，皆属于脑，头者精明之府，且五脏六腑之精皆上注于目而为之精。说明脑实体"形"的损伤，必将导致人体"神"的异常。即精神意识、思维、语言、视力等"精""明"活动的异常。这提示，要想恢复这些活动，必须填精以生髓，髓生而脑神得以充濡，而方能恢复其功能。而肾为"精之处"，肾藏一身之元气。又外伤头部，必将导致出血，离经之血一旦不得消散，必成瘀血，日久痰瘀交阻而病成难症、顽症，故拟"益元活血汤"以益元补虚、祛瘀散结。方由鹿角胶、肉桂、土鳖虫、胆星、桃仁、红花、川芎、当归、熟地黄、赤芍、柴胡、桔梗、牛膝、枳壳组成。"益元"则精气填,髓海充,神气得复。咸甘而温之鹿角乃督脉化生,熬胶乃寓阳于阴之中,以和阳补阴,故以大补肾元之鹿角胶一味当之;并辅以肉桂,温肾元而培补命门真阳。"活血"则瘀血得散,窍得以清,元神得足,故选血府逐瘀汤(桃仁、红花、川芎、当归、熟地黄、赤芍、柴胡、桔梗、牛膝、枳壳)加土鳖虫助之,使瘀血得以消散。加胆星化痰开窍,以解痰蔽之弊。诸药合用,具有"益元荣神,活血逐瘀,豁痰开窍"之效。"头者清阳之府",合以头针既可促使瘀散脉通,又可畅行清阳之气,使浊阴得降,清阳得升,针药合用,既可调元固本,又可祛痰除标,标本兼顾,以期获良效。

四论并非各树一帜而割整成零,之间常可互相影响,互为因果。枢机不利,不仅脏腑功能失常,日久还可导致气化异常,脏腑器官出现器质性改变;气化失司,功能和物质的转换和再生不利,日久会出现精气血津的亏虚而导致虚损;因气机不利,气滞血瘀,津停湿聚,气化失司,津血痰湿留聚,日久痰瘀结聚均可内成痼疾;气化失司则气机不利,五脏虚损则气机不畅,气化无力,痰瘀阻滞,则气机气化受阻,其中蕴含着丝丝相扣,环环相接,相互消长转化的太极思维模式。然病机四论仅为临床诊病提供思辨纲领,不可拘泥。

**附方:**

①益元方:熟地黄,鹿角胶,龟甲胶,菟丝子,枸杞子,山茱萸,山药,怀牛膝,川断,寄生,杜仲,补骨脂,白术,红参,玄驹,首乌,红景天,仙灵脾。

主治:肾元亏虚,精气不足诸证。根据阴虚、阳虚、精虚、气虚的偏重,选加相应的药物。

②九子填精方：菟丝子，枸杞子，沙苑子，女贞子，芦巴子，韭菜子，车前子，覆盆子，桑椹子，鹿角胶，龟甲胶，山萸肉。

主治：肾精亏虚所致之髓虚脑晕、髓虚目眩、髓虚耳鸣、髓虚骨痛、髓虚神怯及男科肾虚精少精弱、阳痿早泄，妇科肾虚经少经闭，精虚胚弱等证，常与益元方或益元荣冲方合用；治疗胚胎发育不良时，与益元荣子方合用。

③益元荣髓方：熟地黄，鹿茸，龟甲胶，山茱萸，山药，肉桂，柏子仁，核桃仁，补骨脂，韭菜子，当归，首乌，枸杞子，肉苁蓉，益智仁，炙甘草。

主治：用于肾元亏虚之五软、五迟、解颅、老年痴呆等髓海未充或髓海虚损证。

④益元愈喘方：熟地黄，鹿角片，肉桂，紫河车，白芥子，炙麻黄，仙茅，仙灵脾，炮姜，制附子，菟丝子，茯苓，山药，泽泻，山茱萸，枸杞子，红参，地龙，白果，芦根，五味子，桑白皮，炙麻黄，补骨脂，巴戟天，罗勒，白果仁，炙甘草。

主治：用于肾阳不足之寒喘证。以遇寒冷多发喘咳，或冬季发病，面色不红，身体不热或四肢或局部凉冷喜热等为主证。

⑤益元止嗽方：菟丝子，枸杞子，山茱萸，山药，熟地黄，补骨脂，白术，红参，玄驹，鹿角胶，仙灵脾，黄芪，炙紫菀，炙冬花，炙杷叶，地龙，炙百部，补骨脂，川贝，甘草。

主治：用于肾元亏虚，肾不纳气之咳喘症。

⑥益元健脾方：菟丝子，枸杞子，山药，熟地黄，山茱萸，补骨脂，党参，白术，茯苓，莲子肉，鹿角片，薏苡仁，白豆蔻，枳壳，玄驹，焦四仙，内金，绞股蓝，车前子。

主治：用于脾肾两虚所致的胃肠功能紊乱证、泄泻及食欲不振、消化不良证。

⑦益元荣督方：熟地黄，制附子，肉桂，麻黄，炮姜，仙茅，仙灵脾，鹿角片，毛姜，鹿含草，川断，寄生，杜仲，当归，鸡血藤，千斤拔，龟甲，五加皮，玄驹。

主治：肾阳虚弱，督脉失荣所导致的颈、腰椎病及手足肢体神经压迫症、疼痛等。以面色不红，身体不热或四肢或局部凉冷喜热等为主证。

⑧益元荣骨方：熟地黄，菟丝子，枸杞子，山茱萸，怀牛膝，川断，寄生，杜仲，补骨脂，毛姜，狗脊，龟甲胶，鹿角胶，丹参，土鳖虫，地龙，仙灵脾，鸡血藤，玄驹，当归，女贞子，鹿含草，五加皮，仙灵脾，炙甘草。

主治：肾元亏虚导致的骨质疏松、骨质增生所引起的颈肩腰腿关节痛。

⑨益元调冲方：鹿茸，人参，仙灵脾，仙茅，巴戟天，肉桂，罗勒，当归，熟地黄，白芍，女贞子，车前子，菟丝子，枸杞子，山茱萸，山药，熟地黄，杜仲，怀牛，川断，寄生，海马，土鳖虫，益母草，龟甲胶，鹿角胶。

主治：肾元亏虚冲任失调所导致的闭经、月经延后、功能性子宫出血，以及排卵障碍等证的基础治疗方。

⑩益元濡脉方：红参，百合，黄精，天麦冬，月见子，绞股蓝，菟丝子，枸杞子，山茱萸，山药，熟地黄，白果仁，焦山楂，丹参，阿胶，三七，当归，龟甲胶，女贞子，旱莲草，柏子仁，水蛭，地龙，地骨皮，炙甘草。

主治：用于治疗肾元亏虚心脉失养之动脉硬化性心脑血管病的基础方。

⑪益元养神方：菟丝子，枸杞子，山茱萸，山药，熟地黄，怀牛膝，桂枝，白芍，炒枣仁，柏子仁，节菖蒲，远志，

女贞子，旱莲草，龙骨，牡蛎，绞股蓝，合欢皮，珍珠粉，桑椹子，女贞子，百合，首乌，炙甘草。

主治：用于治疗肾元亏虚心神失养之失眠多梦心烦等证的基础方。

⑫荣肝方：玄驹，全虫，龟甲，鳖甲，五谷虫，诃子，乌梅，焦山楂，五味子，猪苓，茯苓，泽泻，白术，枸杞子，野葡萄藤，三白草，石上柏，垂盆草，云芝，赤灵芝，忍冬芝，水牛角，藤梨根，郁金，姜黄，甘草。

主治：用于治疗急慢性乙肝的基础方，根据阴阳寒湿热、在气在血、积块大小质地的不同等证，选加相应的药物。

⑬益元消渴方：人参，生地黄，五味子，女贞子，山萸肉，花粉，山药，元参，麦冬，虎杖，葛根，知母，石斛，黄精，玉竹，地骨皮，苍术，石榴根皮，香铃子，牡丹皮，地龙，水蛭，玉米须，绞股蓝，田苋菜，鸭跖草。

主治：用于糖尿病治疗之基础方。

⑭益元通痹方：熟地黄，肉桂，鹿角胶，白芥子，麻黄，玄驹，当归，地龙，乌梢蛇，川断，寄生，杜仲，穿山龙，豨莶草，猫爪草，透骨草，伸筋草，鹿含草，桂枝，白芍，络石藤，鸡血藤，毛姜，仙灵脾，炙甘草。

主治：用于肾阳不足、寒湿不化之寒湿痹证，骨刺，鹤膝风等骨节肿胀、僵硬不和、疼痛难忍等证。

⑮益元荣胚方：熟地黄，菟丝子，枸杞子，山茱萸，山药，川断，寄生，杜仲，补骨脂，党参，白术，芥穗，炒黄芩，覆盆子，桑椹子，女贞子，芡实，金樱子，制龟甲，制鳖甲，玄驹，炙甘草。

主治：肾元亏虚，胚胎发育不良所导致的流产、滑胎证的基础方。

⑯加味小柴胡方：柴胡，黄芩，姜半夏，人参，川楝子，

枳壳，木香，土鳖虫，鳖甲，姜黄，郁金，白芍，当归，生地黄，川芎，桃仁，红花，丹参，炙甘草。

主治：气滞血瘀之胁肋疼痛。

⑰理气调枢方：柴胡，枳壳，白芍，香附，佛手，木香，郁金，玫瑰，香橼，丹参，姜黄，九香虫，桔梗，醋大黄，甘草。

主治：胸胁脘腹 + – 气滞胀满证。

⑱调枢理窍汤：柴胡，枳实，川牛膝，桔梗，菊花，川芎，丹参，水牛角，牡荆子，土鳖虫，水蛭，全虫，牡丹皮，山萸肉，当归，夏枯草，香附，白芷，藁本，桃仁，红花，甘草。

主治：用于气滞血瘀之头痛。

⑲逍遥活血汤：柴胡，香附，郁金，瓜蒌，厚朴，川楝子，延胡索，玫瑰花，凌霄花，桃仁，红花，檀香，土鳖虫，地龙，三七，牡丹皮，赤芍，甘草。

主治：气血瘀滞于胸部所致之胸闷不畅，胁肋疼痛等证。

⑳逍遥丹归饮：柴胡，香附，郁金，瓜蒌，厚朴，当归，丹参，川芎，三七，檀香，土鳖虫，水蛭，红参，没药，龙血竭，泽兰，红景天，甘草。

主治：用于气血郁滞于心胸之胸闷不畅，心痛时作诸证。

㉑解郁散结方：柴胡，枳实，香附，川楝子，乌药，瓜蒌，橘核，荔枝核，当归，熟地黄，川芎，桃仁，红花，王不留行，路路通，土鳖虫，水蛭，蛴螬，九香虫，穿山甲，三七，花粉，郁金，丝瓜络，穿破石，夏枯草，八月札，甘草。

主治：用于气血郁滞于乳络之乳房胀痛或刺痛，乳房肿块诸证。

㉒理气九香汤：木香，香附，香橼，降香，檀香，公丁香，九香虫，玫瑰花，白芷，酒大黄，砂仁，白及，炒莱菔

子，云苓，白术，三七，牡丹皮，白芍，石斛，甘草，生姜，大枣。

主治：用于气血郁滞于胃脘之胃脘胀痛，或刺痛，或见嗳气等证。

㉓乌核化瘀汤：乌药，荔枝核，橘核，桃仁，香附，醋大黄，八月札，九节茶，毛慈菇，穿破石，蚤休，穿山甲，醋制鳖甲，土鳖虫，水蛭，鼠妇，蛴螬，王不留行，路路通，当归，熟地黄，红花，冬瓜仁，花粉，益母草，川牛膝，甘草。

主治：用于气血郁滞于小腹之癥瘕肿块诸证。

㉔柴胡五苓汤：柴胡，云苓，白术，猪苓，泽泻，桂枝，香附，木香，枳壳，厚朴，生薏苡仁，草果，陈皮，制半夏，制甘草，生姜，大枣。

主治：用于气滞兼痰湿停聚之气肿证。

㉕柴藻温胆汤：柴胡，黄芩，姜半夏，红参，陈皮，云苓，枳壳，胆南星，竹茹，海藻，昆布，海浮石，桔梗，生薏仁，三棱，莪术，九香虫，牡丹皮，赤芍，桃仁，红花，玫瑰花，凌霄花，醋大黄。

主治：用于痰气凝结所致瘰疬痰核瘿瘤囊肿等肿物。

㉖化气通脉方：桂枝，茯苓，牡丹皮，赤芍，桃仁，红花，益母草，丹参，王不留行，路路通，泽兰，土鳖虫，水蛭，地龙，当归，熟地黄，山甲，鳖甲，蛴螬，鼠妇，海马，荔枝核，香附，柴胡，酒大黄，炙甘草。

主治：用于肾气不化所致的下焦瘀血证：小腹痛、子宫肌瘤、卵巢囊肿、盆腔炎块、子宫内膜异位症等或全身微循环不良所导致的水肿瘀血证。

㉗附子五苓方：制附子，桂枝，茯苓，白术，泽泻，猪苓，仙灵脾，人参，黄芪，黄精，赤灵芝，麦冬，白果仁，车前子，菟丝子，鹿角霜，五味子，甘草。

主治：用于阳气不化，痰湿内留之胸闷、心慌、脉结代之证。

㉘银杏五苓方：白果仁，银杏叶，月见子，月见草，云苓，白术，猪苓，泽泻，桂枝，绞股蓝，车前子，诃子，乌梅，苍术，生薏苡仁，荷叶，醋大黄，仙灵脾，土鳖虫，水蛭，地龙，丹参，焦山楂，甘草。

主治：用于阳气不化，痰湿内聚之肥胖证。

㉙阳和解凝方：熟地黄，肉桂，白芥子，麻黄，炮姜，鹿角霜，生薏苡仁，云苓，猪苓，炮蹄甲，陈皮，山慈菇，海浮石，丝瓜络，八月札，九节茶，土鳖虫，水蛭，昆布，泽泻，地锦草。

主治：用于阳气不化，痰湿内留之囊性肿块。

㉚天竺方：天竺黄，节菖蒲，远志，龙骨，牡蛎，竹茹，天麻，水牛角，炒枣仁，柏子仁，胆南星，珍珠，钩藤，磁石，琥珀，莲心，蜈蚣，蝉蜕，六畜甲，茯神，柴胡，郁金，白芍，甘草。

主治：为治疗痰浊扰神所致的头昏脑涨，失眠多梦，或神识混乱、精神异常，或癫痫、肢体搐搦、震颤等证的基础方。

㉛慈莲方：山慈菇，半支莲，山甲，花粉，瓜蒌，当归，鹿角霜，大贝母，柴胡，川楝子，桃仁，红花，泽泻，香附，王不留行，路路通，生麦芽，橘叶。

主治：为治疗乳腺病或全身其他部位各类肿物的基础方。

㉜活瘀通脉方：桃仁，红花，当归，赤芍，熟地黄，土鳖虫，水蛭，丹参，地龙，川芎。

主治：为治疗各部血瘀证的基础方。

㉝益元阳和汤：菟丝子，熟地黄，枸杞子，山茱萸，山药，怀牛膝，川断，寄生，杜仲，补骨脂，白术，红参，玄驹，鹿角胶，龟甲胶，熟地黄，肉桂，鹿角胶，白芥子，麻

黄，仙灵脾，鸡血藤，苏木，白芍，秦艽，炙甘草。

主治：用于肾元不足之颈肩腰腿痛证。

㉞加味鳖甲煎：制鳖甲，柴胡，姜半夏，人参，黄芩，干姜，大黄，芒硝，厚朴，桂枝，芍药，葶苈子，射干，石苇，瞿麦，牡丹皮，凌霄花，鼠妇，䗪虫，干蟾皮，露蜂房，蛴螬，桃仁，当归，阿胶，赤灵芝，茯苓，炒白术，白花蛇舌草，半枝莲，半边莲，炙甘草。

主治：用于枢机不利、营卫失和、气化失司、痰瘀结聚之癥瘕积聚，尚可用于多种原因引起之肝脾肿大、子宫肌瘤、卵巢囊肿、乳腺增设及腹腔其他肿瘤。

㉟牛黄定瘛散：牛黄 0.3g，麝香 0.3g，镜砂 1.5g，天竺黄 6g，蝉蜕 6g，大黄 3g，甘草 3g，共研细末，分成 9 包，每次 1 包，每日 3 次。

主治：用于瘛疭、搐搦而见痰、热、风、惊四候者，多用于现代医学所指之小舞蹈病。

㊱十味定痫散：节菖蒲 10g，蜈蚣 6 条，镜砂 3g，黄连 10g，瓜蒌仁 30g，赭石 30g，胆南星 15g，白矾 10g，竹沥 10g，制半夏 10g，共为细末，每次 10g，每日 2 次，小儿酌减。

主治：用于风痰气逆，蒙蔽神明而致癫痫者。

㊲加味封囟散：柏子仁 120g，天南星、防风、羌活、白芷各 30g，共为细末，每用 60g，用猪胆汁调匀，按颅裂部位摊敷，并以纱布包扎，干则予以淡醋，或润以乳汁，一日一换。

主治：用于小儿胎禀不足，肾气亏损，髓海失养所致之解颅，即现代医学之小儿脑积水证。

㊳加味阳和饮：熟地黄，鹿茸，怀山药，山萸肉，制附子，肉桂，补骨脂，白参，茯苓，菟丝子，胡桃肉，五味子，

白果仁，海浮石，炙麻黄，白芥子，炙甘草。

主治：用于肺肾阳虚，痰浊壅滞之咳喘病。

㊴益元平喘方：熟地黄，鹿角胶，紫河车，制附子，肉桂，白芥子，麻黄，细辛，菟丝子，枸杞子，芦巴子，车前子，仙灵脾，巴戟天，补骨脂，龙骨，牡蛎，白果仁，炒苏子，炒莱菔子，大贝母，葶苈子，炙紫菀，炙冬花，炙百部，杏仁，炙甘草。

主治：用于肾元亏虚、偏于肾阳不足，寒痰不化之喘咳证。

㊵益元定喘方：菟丝子，枸杞子，山萸肉，山药，龟甲胶，紫河车，怀牛膝，补骨脂，仙灵脾，仙茅，白果仁，月见子，地龙，杏仁，瓜蒌仁，炙麻黄，沙参，麦冬，元参，炙紫菀，炙冬花，马兜铃，川贝母，炙甘草。

主治：用于肾元亏虚、偏于阴精不足、气道失养之喘咳证。


# 第四章　象数医学发微


## 一、运气学说渊源及其在《内经》中的地位

五运六气学说，属中医学理论体系的一部分，在中国医学史上有着悠久历史。运气学说将医学、物候学、气象学、天文学、地理学等知识融为一体，从而形成了我国古代医学气象学、时辰治疗学。其文字记载首见于《内经》，并有洋洋七篇大论（《天元纪大论》《五运行大论》《六微旨大论》《气交变大论》《五常政大论》《六元正纪大论》《至真要大论》）。就其内容而论，横跨专业之界河，纵横于不同领域，涉猎医学、

天文、地理、气象等自然科学的许多学科，乃集百家之长，汇千古之思，集大成于《内经》中。

兹就运气学说渊源，以及其在《内经》中的地位，谈一下粗浅认识。

**1. 五运六气学说的渊源**

五运六气学说，是在阴阳五行学说的基础上发展而来的。五运借用五行的五个名词（金、木、水、火、土）来代表，六气借用三阴三阳的六个名词（厥阴、少阴、太阴、少阳、阳明、太阳）来代表。但是它的理论内容和使用方法，则与阴阳五行学说完全不同。其一，阴阳五行学说是古代医家采用阴阳五行家的学说加以发展而来的，而运气学说是医家在"天人相应"思想的指导下，自己创造出来、专供医学上使用的学说。其二，医家采用阴阳五行学说来解释医学上的各种问题，而运气学说产生则是医家企图在疾病的外在因素上，探求疾病的发生规律，以预见未来疾病的发生。

运气学说的发生和发展，像整部《内经》一样，由阴阳五行这一理论体系连贯起来，是一门系统的专门学问，故若谈及运气的渊源，将涉及以下两个问题。

（1）阴阳五行学说的由来：阴阳学说和五行学说，最初是两派独立的学说，称为阴阳家和五行家。这两派最初只是对宇宙的一般认识，到了邹衍手中，这两派才联合成为一个有系统的理论体系。这个时期，正是"诸子百家"学派林立、群星灿烂的春秋战国时期。著名的学派有孔丘、孟轲、荀况的儒家，墨翟的墨家，老子、庄周的道家，韩非的法家，惠施、公孙龙的名家和邹衍的阴阳家，加上农家、纵横家、杂家，称为九流，再加上小说家，即为十家。当时学说纷纭，思想活跃，即使班固《汉书·艺文志》收录名家著作 189 种，也未能囊括这个时期的全部著作。战国时期是中国古代哲学思想百家争鸣的时代，然诸家思想大都未能给医学以帮助，唯有阴阳五行这一理论体系和道家的一些思想曾使当时的医学向前迈进了一大步。

邹衍，战国时期齐国临淄人，生存年代据梁启超《先秦学术年表》考证是公元前 340 年至公元前 260 年，与宋钘、尹文一样是当时齐国"稷下学宫"76 名流之一。《史记·孟子荀卿列传》云："邹衍……深观阴阳消息……称引天地剖判以来，五德转移。"这就是阴阳五行学说的起源。在春秋末期，阴阳理论首先被医学采用，到了战国时期，阴阳五行学说发展为一体，即被医学全部采用，从而形成了医学上的理论体系。《史记·扁鹊仓公列传》中列举了扁鹊的 3 例病案，只讲阴阳而不谈五行。仓公是汉文帝时人（公元前 2 世纪上半叶），《史记》列举了仓公的 26 例病案，则阴阳五行皆谈。说明医家采用阴阳五行学说是战国时期的事。而《内经》主要部分亦著于战国时期。

（2）五运六气学说形成的年代：运气学说既然是古代医学家引申阴阳五行学说而创造出来的，那么，它形成于何时，这个问题还需从《内经》的著作年代来分析。

《内经》这一名称，最早见于《汉书·艺文志》，乃东汉班固以西汉末年刘歆所撰《七略》作为蓝本编成。说明在公元前 1 世纪，已有《内经》这一名称。《内经》命名时代较迟，但不是说《内经》著作很晚。据《史记扁鹊仓公列传》记载，仓公在高后八年（公元前 180 年）拜见其老师阳庆，阳庆传给仓公一批医书（计 10 种：《黄帝扁鹊之脉书》《上经》《下经》《五色诊》《奇咳术》《揆度》《阴阳外变》《药论》《石神》《接阴阳禁书》），其许多内容包括在现在的《内经》中，只不过仓公时代不用《内经》这一名称罢了。

《内经》一书，包括《素问》《灵枢》两部分。

宋代邵雍、司马光、程颢，明代方孝孺、胡应麟，清代魏荔彤、崔述等人认为，《素问》是战国时代的作品。现在看来他们讲的只能说是《素问》的前期作品。《素问》八十一篇，在唐朝王冰作注时，就已散佚了第七十二篇《刺法论》和第七十三篇《本病论》，实存七十九篇，而这七十九篇中，内容不一，重复的地方亦很多。如《素问·六节藏象论》与《灵枢·官针》里，都有"不知年之所加，气之盛衰，虚实之所起，不可以为工矣"一句出现。如《素问》中第六十六至七十四篇运气七篇（第七十二和七十三篇除外）大论，宋·林亿等《新校正》认为，这七篇文字较长，文体也与其他各篇不同，且内容也不同，怀疑这七篇不是《素问》的原文，而是《阴阳大论》里的文章，但目前是不易考证的。但从与《内经》有密切关系的古代医著《难经》《针灸甲乙经》《黄帝内经太素》中均没有用此七篇中的语句可证明，这部分内容不是《素问》的原文，而是后来加进去的。由此可见，此书不是成于一人之手，也不是成于一个时代。

据龙伯坚考证，《素问》中的著作应当分为三部分。

第一部分，《素问》的前期作品。这一部分除了《六节藏象论》第一段，上述《天元纪大论》以下七篇，以及个别的后代作品外，全部包括在内。其中记载的治疗病案，其病理、诊断及治疗与《素问》中内容类似，但比《素问》要简朴得多，而且只谈阴阳，不谈五行。所以推测这一部分《素问》作品，当是扁鹊时代以后的作品。"仓公传"所载仓公治疗的26例病案中，有12例使用汤液，而且他的老师传给他的10部医书中也有《药论》一书，可见药物治疗法在仓公时代已占有相当重要的位置，而《素问》同《灵枢》一样，全书中占主导地位的治疗方法是针灸疗法。由此可以断定，这一时期的《素问》作品，当是仓公以前的作品。应为扁鹊以后，仓公以前，即在战国时期。

这一部分《素问》内容，有讲阴阳五行的，有不讲阴阳五行的，由于阴阳五行学说是由邹衍发展完备的，所以这部分《素问》中，不讲阴阳五行的部分约是公元前4世纪的作品，讲阴阳五行的部分应是邹衍晚年或邹衍以后的公元前3世纪中期或后期的作品。

而且《素问》的前期作品中，还杂有某些西汉时期的作品，或是对《素问》修订的内容。如第四十九篇《脉解》，有"正月太阳寅，寅，太阳也"的条文。在秦代和汉代初用的是颛项历，颛项历是以亥月为正月的。到了汉武帝太初元年（公元前104年）颁布太初历以后，才用寅月为正月。足证是汉武帝太初元年以后的作品。

第二部分，《素问》的后期作品。只包括《素问·六节藏象论》的第一段，和上述《天元纪大论》以下七篇大论。其著作可从几个方面来考证：其一，《易纬通卦验》（为《易纬》八种之五，《宋史·艺文志》作二卷，上卷言稽应之理，下卷言卦气之征验）卷下里讲的二十四气的天时民病，正和这一部分《素问》的理论体系相似，但没有《素问》详尽。所以这一部分《素问》内容，是受《易纬通卦验》的影响而发展起来的。纬书为依托经义，言符箓瑞应之书，有《易纬》《书纬》《诗纬》《礼纬》《乐纬》《春秋纬》《孝经纬》七种，谓之"七纬"，言孔子所作，实起于西汉之末，又有河洛图谶并传。东汉中兴之帝光武，好谶纬，故盛于东汉，至南朝宋大明中始禁图谶，北魏孝文帝太和九年诏禁图谶秘纬，隋文帝开皇十三年严禁私家隐藏纬候图谶，隋炀帝复遣使四处搜焚其书，故纬书至唐代皆失，唯《易纬》独存。由此可见，谶纬的起源虽早，但直至在西汉之末东汉之初兴才盛起来。在南北朝、隋朝，医家绝不会在遭禁的情况下采用纬书作理论，王冰距隋代很近，也不会把近人著作编入《素问》中，所以这一部分《素问》当是东汉时期的作品（公元 2 世纪）。其二，第七十四篇《至真要大论》讲到药物的上、中、下三品，皆是西汉末年《神农本草经》产生以后的内容，又讲到药物的君、臣、佐、使，比《神农本草经》更晚了一步，也证明这部分是东汉时期的作品。其三，古代纪年采用"岁星纪年法""干支纪年法"（即"甲子纪年法"）是在东汉章帝元和二年（公元 85年）颁布"四分历"以后才正式使用的。而运气七篇大论则采用了干支纪年，足证《素问》这一部分内容当是东汉时期的作品。其四，七篇大论不像战国时期的文体，也不像隋以后的文体。

第三部分，《素问》中的个别后代作品。如第八篇《灵兰秘典论》有"胆者中正之官……膀胱者州都之官"的条文，因"中正""州都"是魏以后才有的官名，而且 3 世纪皇甫谧《针灸甲乙经》也没有采用《灵兰秘典》的内容，可见这一篇是公元 3 世纪以后的作品。

《灵枢》和《素问》一样，不是成于一人之手，也不是成于一个时代，它的篇章也有早晚之分。据龙伯坚考证，《灵枢》早期的部分是战国时代的作品，晚期的部分是汉朝的作品。最早的著作年代约是公元前 3 世纪，最晚著作年代约是公元 1 世纪。

**2. 运气学说在《内经》中的地位**

运气学说源于阴阳五行学说，所以在《内经》的早期作品中，也已涉及运气的内容。就《素问》而言，第一篇《上古天真论》就有"法于阴阳，和于术数"，以及"法则天地，象似日月，辨列星辰，逆从阴阳，分别四时"的养生之论。第二篇《四气调神大论》，主要讲春、夏、秋、冬四时气序变化规律和人应如何顺时养生，"春夏养阳，秋冬养阴"一论，就是在该篇中讲到的。第三至七篇，亦都谈及阴阳与运气的关系。第三篇《生气通天论》首"自古通天者，生之本，本于阴阳"，就是运气学说源于阴阳学说的见证。第五篇《阴阳应象大论》云："治不法天之纪，不用地之理，则灾害至矣。"则充分说明了"不知运气而为医，欲其无害则鲜矣"。

《素问》论及运气的篇数约占三分之二，且《素问》中的后期著作，则是运气的专篇。至东汉时期，五运六气学说已发展成为一个较完整的理论体系，这时的医家据"天地大化，运行之节，临御之纪，阴阳之政，寒暑之令"推断、预见疾病的发生和发展，掌握了治疗的主动权，使中医学在理论上、治疗上有了一个飞跃。

同时，在《内经》中还引用了不少古代医书，《内经》前期的作品引用古医书17种（《五色》《脉变》《揆度》《奇恒》《九针》《针经》《热论》《刺法》《下经》《本病》《阴阳》《阴阳十二官相使》《上经》《金匮》《脉经》《从容》《形法》），后期作品引用古医书4种（《太始天元册》《脉法》《大要》《脉要》），从引用古医书的条文看，《上经》《太始天元册》《大要》等书，多是谈及运气的，这说明在《内经》的整个成书过程中，有一些著作是关于运气的。

运气学说在《内经》中占有很重要的位置，说明这一学说源远流长，若避而不谈或贬低运气学说去谈《内经》的重要性，则是令人费解的。

## 二、从天子卦阴阳变化规律谈阴阳平衡论

"一阴一阳之谓道"，意味着"法则"，是方法论。阴阳学说是几千年来，我国劳动人民用以解释自然、社会等某些事物和现象的说理工具，它在天文、地理、律历、医学、哲学等各方面所起的巨大作用，早已得到历史的认可。但在近三十年的

时间里，中医界某些学者将《内经》中解释人体生理的"阴平阳秘"规律，误解成阴阳平衡，并提出"阴阳平衡论"，有的教材还以图式来解释"阴阳平衡论"——阴阳两条不同色线，低于水平线的为虚，高于水平线的为实，齐于水平线的为阴阳平衡。这就不难误导人们对阴阳学说的认识，认为人体阴阳在质量上是平衡对等的。"阴阳平衡论"，虽也认为阴阳有消长、转化的规律，但却认为消长转化后，阴阳仍处于对等平衡状态，这就是所谓阴阳的"动态平衡"。即：阴阳平衡论认为，阴阳是在平衡（质量对等）的基础上，进行着消长转化，消长转化是暂时的，平衡是永恒。同时还认为：若阴阳平衡被打破，人体就发病，如阴或阳高出平衡水准为"盛"、低于平衡水准为"虚"。因此，其在治疗上强调平衡阴阳，认为阴阳只有多少对等，高低平衡，人体才能健康。对于阴阳的诸如此类的解释，是对阴阳学说的误解，实际上，纵观《内经》全文，从未有"阴阳平衡"一说，且阴阳的平衡也并不是常态，而是暂时的，一过性的，是消长变化中的特殊状态。而阴阳的非平衡有序稳态，才是持久的、普遍的。

本文试从数术学的角度出发，以十二壁卦（天子卦）中所揭示出的阴阳的非平衡有序稳态规律为据，试述"阴阳平衡论"的不科学性、不合理性，有不妥之处，祈同道斧正。

**1. 天子卦中阴阳非平衡有序规律**

（1）周年中阴阳的有序变化：周年有十二月，月有两节气，故年有二十四节气。十二壁卦虽只有十二种阴阳变化的状态，但在两种状态之间，却存在着无数变化中的过渡状态，每两节即有一节处于状态过渡之中。故壁卦的十二种卦象与十二月、十二节及十二辰相互对应，以说明一年中各个时期的阴阳有序变化。

《地理知本金锁秘》云："历以十二月为一周，自复而临而泰而壮而夬而乾，六阳月也；自姤而遁而否而观而剥而坤，六阴月也。"也就是说，年有十二月，自十一月（子月，卦象为复卦，五阴爻，一阳爻），到四月（巳月，卦象为纯乾，六爻皆为阳爻），为六阳月，阳者，阳气升旺之意也。自五月（午月，卦象为姤卦，五阳爻，一阴爻），至十月（亥月，卦象为纯坤，六爻皆为阴爻），为六阴月，阴者，阴气渐旺之意也。六阳月的阴阳消长转化在卦象上的变化为：十一月，在支为子，在卦为复（䷗），节气为冬至；十二月，在支为丑，在卦为临（䷒）节气为大寒；正月，在支为寅，在卦为泰（䷊），节气为立春；二月，在支为卯，在卦为大壮（䷡），节气为春分；三月，在支为辰，在卦为夬（䷪），节气为清明；四月，在支为巳，在卦为乾（䷀），节气为立夏。由此可见，子月（十一月，冬至）阳气始生，卦象表现为一阳爻生于足下，成复卦；至丑月（十二月，大寒）阳气再生，卦象足下再添一阳爻成临卦；至寅月（正月，立春）。卦象则阴爻阳爻各三，三阴在上，三阳在下，而成泰卦，此时卦爻阴阳平衡，周年中出现了第一次阴阳平衡态，但这绝非阴阳消长转化的终止和持续，而是变化中的特殊状态，是暂时的，此时阴阳交泰，生机始旺，三阳开泰而阳气再盛；卦象足下再添一阳爻，成大壮卦，此时为卯月（二月，春分）；至辰月（三月，清明），阳气隆盛，六爻中五爻为阳，而成夬卦；至巳月（四月、立夏），天上阳气最盛，六爻皆阳，而成纯乾卦。六阴月阴阳消长的卦象变化规律为：五月，在支为午，在卦为姤（䷫），节气为夏至；六月，在支为未，在卦为遁（䷠），节气为大暑；七月，在支为申，在卦为否（䷋），节气为立秋；八月，在支为酉，在卦为观（䷓），节气为秋分；九月，在支为戌，在卦为剥（䷖），节气为霜降；十月，在支为亥，在卦为纯坤（䷁），节气为立冬。由此可见，午月（五月，夏至），因阳极生阴而始有一阴爻，生于手上，成姤卦；未月（六月，大暑），阴气再生，两阴爻生于手上，成遁卦；申月（七月立秋），阴阳爻各三，周年中第二次阴阳平衡态出现了。所不同的是，与第一次相反，此时三阳在上，三阴在下，而成否卦。此时，虽阴阳平衡，但因三阳在上，三阴在下，阳本轻清上扬，阴本重浊下沉，故阴阳离而气机痞，生机愈趋低下。此种状态亦非常态，或阴阳变化的终止，而亦是一种特殊状态，这种状态一闪即逝，代之而来的，是阴气继续上升，阳气继续下降，又得观卦，此为酉月（八月，秋分之际），至戌月（九月，霜降），阴气更盛，卦象再添一阴 成剥卦；亥月（十月，立冬）阴气盛极，六爻皆阴而成坤卦。阴极转阳，故至后子月之冬至时。阳气始生，一阳爻复生于足下而再成复卦，新的一年新的循环又开始了。这正如刘完素《素问玄机原病式》中所云："冬，阳在内而阴在外，地上寒而地下暖，夏则反此者，乃真理也。假令冬至为地阴极，而生阳上升，夏至则阳在上，而阴在地中也。……如冬至子正一阳升而得其复，至于巳则阴绝而六阳备，是故得纯乾，夏至午正则一阴生而得姤，至于亥则阳复也。"可见一年中，阴阳的变化是有序的。冬至时的十一月份，天气虽寒冷，但地下阳气始生，至春分后，卦象开始向大壮卦（☳）过渡，阳气由三阴三阳的平地状态始出地表，故而枯木发芽，蛰虫复苏而出地，大地开始出现生机。至四月立夏时，则地表阳气最盛，万物地上部分的茎叶茂盛之极，郁郁葱葱；至五月份夏至时，地表虽气温炎热，但阴气已始于地下，万物茎叶始收，地下根系开始逐渐膨隆发达，籽粒开始形成，茎秆开始壮盛，随着阴气的逐渐增加，而植物的根茎、种子及质重有形的部分逐渐增加，至九月霜降后，地上阴气浓重而天气转寒，地面植物逐渐枯萎，根茎籽粒成熟，秋收之际来临，此时地上寒而地下尚存阳气，故小生物始蛰入地下，多年生植物亦将生机藏于根茎，以得地下阳气的温煦而来年再生。如此年复一年，月复一月，阳升阴降，阴升阳降，故方有四季之春、夏、秋、冬，四气之寒、热、温、凉，而万物方有生、长、化、收、藏。

据上可知，周年中阴阳的消长转化是无时不有，有序可循的。一年的总有序性为：阳六月，阳升阴降，卦象由复（䷗）而成纯乾（䷀），阴六月阴升阳降，卦象由姤（䷫）而成纯坤（䷁）。其中子、午、卯、酉（二至二分）为阴阳变化之枢；寅、巳、申、亥（四立）为阴阳变化的特殊状态。子为纯阴转阳之枢；酉为第二次平衡态下阴升阳降之枢。周年阴阳的消长转化是在四枢的作用下，由阴极而转阳，由阳极而转阴，由阴阳平衡的交泰状态而转入阳气渐盛至纯阳状态，由阴阳平衡但痞而不接的状态而转入阳衰阴盛至纯阴之状态。可见，阴阳的变化是有序的，但不是平衡的，消长转化是根本规律，而阴阳平衡则是不断变化中的特殊现象，普遍性寓于特殊性之中。

（2）周日中阴阳的有序变化：年有四季，日有四时，四季四时各相对应，故《灵枢》有"一日分四时，朝则为春，日中为夏，日入为秋，夜半为冬"的记载。四季四时各以十二分之，则四季分为十二月，四时分为十二时，每月每时恰对十二壁卦中的一个卦象而成十二种阴阳变化之状态，亦为阴阳变化的有序周期。其含义有二：一为阴阳消长转化的年有序变化；二为阴阳消长转化的日有序变化，两者是同步的。

一日中，夜半为子（23~1），子后为丑（1~3），丑后为寅（3~5），寅后为卯（5~7），卯后为辰（7~9），辰后为巳（9~11），日中为午（11~13），与子对冲，午后为未（13~15），未后为申（15~17），申后为酉（17~19），酉后为戌（19~21），戌后为亥（21~23），分别对应卦象为：子时复卦（䷗），丑时临卦（䷒），寅时为泰卦（䷊），卯时为大壮卦

（☰），辰时为夬卦（☰），巳时为纯乾（☰），午后为姤卦
（☰），未时为遁卦（☰），申时为否卦（☰），酉时为观卦
（☰），戌时为剥卦（☰），亥时为纯坤卦（☷）。

从卦象可知，夜半子时，一阳爻始生于足下，而成复卦；
丑时，阳气再生，而得两阳爻生于足下之临卦；寅时，三爻生
于足下而成泰卦。此为周日中阴阳出现的第一次平衡之象，这
种平衡现象与年有序变化中的平衡现象一样，是一过性的，而
非为永恒的持续状态；卯时，阳气渐盛，而四阳爻生于足下成
大壮卦；辰时则阳气充盛，五阳爻生而成夬卦；至巳时，六阴
尽而六阳爻具备成纯乾卦，此时本应为一日中气温最高之时，
但因"天道速，地到迟"之理，而最热之时，却在其后的第
三个时辰——未时，因同样道理，一年中最热的季节不是巳月
（四月），而是未月（七月）。阳极生阴，至日中，阳气虽隆盛
于上，但一阴已悄然始于下，成姤卦，至未时，阴气加而两爻
生于手上，而成遁卦；申时则阴爻阳爻各三，但三阴爻在下，
三阳爻在上，而成否卦，否者，痞塞不通之意也，此乃因阴本
重浊却在下，阳本轻清反在上，阴阳离而不接，生机痞而不
通，故为否。此为周日中第二次阴阳平衡态，同其他状态一
样，此状态仍非阴阳变化的持续和终止，而是变化过程之一，
平衡持续瞬间即被打破。阴气继增，至酉时，四阴爻生而成观
卦；戌时则阴气盛而五阴爻生成剥卦；至亥时，六阴具备而成
纯坤卦。此时，本应为周日中气温最低之时，但因天地运行迟
速的差异而使其推后三时，而最冷之时为丑时。同理周年中，
亥月（十月）亦非一年中最寒之月，而最寒之月为寅月（正
月）。

一日中，黑夜为阴，白昼为阳。夜半子时，阴夜沉沉，但
阳已始于地平线以下，一阳、两阳，待三阳备而成泰时，阳气
齐于地平，继而三阳开泰而夜尽昼来，一轮红日将跃出地平

线，动植物皆从睡眠状态中醒来，卯时则日出阳升，辰时，阴气渐消，雾霭消散，至巳时，阳气隆盛，阴霾消尽，周日中气温最高之时即在此时（除去天地运转之差），此时动物活跃，植物在阳光的照射下生长最快。阳极生阴，热极生寒。继之，午时虽阳光当头，但一阴气已始于下，经未至申，阴气交于地平，地上虽有三阳，但因阴在下阳在上，阴阳不能接续而阳光柔和无炽。阴气继进，阳气继退，则阳气至地平以下，阴气上升地平以上，夜幕降临，至亥时阴气最盛，夜深人静，万籁俱寂，一日中气温最低之时在此时（除去天地迟速之差）。阴极转阳，寒极生热，待子时，又开始了阳升阴降之循环的初始状态。

由此可见，周日中阴阳的消长转化亦与周年中阴阳消长转化有着同样的规律可循：从子至巳为阴降阳升，从午至亥为阴升阳降，这是不以人的意志为转移的客观规律，且一日中子、午、卯、酉四时仍为阴阳转化之枢，寅、巳、申、亥仍为阴阳消长转化的特殊状态。子仍为纯阴转阳之枢，午仍为纯阳转阴之枢，卯仍为第一次平衡态下的阳盛阴衰之枢，酉仍为第二次平衡态下的阴升阳衰之枢。且在四种特殊状态中，寅申仍为阴阳平衡之时，寅时为泰卦（䷊），申时为否卦（䷋），两次平衡状态与其他状态一样，亦是暂时的、瞬间的，代之而来的是阴阳的继续消长转化。故在周日中，阴阳的消长转化亦是循阳生阴降、阴升阳降的规律不断进行的，故方能有昼有夜，有四时（日中、日入、日出、夜半）、四气（寒、热、温、凉）。若周日中，阴阳持续处于平衡状态，则有夜无昼，有昼无夜，有热无寒，有寒无热；生物也就无法在这个星球上生存。所以，阴阳的非平衡有序稳态是自然界阴阳消长转化的正常规律，是普遍存在的，而阴阳的平衡则是特殊的、暂时的。

**2. 人体阴阳与自然阴阳的关联**

通过对十二壁卦中周年及周日阴阳变化的非平衡有序稳态

的分析得出：在自然界里，阴阳处在不断变化消长之中，正因为有了阴阳的不断变化，自然界才出现了春、夏、秋、冬四季，日出、日入、日中、夜半四时，寒、热、温、凉四气，以及生物的生、长、化、收、藏等自然现象。一年中，二分（春分、秋分）、二至（冬至、夏至）为阴阳转化之枢机；周日中，夜半、日出、日中、日入四时亦为阴阳转化之枢机；均为地支中的子、午、卯、酉四个时辰，在四枢的枢转下，周年及周日的阴阳消长的有序性为：阳始生于子，旺于卯，盛于巳；阴始生于午，旺于酉，盛于亥。从子至亥，循环往复，以至无穷。可见阴阳的消长转化，并非是在平衡的基础进行消长转化从而达到新的平衡，而是不断重复着"阳升阴降，阴升阳降"的有序变化，多少对等、高低平衡的状态，是有序变化的特殊状态，是暂时的、一过性的，而非平衡的有序稳态才是其固有状态。人体与自然界的变化有着内在的联系和同步反应，人体的阴阳变化也应顺应四时四气阴阳的变化。《素问·阴阳离合论》云："阳予之正，阴为之主；故生因春，长因夏，收因秋，藏因冬。失常则天地四塞。阴阳之变，其在人者，亦数之可数。"意思是说阳是施布温暖正气的，阴是主持万物生长机能的，所以万物的发生是因为春气的温暖，万物的滋长是因为夏气的炎热，万物的收成是因为秋气的清肃，万物的闭藏是因为冬气的寒冽，这是四时气候变化万物生、长、收、藏的规律。若失常，则天地不和，阴阳阻隔而不通。人体内阴阳的变化，也可以根据自然界的现象推知，即是人与自然界阴阳变化的关系。

（1）生命全过程阴阳变化的规律：《素问·阴阳应象大论》云："天有四时五行，以生长收藏。"《素问·生气通天论》云："五脏十二节，皆通于天气。"说明了人与自然之气是相通的，自然界有春、夏、秋、冬的季节推移以及木、火、土、金、水五行的生克变化，因之而产生了生物的生、长、化、收、藏的生长变化过程。人是自然的产物，与所有生物一样，同样具有生、长、化、收、藏即生、长、壮、老、已的生命过程。这个过程的始终与自然界的变化是息息相关的。

《内经》云："人始生，先成精，精成而脑髓生。"说明了人的形成，是以父母的生殖之精纯物质为基础的，随着肉体的娩出，生命活动便开始了。纵观人生全过程，按照其生理活动功能的不同，可将其分为五个阶段，即生、长、壮、老、已。

第一阶段，系由男女先天之精合而成形，至经母体的濡养成熟后娩出的过程，此谓之生。第二阶段，为出生后至男子四八之年，女子四七之年，此谓之长，此时可分为两期，儿童期和青春期。第三阶段，为男子五八至八八之年，女子五七至七七之年，此谓之壮。第四阶段，为男子八八、女子七七之年后此谓之老。第五阶段，生命过程终止。

从卦象看，第一阶段为坤卦（☷），为无自动生机的纯阴之体；第二阶段，为复卦（☷），至纯乾卦（☰），其中可分两期。第一期从复（☷）至临（☷）为儿童期，卦象阴爻多，阳爻少，说明人体此时生机尚低，故对外界变化的适应能力亦低，所以人在七、八岁以前，易患外感、麻疹、大头瘟等瘟疫时病；第二期卦象从泰（☷）至乾（☰）。泰卦卦爻三阴在上，三阳在下，阴性重浊向下，阳性轻清向上，三阴三阳交泰，三阳开泰而人体生机渐旺，故此时女子"肾气盛，齿更发长""天癸至，任脉通，太冲脉盛，月事以时下，故有子"。"真牙生而长极""筋骨坚，发长极，身体盛壮"；男子则"肾气实，发长齿更""肾气盛，天癸至，精气溢泻，阴阳和，故能有子"，"筋骨劲强，真牙生而长极"，"筋骨隆盛，肌肉壮满"，人体自第一阶段发育到此时，男子即四八之年，女子即四七之年，此时人体盛壮之极，生机在一生中为最盛阶段，故此时人的精力充沛，形体健壮，极少患病，此为青年期。

人体出生后，经从婴儿、儿童至青年的长的过程，使人的脏腑功能、气血津液等精微物质及形、气、神均达到了逐步完善、充沛旺盛的状态，继而进入第三阶段，即壮年阶段，卦象从姤（☰）至否（☷），此阶段人体的生机从最旺盛的顶峰开始下落，外形亦逐渐衰老，但早期即从姤（☰）至遁（☶）时，卦象阳爻仍多于阴爻，人体仍具有较强的功能，且精力尚充沛，思想坚定而具有分析能力，为年富力强的壮年期。随着壮年的延伸，则女子出现"阳明脉衰，面始焦，发始堕"至"任脉虚，太冲脉衰少，天癸竭"的五七至七七之年的衰减过程。此阶段为青年至老年的过渡时期。从卦象看，其始于生机最盛的乾卦，随着年龄的增长而生机渐降，阴升阳降，一阴爻始于手上，而成姤卦，阴爻再加成遁卦，可见阳气渐衰于上而使人"齿稿""发堕""面焦"，虽然如此，但卦象仍阴爻少而阳爻多，说明人体仍有较旺盛的生机。至否卦，则人体阴阳不接，三阴痞于下，三阳浮于上，女子则"形坏而无子"，男子则"形体皆极"。此时，由于阴痞阳浮而人体气机亦痞而不通，故人常出现眩晕、失眠、心悸、汗出、胸闷、胸痛、烦躁易怒等综合征，亦即人们常说的"更年期"，此时为"高血压""冠心病"等退行性疾患的好发期。

第四阶段，则是老年期。人体机能进一步衰退，在否卦的基础上，阳气再减，而成观卦（☴）、剥卦（☶），可见此时人体的机能是何等的衰微，故老年人易患各种疾病，并因机能低下且渐衰，而患病难医，更有甚者，一场外感即可使生命终止。

第五阶段，即死亡。人体阳气尽而神机化灭即为死亡。卦象为纯坤卦（☷）。从纯坤开始又终止在纯坤之卦，此乃人生阴阳消长转化的全部过程。"人生自古谁无死"，死亡对于人类或其他生物，是生、长、化、收、藏或生、长、壮、老、已的最终结局和必然结果。死，亦意味着另一种新生命的开始。

通过上述可以看到，人与自然界有着同样的阴阳消长转化规律。其规律与自然其他生物的规律是完全一致的。若按阴阳平衡论的观点，人体阴阳是永远平衡的，或只是在平衡的基础上进行消长转化，则就不可能有人类的生、长、壮、老、已过程，也不可能有人类的生命活动。

对于人类的整个生命活动的阴阳消长情况，笔者是这样理解的：同自然界阴阳消长转化一样，人类生命活动的全过程也有四个阴阳之枢——子、午、卯、酉。子为纯阴转阳之枢，即为胎儿脱离母体而自身生机始发之机。卯为阳盛阴衰之枢，即在生长过程中，人体从"稚阴稚阳"阶段发育到阴阳平衡态而转入青年之机。午为纯阳转阴之枢，即从生机最盛的青年期转入壮年之机。酉为阴盛阳衰之枢，即从壮年转入老年之机。这四个转枢，是人生生、长、壮、老的四个关键时期，最终阳气消尽，神机灭亡，人生终止，这种阴阳的消长转化与生、长、壮、老、已的生死规律，是不以人的意志为转移的，是不可逆的。所以人体阴阳和自然界阴阳的消长转化一样，无绝对的"平衡"可言，而是不断地重复着"阳长阴消，阴长阳消"的阴阳消长转化过程。

(2) 周日中阴阳消长转化规律：《灵枢·顺气一日分为四时》云："以一日分为四时，朝则为春，日中为夏，日入为秋，夜半为冬。朝则人气始生，病气衰，故旦慧；日中人气长，长则胜邪，故安；夕则人气始衰，邪始生，故加；夜半人气入脏，邪气独居其身，故甚也。"说明人的生命活动周日中亦有消长之别，而非为阴阳平衡状态。

朝则为卯，日中为午，日入为酉，半夜为子。在四季分别为立春、立夏、立秋、立冬，卦象分别为大状卦（☳）、姤卦

（☳）、观卦（☶）、复卦（☷），此为阴阳转化的四个枢机。卯时阳气从阴阳平衡态转盛，故人体阳气亦盛，即"人气始生"，机体抗病力增强，故晨起觉爽慧；到午时，自然界阳气始盛于巳时，至午前达最高峰，因阳极转阴，故午时有一阴爻生之姤卦，为纯阳转阴之枢，故至午时，人体阳气亦最盛极，抗病力最强故能盛邪而觉安逸；至酉时，自然界阳气落入地平线以下，故有两阳爻在上四阴爻在下之观卦，为阳衰阴胜之枢，此时人体抗病能力低下，而邪气始生，故觉病加；至夜半，阳气尽于亥时，阴气始盛于亥时，至子前阴气最盛极，阴盛而转阳，故夜半子时有五阴爻一阳爻之复卦，此为纯阴转阳之枢，此时人体亦阴气极盛而阳气衰微，邪气独居其身，故觉病甚。

可见周日中人体阴阳的消长转化亦是循十二壁卦阴阳消长规律而行，于自然界周日中阴阳的消长转化有着同步的节律。即：自子时一阳始生得复卦开始，经卯、午、酉的枢转，至亥时六阳备而得纯坤（☷）为止，周而不复始地进行阳升阴降，阴升阳降的消长转化运动。阳升阴降的结果是夜尽昼来，人体阳气自阴而出，逐渐旺盛；阴升阳降的结果是昼尽夜来，人体阳气自外而入脏，在外之阳气逐渐衰减，人类出现了寐寤、动静等生理现象，对病痛的反应产生了旦慧、昼安、夕加、夜甚的变化规律。因此人体周日中阴阳的消长转化亦同自然界阴阳消长规律一样，为一非平衡的有序稳态。

（3）周日中脏腑阴阳的有序变化：人体阴阳变化的总规律是一种非平衡有序稳态，那么具体到人体各个脏腑器官，其变化规律是否如此呢？

《素问·脏气法时论》云："肝病者，平旦慧，下晡甚，夜半静。""心病者，日中慧，夜半甚，平旦静。""脾病者，日昳慧，日出甚，下晡静。""肺病者，下晡慧，日中甚，夜半静。""肾病者，夜半慧，四季甚，下晡静。"这就说明了五脏之气的强、弱、虚、实与外在阴阳的消长及五行的生、克、制、化有着密切关系。

十二时辰，与五行的方位配属为：寅卯东方木，巳午南方火，申酉西方金，壬癸北方水。丑、辰、未、戌四维土。平旦（卯）东方日出阳气生为木旺之时，下晡（酉）日将西落，金辉映照，为金旺之时；夜半（子）阳气衰而阴盛，为水旺之时；日昳（未）日在西南；四维之一，土旺之时；日中（午）太阳在正南，阳光炽热，为火旺之时。

肝者属木，故肝病者，平旦木旺时慧（木旺其时），下晡（酉）日将西落，金辉映照，为金旺之时；夜半（子）阳气衰而阴盛，为水旺之时；日昳（未）在西南，四维之一，土旺之时；日中（午）太阳在正南，阳光炽烈，为火旺之时。

肝者属木，故肝病者，平旦木旺时慧（木旺其时），下晡金旺时甚（金克木），夜半水旺时静（水生木）；心者属火，故心病者，日中火旺时慧（火旺其时），夜半水旺时甚（水克火），平旦木旺时静（木生火）；脾者属土，故脾病者，日昳土旺时慧（土旺其时），日出木旺时甚（木克土），下晡金旺时静（金克木，使木不致乘土）；肺者属金，故肺病者，下晡金旺时慧（金旺其时），日中火旺时甚（火克金），夜半水旺时静（水克火，使火不致乘土）；肾者属水，故肾病者，夜半水旺时慧（水旺其时），四季土旺时甚（土克水），下晡金旺时静（金生水）。这就充分说明人体各脏腑的功能活动与外在阴阳的消长转化是息息相关的，并不是一个封闭的平衡系统，而是每时每刻都在同自然界的阴阳变化进行着信息的传递。亦是以一种非平衡有序稳态的变化在不停地运动着。

《内经》云："太虚寥廓，肇基化元"，"太极分阴阳"，可见阴阳将宇宙万物按其不同属性分为两大类，但不是一分为二相互孤立的，而是阴中有阳、阳中有阴，阴阳相互联系、相互消长、相互转化的。自然界的春、夏、秋、冬四季、温、热、寒、凉四气以及生、长、化、收、藏五种生化规律，都是阴阳相互消长转化的结果。从十二辟卦所揭示的阴阳消长规律看，亥时（周年中亥月、周日中亥时）气温最低（除去天地差转），六爻皆阴，卦象得纯坤，经子、卯两枢机之转枢，使阳气渐旺，阴气渐衰而得纯乾，又经午、酉两枢机之转枢，阴气又渐旺盛，阳气又渐衰降，故而再得纯坤。如此年复一年，月复一月，日复一日，周而复始地进行着阳升阴降、阴升阳降的阴阳消长转化运动。

人是大自然界的产物，与自然界的阴阳变化有着同步节律。如一生的生、长、壮、老、已，一日的平旦气始升、日中气盛、日入气衰、夜半气入等，说明了人的一生或周日生命活动以及各脏腑的功能活动均有阳升阴降、阴升阳降的阴阳消长转化规律。人只有与自然界阴阳变化相顺应，才能阴平阳秘，但阴平阳秘不是指阴阳平衡，而是言阴阳的协调。"阴平"就是说内在的阴气平和，"阳秘"就是说在外的阳气秘固，即阴阳合德，和平秘会。这样才能精力充沛，身体强壮，才能顺应四时阴阳的变化。若阴阳不能平秘，则人就不能顺应四时寒热更变，则为病态。《伤寒例》云："春夏养阳，秋冬养阴，顺天地之刚柔。"就是指人体不能应四时之变而罹患疾病的治则治法，此乃"平秘阴阳""阴阳以平为期"的真正内涵。若按"阴阳平衡论"的观点，当春季阳长阴降之时，应抑阳扶阴，反之秋冬之季，阴升阳降，则应扶阳抑阴，以便达到"阴阳平衡"。这就从根本上违背了中医学的"天人相应"观和顺应四时的"春夏养阳，秋冬养阴"的养生保健观，破坏了自然发展的规律，势必造成弊端。此正如《素问·四气调神大论》所云："逆春气，则少阳不生，肝气内变。逆夏气，则太阳不长，心气内洞。逆秋气，则太阴不收，肺气焦满。逆冬气，则少阴不藏，肾气独沉。"故人体阴阳和自然界阴阳一样，是永远循着阳升阴降、阴升阳降的规律，在四枢的作用下，从盛到衰、从衰到盛的变化着，而永远不会停留在一个固定的水平上，虽然变化过程中有两次阴阳平衡的现象出现，但那不是变化的终止，而是变化中的特殊现象，这种状态一闪即逝，代之而来的是阴阳的继续消长转化。

故"阴阳平衡论"作为一个学说，是不科学不严密的，它从根本上违背了"天人相应"的思想，是对"阴平阳秘""平秘阴阳""阴阳以平为期"的误解。若自然界永远处于阴阳平衡状态，则有春无秋，有夏无冬，有温无凉，有热无寒，生物则有生无收，有长无藏，那就不成其为世界。人体阴阳若永远处于平衡状态，则有生无壮，有长无老，有动无静，有静无动，那就不是一个正常的人。只有阴阳的相互消长、相互转化有序地进行，自然界和人类才能保持其正常的、固有的运动状态。

总之，阴阳的非平衡有序稳态产生了四时、四季、四气乃至万象，它包罗了天文、地理、人事。一切事物发展的起点，都充满了阴阳相合——阴平阳秘，但它们又总是走向反面——阴阳离决，它们会从新生而走向衰老死亡，然后再次走向反面，即阴平阳秘，而产生新的事物。这个正反过程，就是阴阳的运动过程——阳升阴降，阴升阳降的过程。

因此，阴阳永远处于消长转化之中，非平衡的有序稳态是其本质的、固有的、普遍存在的、不可改变的运动状态，而平衡则是运动过程中的特殊状态，是暂时的。这就是十二壁卦中阴阳变化的根本规律。

### 三、《周易》象数原理在针刺手法中的应用

《易经》又称《周易》，是一部内容博大精深、穷尽了天

道、地道、人道的专著。其理论渗透在中国古代一切自然科学和社会科学中，被誉为古代群经之首。医者，易也。说明医易相通，中医学是汲取易学象数理论而形成一套完整的医学理论体系。《易·说卦传》有"昔者圣人之作易也，将以顺性命之理，是以立天之道曰阴与阳，立地之道曰柔与刚，立人之道曰仁与义，兼三才而两之，故易六画而成卦"的记载。而《内经》则有"阴阳者，天地之道也，万物之纲纪，变化之父母，生杀之本始，神明之府也"，以"圣人之为道者，上合于天，下合于地，中合于人事，必有明法，以起度数"的论述，说明中医学认识和概括人体生理现象、病理变化，阐明疾病发生、发展的机理，有效指导临床实践活动，均取法于易学的"三才之道"和数术原理。故《素问·上古天真论》又有"其知道者，法于阴阳，和于数术"的论述。进一步阐明深究自然规律的人，必然把握了太极阴阳变化的法则，了解数术运筹和谐原理。故刘完素在《素问玄机原病式》中云："可以运筹者，天地之数也，若得天地之数，则大道在其中矣。"

针刺疗法与其他中医疗法一样，也是以调阴阳和数术为法则。《灵枢·根结》云："用针之要，在于知调，调阴与阳，精气乃光。"《难经·七十二难》云："调气之方，必在阴阳。"说明了无论是针刺部位，还是操作手法，都必须遵循调和阴阳的总则进行。故《素问·阴阳应象大论》有"善用针者，从阴到阳，从阳到阴，以右治左，以左治右"的论述。

本文试从易学"三才之道"和数术运筹原理浅谈其在针刺学中的应用。

## 1. 三才之道与三才法

许多针刺手法，要求在腧穴下分层操作，根据进针深度，分三步或两步进行手法操作。明·徐凤《金针赋》指出："初针，针至皮内，乃曰天才；少停进针，刺入肉内，是曰人才；

又停进针，刺至筋骨之间，名曰地才"。后世称为"三才法"。三才，以皮内为天，肉内为人，筋骨间为地，实际上就是指腧穴的浅、中、深三层而言。目前临床上的天、人、地部位不严格按皮、肉、筋骨不同组织分层，只是将较深的腧穴作相对的划分，即以上 1/3 部分为天部，中 1/3 部分为人部，下 1/3 部分为地部。例如使用补法时，先针刺天部，得气后再在天、人、地三部进针。其间一部一停地紧按慢提三次，插至地部后，留针较长时间。出针时一次将针退至天部，稍停再拔针外出，疾按针孔，谓之"三进一退"。若使用泻法，将针一次进至地部。得气后，按地、人、天三部退针，一部一停地紧提慢按三次，逐步退到天部，然后摇针外出，不按针孔，其间不留针，谓之"一进三退"。这种手法，是以先浅后深，即徐入疾出为补法，以先深后浅，即疾入徐出为泻法的针刺手法，故又称徐疾补泻法。

徐疾补泻，出自《灵枢·九针十二原》，"徐而疾则实，疾而徐则虚"。所谓"实"，即补虚而后气实；所谓"虚"，即泻实而后邪去。故《灵枢·小针解》有"徐而疾则实者，言疾内而徐出也；疾而徐则虚者，言疾内而徐出也"的补充说明。"人以天地之气生"，说明了人体的生命运动规律与天地变化规律始终保持着协调统一，此即"天人相应"的整体观。以"三才之道"为法则的三才法，其流源于《灵枢·官针》和《灵枢·始终》诸篇，其所谓三刺，就是分天、人、地三部行刺，以祛邪扶正使针刺取得应有的感应——得气。

### 2. 和于数术与九六法

老子云："道生一，一生二，二生三，三生万物。"《礼稽命微》云："天有三统，物有三变。"说明有了三才变化，就产生了数。故汉·张衡有"数术穷天地"之论。"数者，机数也"，"万物皆出于机，皆入于机"。九六补泻法，简称为九六法，是一种以《易经》象数理论为理论依据的单式补泻法。是以奇数1、3、5、7、9为阳，以偶数2、4、6、8、10为阴，结合捻转、提插方法，在天、人、地三部行针的一种补泻方法。九六法，源于《易·系辞》气数论，而见于历代文献。《针灸大全》《针灸聚英》《针灸大成》等书中已有用九阳、六阴之数补泻手法的记载。而明·李梴《医学入门》有详尽记述："凡言九者，即子阳也；言六者，即午阴也；但九六数，有多少不同，补泻提插皆然。言初九者数者，即一九也。然亦不止一九便了……三次共三九廿七数，或四九三十六数。言少阳数者，七七四十九数，老阳数者，九九八十一数……言初六数者，即一六也。然亦不止一六便了……三次共三六一十八数。言少阴数者，六六三十六数……言老阴数者，八八六十四数……或云子后宜九数补阳，午后宜六数补阴。阴日刺阳经，多用六数补阴；阳日刺阴经，多用九数补阳，此正重也。但见热症即泻，见冷症即补，舍天时以从人之病者，权也，活法也。"

《灵枢·卫气行》云："岁有十二月，日有十二辰，子午为经，卯酉为纬……阳主昼，阴主夜。故卫气之行，一日一夜五十周于身，昼日行于阳二十五周，夜行于阴二十五周，周于五脏。"说明了卫气的运行与天体运行的昼夜时序节律关系密切，也是九六补泻法的理论基础。冬至、子时为阴中之阴；夏至、午时为阳中之阳。从阴阳消息卦（又称十二壁卦）可知，冬至、子时一阳生于足下，五阴而一阳，这就是复卦（☷），代表了阴消阳长；夏至、午时一阴生于手上（举手），五阳而一阴，这就是姤卦（☰），代表了阴消阳长。故《素问玄机原病式》有"子后面南，午后面北，视卦之爻，则子后阳升，午后阴降"的论述，此即"子后宜九数补阳，午后宜六数补阴"之理。

"六"为阴数属"泻","九"为阳数属"补",而"九""六"之数,又各有初、少、老之分,其象数原理,张介宾在《类经图翼·气数统论》中又有较详尽的阐述:"阳数奇而属天,阴数偶而属地,天圆经一而周三,三各一奇,故曰参天,三三而九,阳数从此而流行,地方经一而围四,四为二偶,故曰两地,二四合六,阴数从此而凝定……。若以阴阳之次第老少参之,则老阳位一而数九,少阴位二而数八,少阳位三而数七,老阴位四而数六。阳主进,故有少阳之七,逾八至九而其进已极,故曰老阳。阴主退,故少阴之八,逾七至六而其退已极,故曰老阴。阳数长,故少阳之七长于六,老阳之九长于八;阴数消,故少阴之八消于九,老阴之六消于七。此阴阳老少,消长进退之理也。"

**3. 三才法与九六法的综合应用**

三才法与九六补泻法,是根据易学象数原理产生的针刺基本手法,又称单式补泻法。若二者合用,或结合其他基本针刺手法,又可产生众多的复式补泻法,即综合补泻手法。

(1) 烧山火法:烧山火法,是在天、人、地三部,由徐疾、提插、九六、开阖四法组成。首见于明·徐风《针灸大全》所载《金针赋》。乃取法于《素问·针解》"刺虚则实之者,针下热也,气实乃热也"之理。以先浅后深,三进一退,紧按慢提、行九阳数,出针扪穴为操作要点。明·汪机云:"(烧山火)令天气入,地气出。""三度出入,三次则成九矣,九阳者,补也。"其中天气即阳气,地气即指体内寒气而言。故杨继洲有"夫实者,气入也……以阳生于外,故入"的论述,说明了要达到阳气入内,实腠理的目的,就必须从阳(外)引阴(内),将天部所产生的阳气逐层引入地部,致阳胜于阴,阳气自回热感自生,从而达到温阳散寒作用。以治沉寒痼冷,命门火衰,脏腑经络之气不足之证而导致的肢冷脉伏，瘫痪痿痹，阳痿寒泻等病。

（2）透天凉法：透天凉法，是在天、人、地三部，由徐疾、提插、九六、开阖四法组成。亦首载于《金针赋》，乃取法于《素问·针解》篇"满而泻之者，针下寒也，气虚乃寒也"之理。以先深后浅，一进三退，紧提慢按，行六阴数，出针开穴为操作要点。明·汪机云：（透天凉）"令地气入，天气出，热可退矣"。"一度三进三退，则成六矣，六阴者，泻也。"其中，天气应指阳热，地气即指体内凉感而言。故杨继洲有"虚者，气也……阴生于内，故出"的论述。说明了要达到阴气隆至，必须在阳邪已退，阴胜于阳的目的。即必须从阴（内）引阳（外），将亢盛的阳热之气，由地部逐层引至天部宣泄而去。则寒凉之感自生，阳热之邪尽退。从而达到清热泻火作用。以治邪热炽盛，相火上炎，脏腑经络气火有余之证而导致的风痰壅盛、中风癫狂、高热温疟等病。

（3）进火补法：进火补法，是在天、人、地部，由徐疾、呼吸、提插补法，并结合摇法组成。首见于《针灸大成》。以"进火补，初进针一分，呼气一口，退三退，进三进，令病人鼻中吸气，口中呼气三次，把针摇动，自然热也。"为操作要点。此法较烧山火刺激量轻，实际是烧山火的变法，其功效、主治与烧山火法基本相同。

（4）进水泻法：进水泻法，是在天、人、地部，由徐疾、呼吸、提插泻法，并结合摇法组成。亦首见于《针灸大成》。以"进水泻、初进针一分、吸气一口，进三进，退三退，令病人鼻中出气，口中吸气三次，把针摇动，自然冷也"为操作要点。进水泻法比透天凉法刺激量轻，实际上是透天凉法简化而成，故功效、主治与透天凉基本相同。

（5）阳中隐阴法：阳中隐阴法，是在同一穴位上先行烧山火、后行透天凉、补泻兼施、先补后泻的复习手法。此法系受《灵枢·终始》《难经·七十六难》中有关补泻先后兼施原则启发而产生的。首载于《金针赋》，以"阳中引阴，先寒后热，自浅而深，以九六之法，先补后泻"为操作要点。《针灸问对》则加上针刺分寸。目前临床常以"二进一退"方法操作，以徐疾补法和提插补法、泻法组成"二补一泻"的形式。从而达到以补阳为主，兼以清热的作用。以治先寒后热，虚中夹实之证。

（6）阴中隐阳法：阴中隐阳法，是在同一穴位上先行透天凉，后行烧山火，补泻兼施，先泻后补的复式手法，此法同阳中隐阴一样，也是受《灵枢·终始》《难经·七十二难》有关补泻先后兼施原则启发产生的。也首载于《金针赋》。以"阴中引阳，先热后寒，自深而浅，以九六之方，则先泻后补"，为操作要点。《针灸问对》则加上针刺分寸。目前临床以"一进二退"方法操作，以徐疾补法和提插补泻法，组成"二泻一补"的形式。从而达到以泻热为主，兼能补阳的作用。以治先热后寒、实中夹虚之证。

（7）青龙摆尾法：青龙摆尾法，是九六法结合针刺行气法组合而成的复式手法。首载于《金针赋》"青龙摆尾，如扶船舵，不进不退，一左一右，慢慢拨动"。被列为"飞经走气"第一法。《针灸聚英》《针灸大成》等书又称"苍龙摆尾法"，是以进针得气后，提针至穴位"天部"，针头朝病所；执之不转，左右慢慢拨动九次或二十七次为操作要点，因拨摇针柄状似龙尾摆动，故名。此法以行气为主，兼能补虚，具有通经络行气血的功效，临床适用于癥瘕积聚，瘿瘤瘰疬，关节痹痛等一切经络痹阻，壅滞不通诸证。

（8）白虎摇头法：白虎摇头法，是由呼吸、提插法行"六阴"之数的复式手法。首见于《金针赋》。被列为"飞经走气"第二法。是以进针至"地部"得气后，随病人呼吸，插针时左转，一呼一摇，提针时右转，一吸一摇，以"六阴"之数计算（如6、18、36、64）为操作要点。因操作似白虎摇头之状，故名。此法以行气为主，兼能补虚，具有清热泻火、祛风化痰之功，临证适用于高热烦躁、神昏癫狂，痉挛项强等实热之证。

（9）苍龟探穴法：苍龟探穴，是由徐疾补泻法和针刺行气法组成。首见于《金针赋》，若"苍龟探穴，如入土之象，一退三进，钻剔四方"，故名。被列为"飞经走气"第三法。以直刺进针得气后，自"地部"退至"天部"，扳倒针身，向上下左右四方分别按"一进三退"原则针刺为操作要点。具有推行经气，利关节、运气血的功效，适用经络壅滞、痹闭不通诸证。

（10）赤凤迎源法：赤凤迎源法，是由徐疾补泻和提插，捻转二行气法，在天、人、地部操作的复式手法。亦首载于《金针赋》。若"赤凤迎源，展翅之仪"，故名。是以先进针至地部，再提至天部，待针得气自插，插入人部，在人部上下左右捻转一捻一放为操作要点。具有疏通经络，通利关节，运行气血之效。适用于一切经络壅滞、痹闭疼痛诸病。

（11）五脏交经法：五脏交经法，是由子母补泻与青龙摆尾二法组成的复式手法。首载于《针灸大成》。以按子母法配穴行针布气，然后施用青龙摆尾法行气为操作要点。具有调整脏腑功能而治疗脏腑病的功效。

（12）通关交经法：通关交经法，是以青龙摆尾和白虎摇头法结合使用的复式手法。首载于《针灸大成》。通关，即通过关节；交经，即使气与经相交，故命。此法通经活络、和血导滞之功尤甚、适用于关节中邪气壅滞、气血不行诸证。

（13）龙虎交战法：龙虎交战法，是由九六、捻转二补泻法组成。首载于《金针赋》，左转乃青龙方位，右行白虎方位，故名。以用捻转补泻法，先行补法龙行左转施九阳数。后行泻法虎行右转施六阴数，一补一泻反复施术为操作要点。具有疏通经络、运行气血、住痛移疼功效。故主治一切痛证及疟疾。

（14）龙虎升降法：龙虎升降法，又名龙虎升腾法。是由捻转、提插、九六等三种补泻法组成的复式手法。其操作要点：先针入天部，向左360°捻转一周，边用紧按法插入人部，慢提至天部；再将针向右360°捻转一周，边用上法然后至天部。如此反复九次，行青龙纯阳之数，引天部阳气深入，称为龙降。然后插针至地部，先向右360°捻转一周，边用紧提法至人部，慢按至地部，再将针向左360°捻转一周，方法同上。如此反复六次，合白虎纯阴之数，以引地部阴气外出，是为虎升。如是则是调和阴阳，疏通经络、调达气机、补泻兼施之功，主治营卫失和、枢机不利、失降失司及气血壅滞之症。

（15）子午捣臼法：子午捣臼法，是由九六、提插、徐疾、捻转四法组成。首见于《金针赋》。其操作要点：进针得气后，用提插法，每次三进二退，如此三度，计九入六出。进针时分三部，每部用紧按慢提法行老阳数；出针时分二部，每部用紧提慢按法行老阴数，提插时并结合左右捻转。具有导引阴阳之气、通行经气、壮阳以制水之效。用以治水湿泛滥所致的水肿、鼓胀等症。

（16）进气法：进气法，是以九阳数的提插补法。如载于《金针赋》。操作要点：针针九分处，紧按慢提九次行九阳之数（或27、49、81次），待针下气满，稍提针尖向病所，针身横卧，令病人吸气五口，催气上行。具有催气、行气之功，补气助阳之效。适用于营卫失和、阳虚阴盛之痛证。

（17）运气法：运气法，是由九六、提插二补法和呼吸、针刺二行气法组成的复式手法。是由进气法衍化出来的一种手法。操作要领：直刺人部，慢按紧提六次行六阴之数（或 18 次），待针下气满，便向病所，卧倒针身，令病人吸气五口，使气至病所。本法具有通经活络、行气导滞、住痛止疼之功，故适用于一切痛证，以实尤捷。近人亦有将进气法与运气合并，统称运气法。

（18）纳气法：纳气法，是由九六、提插二补泻法和呼吸针刺、提插三行气法组成。首见于《金针赋》《针灸大成》又称为中气法。是进气法与运气法的深化。以先行运气法，或先行进气法，待气病所，扶针直插，使气血不能返流为其操作要点。具有疏通气血、消除积聚之效。适用于一切痿痹偏枯，积聚癥瘕。

（19）关节交经法：关节交经法，是使气至关节处后施行纳气法的一种复式手法。出自《针灸大成》。是反复使用纳气法，使气血过关节而不返流为操作要点。具有调和营卫、疏通经络、运行气血的功效。主治痿痹偏枯及关节中气血不足之证。

（20）提气法：提气法，是由九六，提插补泻组成的复式针刺手法。首见于《针灸聚英》。操作要点：针刺先在人部紧提慢按六阴数泻法，可行 6、18、64 次不等。待针下气满，再捻针数圈，向上略提，催行经气，使经气隆至，致营卫之气汇于针下。

（21）留气法：留气法，又称流气法，是由九六、提插、徐疾三种手法组成。首见于《金针赋》。操作要点：先运针内入七分，紧按慢提九次，行九阳数（也可 27、49 次），待气至深入一寸，紧提慢按六次，行六阴数（也可 18 次），此法具益气温阳、消积散瘀之功，适用于气血瘀阻之癥瘕积聚。

## 四、浅谈五运六气学说中的系统论思想

系统论是 20 世纪 20 年代发展起来的一门新学科，它从研

究生命机体的系统规律开始，把生命机体当作典型的系统。因此对于生命科学和医学具有特别重大的理论和方法论价值。今天，用系统论观点认识和评估中医学的理论和治疗原则，将是一个值得研究的课题。

一般系统论的创始人、美籍奥地利生物学家冯·贝塔朗菲把系统定义为"处于一定相互关系中的发生关系的各部分组成的总体"。他开始所谓理论生物学的研究，要从生物的整体出发，把生物整体及环境作为一个大系统来研究。中医学历来十分重视人与自然的关系，认为人的机体与外在环境具有对立统一性，特别是自然气候的运动变化，对人体的影响尤深。中医学中的运气学说，是我国古代在观测物候、气候的基础上演化产生而被应用到医学上的，它将自然界气候现象和生物现象统一起来，把自然气候和人体发病统一起来，从而提示人体的生命活动与自然界的同步变化这一客观规律。

现代系统论的许多重要原则，诸如整体性原则、相互联系原则、有序性原则、动态性原则，几乎都可以在运气学说里找到某种原始思想，兹从以下几点做一浅谈。

**1. 从"太虚寥廓，肇基化元"谈运气学说所反映的系统论思想**

系统论的等级秩序原则，把宇宙看作一个巨大的等级系统，从基本粒子、原子核、原子、分子、细胞、机体、生物圈、生态环境、地球、太阳系到星系等，每个层次都是一个相对独立的系统，同时，又是构成更大系统的子系统。运气学认为，宇宙辽阔远大，它开始的根源，是元气。由于元气的化生，万物才开始成长，天地相互感召，运行不已，周而复始。"易有太极，是生两仪"，由两仪而四象，由四象而五行。天之四象，人有耳、目、口、鼻以应之；地之四象，人有气、血、骨、肉以应之；三百六十骨节，以应周天之度数；一万三千五百息，以通昼夜之潮汐。故《太始天元册》云："太虚寥廓，肇基化元，万物资始，五运终天，布气真灵，总统坤元，九星悬朗，七曜周旋，曰阴曰阳，曰柔曰刚，幽显既位，寒暑弛张，生生化化，品物咸章。"由于五运六气各有规律，所以才有春、夏、秋、冬四时。由于上有日月星辰，下有地气生长，才形成有阴阳、有刚柔的天地之道。由于阴阳的定位，才分出寒暑往来，昼夜相移。如此生化不息，万物才有繁育茂盛。

由此可见，运气学说把宇宙看作是一个巨大的等级系统，把人体看作为一个子系统，寓有"人类－环境系统"这一概念。同时可以看到，"太虚寥廓，肇基化元"，并非杂乱无章，而是一个统一的有机整体，它既寓有"等级秩序"思想，又具有系统质的概念。所以《素问·阴阳应象大论》云："阴阳者，天地之道也，万物之纲纪，变化之父母，生杀之本始，神明之府也。"

**2. 从"法于阴阳，和于术数"谈运气学说所反映的整体性原则**

人类对自然环境有一定的调节作用和适应能力，只要自然环境的变化不超出人类的适应能力，不破坏人的调节机制，人和环境的稳态就可以维持。运气学说的"法于阴阳，和于术数"这一概念，是大自然和人体变化规律的调节法则。《素问·上古天真论》有"其知道者，法于阴阳，和于术数，饮食有节，起居有常，不妄作劳，故能形与神俱，而尽终其天年"的记载。说明要保持健康的身体，人的一切起居行动要处处以大自然的变化规律为准则。只有"法于阴阳，和于术数"，方可有"形与神俱"的健康体魄。

人类为什么与环境有紧密不可分割的联系呢？系统论的观点认为，人是一开放的系统，之所以得以生存，就是能够经常不断地与环境进行着能量传递和物质转换。关于人体生命活动与自然界的同步变化这一客观规律，运气学说有详尽的论述。如《素问·四气调神大论》云："春三月，此谓发陈，天地俱生，万物以荣，夜卧早起，广步于庭，被发缓形，以使志生……此春气之应，养生之道也；夏三月，此谓蕃秀，天地气交，万物华实，夜卧早起，无厌于日……此夏气之应，养长之道也；秋三月，此谓容平，天气以急，地气以明，早卧早起，与鸡俱兴，使志安宁……此秋气之应，养收之道也；冬三月，此谓闭藏，水冰地坼，无扰乎阳，早卧晚起，必待日光，使志若伏若匿……此冬气之应，养藏之道也。"基于春生、夏长、秋收、冬藏四时阴阳变化规律，古人概括为"春夏养阳，秋冬养阴"八字要诀。

**3. 从"高下相召，升降相因"谈运气学说所反映的相关性原则**

环境是由各个圈层和各生态系统构成，各圈层和各生态系统之间的相互渗透、相互作用，形成了相互联系、相互制约的非平衡稳态。人类生存在地球表面的大气中，大气中所产生的一系列物理变化，构成了气温、气压、气湿、空气流动、降水、日照和大气电等气象因素，而气候则是各种气象因素的总和，人类的生存受各种气象因素的影响，故《内经》中有"上下之位，气交之中，人之居也"的论述。

太阳每时每刻都以电磁波形式向地球辐射太阳能，这就是太阳辐射。太阳辐射量的多少，一般随纬度而改变，纬度的高低决定了太阳照射角的大小和昼夜的长短。太阳照射角大，太阳辐射总量就多，反之太阳辐射总量就少。如夏至日，是一年中白天最长，正午时太阳最高的一天；冬至日是一年中白天最短，正午时太阳最低的一天；春分日、秋分日是一年中白天和黑夜平分的两天。

地球周围的大气不停地运动着，这种在一定范围内气流运动的情况，简称大气环流。对大气运动的原因，《素问·六微旨大论》云："气之升降，天地之更用也……升已而降，降者谓天；降已而升，升者谓地。天气下降，气流于地，地气上升，气胜于天。故高下相召，升降相因，而变作矣。"说明了空间因素与地面因素相互作用，上升运动与下降运动互为因果。六气的"寒湿相遘，燥热相临，风火相值"，则酿成了云雾生消、刮风下雨、降雪落雹、闪电雷鸣等不同天气。六气分配到春、夏、秋、冬四时，共得二十四节气，即《内经》将一回归年分为风、火、暑、湿、燥、寒六个气候性季节。六季便是所谓"六气"，是我国古代劳动人民在漫长的生产和医疗实践中，根据黄河中下游常年气候运动的平均状态，所归纳出的一个规律性总结。这个六季的划分，在超长期天气预报方面有着重要的参考价值。

我国黄河流域，一向有"冷在三九，热在三伏"之说。通过实测表明，大寒前后气温最低，大暑前后气温最高。大寒时期正是黄河流域最冷的阶段。《内经》中六季，取大寒为起点，就气温变化而言，大寒既有"极"的含义，也有"微"的含义，按阴阳的概念，这一时期正有着阴的极点和阳的始点的含义。

六气亦称"六元"，在正常情况下，六气是无害的。若四时六气发生太过或不及，或非其时而有其气的反常情况，就会直接或间接影响人体正常生理活动，引起疾病的发生，是谓六气淫胜，简称六淫。六淫为病，每与季节有关。在寒冷季节里，高血压患者常会出现不良自觉症状；据统计，冠心病发作以冬季为多，春夏季次之，秋季较少；而心肌梗死患者常死于冬春季。"上下之位，气交之中，人之居也。"随着气温下降，四肢皮肤血管收缩，周围血管阻力加大，动脉压增高，使心肌耗氧量增多，故冠心病患者可诱发心绞痛，亦即《素问·五运行大论》所讲的"五气更立，各有所先，非其位则邪，当其位则正"。

**4. 从"子甲相合，命曰岁立"谈运气学说所反映的有序性原则**

一般系统把生物和生命现象的有序性和目的性同系统的结构稳定性联系起来。有序，是因为只有这样才使系统结构稳定；有目的，是因为系统要走向最稳定的系统结构。物候有节律，运气有周期，人和自然的同步变化说明了运气学说的有序性。干支甲子是古人纪年、月、日、时和演绎五运六气的工具。古人最早用"干"纪日，用"支"纪月，从阴阳属性上看，日为阳，月为阴，阳为天，阴为地，所以"干"又称"天干"，"支"又称为"地支"。干支的次第先后，并不是随便排列的，亦非止于数字符号，根据《说文解字》《史记·律书》和《汉书·律历志》的解释，它内含生机，寓有生物的生、长、化、收、藏、再生再长之义，决非数字的胪列。而应用到医学上，就与季节、方位、脏腑功能、治疗方法等密切地结合起来了。

十天干与十二地支相合，就叫甲子，是以天干一干"甲"，地支一支"子"命名的。天干往复轮周六次，地支往复轮周五次，而构成了六十年一个周期。甲子中的天干，主五运的盛衰；甲子中的地支，司六气的变化。讲五运六气，就离不开天干地支所组成的六十年甲子。故《素问·六微旨大论》云："天气始于甲，地气始于子，子甲相合，命曰岁立，谨候其时，气可与期。""子甲相合，命曰岁立"说明了运气的有序性。就五运而论，大运是说明一年之中气候的变化；主运是推算一年中五个季节的正常气候变化；客运是推算一年中五个季节的异常气候变化。六气是指六种气候类型，分属一年六个阶段。以主气说明一年六个阶段中气候的常规；用客气说明各年气候的变律；用客主加临来分析各年气候的变化。以运与气的相互关系来推演各年气候与病候的复杂关系，于是"天道可见，民气可调，阴阳卷舒，近而无惑，数之可数"。人和自然的这一同步变化，说明了运气学说寓有深刻的有序性原则。

**5. 从"谨候气宜，无失病机"谈运气学说所反映的动态性原则**

运气学说以大自然气候的变动类型及其周期的综合情况为研究前提，联系"天人合一"的观念，从而说明人体健康受到气候变动有胜复的影响，考虑到人在天地"气交之中"，机体感受到气候在正常与异常变动下所产生的变化，此变化作为外在致病因素，说明了中医关于邪气与正气关系的理论。所以《素问·至真要大论》中提示人们要"谨候气宜，无失病机"。

四时气候的变化，各不相同，而人体的发病亦因之而异，《内经》认为这是人体的阳气受四时不同气候影响的结果。一日之内，气温不同，疾病也有轻重的区别。如多数疾病在早晨轻，白天平静，太阳落时渐渐加重，半夜以后就更加厉害。但疾病之起，也有与四时之气不相应者，这是因为"不应四时之气，脏独主其病者，是必以脏气之所不胜时者甚，以其所胜时者起也"之故。就是说，病者不和四时阴阳升降相应的，属于五脏的病变，发病的脏气受到相胜时气的克制，如脾病不能胜旦之木，肺病不能胜昼之火，肝病不能胜夕之金，心病不能胜夜之水，故病必然加剧。若人之脏气能胜时之气，如肺气能胜旦之木，肾气能胜昼之火，心气能胜夕之金，脾气能胜夜之水，病就可以好些。因此治疗疾病时，应"顺天之时，而病可与期"。

运气学说应用于临床治疗中，要注意天时、地理及节令的变化，若治疗不本四时之规，不审地宜之律，不明标本之理，则茫如望洋，无可问津。如《内经》中非常重视因天时而施治，《素问·八正神明论》指出："凡刺之法，必候日月星辰、四时八正之气，气定乃刺之。"该篇还详述了要根据天的阴晴、月的圆缺的不同天时，而决定针刺准则。再如春夏气候由温渐热，人体腠理开泄，温燥药物不宜多用，以免耗津伤阴；秋冬气候由凉渐寒，人体腠理致密，阳气潜藏，寒凉药物不宜多施，以免伤阳耗气。所谓"必先岁气，勿伐天和"之理，就是在治疗上结合值年岁气和四时秩序对人体的影响，而采用不同的用药方法。如在少阴君火司天、阳明燥金在泉的病毒性肝炎流行高峰年，其发病高峰月份均在下半年。因司天主上半年，在泉主下半年，在治疗上则宗"阳明在泉，湿毒不生，其味酸，其气湿，其治辛苦甘"的原则，主以辛开苦降之剂，佐以甘味健脾之药，于是郁火得清，湿热得除，中州枢转，病臻痊愈。这种五味在治疗中的作用及与五运六气的配合原则，在《黄帝内经》"诸气在泉""司天之气"的治疗论述中已有论述。通过这种医疗手段，促进了机体有序稳态的恢复。由此可见，这一指导思想寓有深刻的系统方法的动态原则。

### 6. 结语

五运六气学说属中医学理论体系的一部分，且在我国医学史上有着悠久历史。它是古代医学家在天人相应的宏观世界里发现的，从疾病发生的外在因素方面，探求疾病的发生规律，以预见未来疾病的发病规律。运气学说寓有系统论的许多重要原则，当然这绝不是说历史悠久的运气学说，早在公元前4世纪，就已经运用了直到20世纪50年代才形成的系统方法。然而这正好说明系统理论相互联系的原则是客观的、普遍的，它可应用于一切科学领域。

笔者认为，运气学说因受历史条件的限制，尽管有它的局限性，但就其所揭示的自然规律及其科学价值而言，仍堪称中医学的一份宝贵遗产。运气学说无论在理论上或方法上都有着中医学自己的特点，它闪烁着我们民族文化的灿烂光辉。这一学说能从古代沿用至今，足以说明它有着坚实的理论基础，并被历代文献和长期的医疗实践所印证，不可否认它在我国科学史上占有重要的位置。今后对五运六气的研究，就其寓有的"人类 – 环境系统"这一医学系统思想内容而论，无疑是一个重要的课题。相信广大医学、哲学、天文、气象工作者的共同努力，一定会给运气学说这一中医学瑰宝增添光辉。

## 五、试从运气学说探讨脑血管意外的发病规律

脑血管意外是一种主要见于中年以上患者的急性疾病，多数与动脉硬化有关。临床上表现为突然的意识障碍和肢体瘫痪。其症与中医学"中风"一病相似。在患病率和病死率方面，我国虽然低于欧美等国，但仍是引起老年人死亡的主要原因之一。因此，做好脑血管意外的防治，是新兴的"老年医学"的一项重要课题。

现代医学认为，脑血管意外分出血性和缺血性两大类。前者包括脑出血和蛛网膜下腔出血；后者包括脑血栓形成和脑栓塞。临床以脑血栓形成最多见，其次是脑出血、蛛网膜下腔出血及脑栓塞。

目前，鉴于高血压、动脉硬化与脑血管意外关系甚密，人们注意了对血压、体内胆固醇的研究，因有大量资料，故不做赘述。笔者根据中医学的运气学说，研究了山东省莱阳中心医院 1974～1980 年 7 年间 381 例住院病人（脑血栓形成 242 例，脑出血 139 例），就脑出血、脑血栓形成的有关外部因素做一探讨，另辟蹊径，以寻其发病规律。

### 1. 发病与岁运

运气学说把十天干配属阴阳五行，把年运分为金、木、

水、火、土五种类型，每种年运又有太过不及之分。六气指风、寒、暑、湿、燥、火六种气候类型，分属一年六个阶段。以主气说明一年六个阶段中气候的常规，用客气说明各年气候的变律，用客主加临来分析各年气候的变化，以运与气的相互关系来推演各年气候与病候的复杂关系。

资料表明，1977 年（丁巳年）为脑出血的发病高峰年。丁为木运，委和之纪；巳为厥阴风木司天，少阳相火在泉之岁。"木运之岁，上见厥阴"，故为天符之年。"天符为执法"，人一旦中病则进展快而险。《素问·六元正纪大论》有"木郁之发……甚则耳鸣眩转，目不识人，善暴"的论述，说明了丁巳年，中运与司天之气同化，为天符之年，木主风气，木之气发，则致耳鸣、眩晕、目不识人、突然僵仆等病变。其论与脑出血病的临床表现是吻合的。

1980 年（庚申年）为脑血栓形成的发病高峰年。庚为金运，太过之年，坚成之纪，主清燥大行，易伤人肝气。《素问·气交变大论》有"岁金太过，燥气流行，肝木受邪"，燥金胜肝木，至"太冲（肝脉）绝者，死不治"的记载。同时，1980 年脑出血发病率仅次于 1977 年另一峰年。说明了"肝木受邪"是"中风"一病的主因，此即"诸风掉眩，皆属于肝"之意，亦即"人与天地相参也，与日月相应也"，对脑血管意外的防治，应"顺天之时，而病可与期"。

### 2. 发病与节气

资料表明，脑出血的发病冬季为多，夏季少于其他季节；脑血栓形成的发病则以夏季为多，秋季次之，冬春又次之。二者的高峰季是迥然不同的。而且脑出血患者在三之气少阳相火（小满、芒种、夏至、小暑）主令时，发病率最低（谷年）；脑梗死患者在终之气太阳寒水（小雪、大雪、冬至、小寒）主令时，发病率最低（谷年）。由此可见，脑血管意外的发病与时令关系甚密，且有一定规律可循。现已知，气温是气候变化、季节交替的主要因素，而寒与暑是季节彰明的主要征兆。《素问·五运行大论》有"论言天地之动静，神明为之纪，阴阳之升降，寒暑彰其兆"的论述；《素问·天元纪大论》有"至数之机，迫迮以微，其来可见，其往可追，敬之者昌，慢之者亡，无道行私，必得夭殃"的记载。这说明运气的运转是微妙的，但其寒暑往来有一定规律而又是变化的，要把握疾病的发生规律，就要求人们遵循运气运转的自然规律。

那么"寒暑彰其兆"的症结是什么呢？

脑出血多见于 50 岁以上患者，主要为高血压、动脉硬化所诱发。现代医学认为，此类患者脑内小动脉血管壁会因高压的冲击而逐渐丧失弹性，肌肉层慢慢退化，结果在血管壁上出现一个个只有在显微镜下才能看到的小鼓包，称为微动脉瘤，这是血管壁上的薄弱点，一旦血压突然升高，很容易破裂，致大量出血，渗入脑实质内，就形成了脑出血。

"上下之位，气交之中，人之居也"，说明了人体是一个开放系统。在寒冷的季节里，尤其是寒潮袭来，气温急骤下降时，人的四肢皮肤血管收缩，周围血管阻力加大，导致动脉压增高。当血压上升到病变动脉管壁不能耐受的程度时，动脉壁破裂，血液流到脑实质里，遂发脑出血病。这就是脑出血在寒冷季节发病率高的一个原因。

脑血栓形成，多因脑血管被凝固的血块堵塞，这是一种较常见的缺血性疾病。高血压及动脉硬化病人的动脉内膜胆固醇沉积、纤维组织增生，形成了动脉斑块，因而动脉壁增厚，管壁粗糙，管腔变窄，这样一来，致使动脉变硬、变脆，失去了弹性，血流速度也就变慢，脑血流量自然要减少。

当时值盛夏，气温较高，人体要适应这个环境，就要充分散热，导致皮肤血管扩张，使流进皮肤血管里的血量增多，而这时大脑得到的血液就会减少，于是血流缓慢，血黏度增加或血液凝固性异常增高，而产生血栓形成。

另外，炎热的夏季是肠道传染病的流行季节，较严重的胃肠炎和痢疾引起脱水时，血容量就要减少，浓缩的血液黏稠度高，血流速度缓慢，也容易形成脑血栓。

脑血栓形成的发病，往往发生在安静状态。如经一夜睡眠，在第二天晨起时患者出现了半身不遂或言语謇涩。这多因动脉硬化的患者，睡眠时心跳次数和血压都跟白天不一样（睡眠时血压一般下降约10%），血流速度缓慢，血小板与纤维素易于沉积，而引起脑血管的堵塞。

综上所述，运气学说与脑血管意外（中风）疾病的发生、发展及转归关系密切，不但可以预测每年发病的大概情况，同时还能进一步掌握其转归。但限于客观条件，笔者还不能更深一步揭示其内在规律。若能通过一甲子及大量详尽病例观察，必将会深入揭示其内涵。

## 六、子午流注与病死时间规律初探

子午流注学说，系指在天人相应的思想指导下，运用干支推算气血在人体内运行所出现的出现病理现象的一门独特的学科，它的理论与现代时辰生物学相似，其理论源于《内经》，历代研习者甚多。

在国外，子午流注有"中国钟"之誉，故日益被中外广大学者关注。今天，研究它的现实意义，就在于它能为辨证论治、疾病预防、病势转归、预见死期提供依据。

子午流注，以子午言时间，以流注喻气血。子午为干支阴阳的总称，表示时间演变过程中阴阳消长的情况；流注用以表示人体气血运行，有如流水灌注之意。流注以子午定名，用以表示人体阴阳盛衰、营卫运行、经脉流注、穴位开阖，悉与自然界同样具有节律变化。《灵枢·卫气行》有"岁有十二月，日有十二辰，子午为经，卯酉为纬"的记载。以一日言之，日中为午，阳气盛，重阳必阴，午时一刻一阴生。夜半子时，阴至极，阴极则阳，子时一刻一阳生。从子至午六时，为阳进阴退阶段；由午及子六时，为阴进阳退过程。以一岁言之亦然。阴历十一月为子月，至冬至为一阳生之期；阴历五月为午月，至夏至为一阴生之候。故一日十二时辰之子、午、卯、酉，一岁二十四节气之二至、二分，为日、岁阴阳气交之枢机。其阴阳盛衰规律，都以子午为基础，源于太阳光照节律。现代生物学把这种周期性活动称为"生物钟"，又分别以"年钟""月钟""日钟""时钟"来说明。

　　经络气血运行，随着自然界阴阳消长周期而盛衰。人与"天地相参""日月相应"，自然界周期节律变化，直接或间接地影响着人体，只有经脉正常流注，才有机体正常的生命活动。若流注终止，则神机化灭，生命终止。

　　笔者以人的病死时间为研究对象，对子午流注及其病死规律进行探讨。

　　资料为山东省莱阳中心医院 1979、1980、1981 年具有完整资料的 645 例住院病死患者（均系因病死亡，不包括车祸、外伤、手术、服毒者）。根据五脏六腑生理活动和病理反应，以脏腑经络证候分类法，对 645 例病案逐一辨证分析，以确定属何经病变，然后统计各时辰、日、月、季与节气的死亡例数。

**1. 时辰与病死时间**

　　（1）受经脉流注规律影响：人体营卫运行、经脉流注的时间节律变化，确立了各脏腑的固有功能，有着显著的昼夜节律，这就是人体的内源节律。经脉流注与疾病的关系，约言有三：一是经气生旺之时发病，正气借该经气血旺盛与邪抗争，正邪交争而病作。二是经气生旺、气血充盛之时，得天时正气之助，阴阳自和而病愈。三是远离该经气血生旺之时，脏腑功能低下，邪气盛而死亡。

资料表明，此规律具有作用。肝经病死于未时22例，午时24例；心经病死于子时17例，丑时11例；脾经病死于亥时12例，戌时7例；肺经病死于申时17例，酉时5例；肾经病死于卯时4例。

未、子、亥、申、卯时，为肝、心、脾、肺、肾各经的功能谷点，其在死亡时辰分布曲线上，均属死亡之峰时。而午、丑、戌、酉、寅时，则为与五脏相表里的胆、小肠、胃、大肠、膀胱腑的死亡峰时。

同时，由于营卫气血的虚弱，不能应旺而胜邪，临至此时而死亡，计41例。它不是死亡的峰时。

（2）受阴阳应象规律影响：一昼夜分为十二个时辰，日出为卯，日入为酉，日中为午，夜半为子。人体气血的盛衰、病情的变化，是由卫气在昼夜间行阴、行阳的规律所决定的，而营卫的运行规律又受天体阴阳运转变化的影响。故《灵枢·顺气一日分为四时》云："以一日分为四时，朝则为春，日中为夏，日入为秋，夜半为冬。朝则人气始生，病气衰，故旦慧；日中人气长，长则胜邪，故安；夕则人气始衰，邪气始生，故加；夜半人气入脏，邪气独居于身，故甚也。"

一日十二时辰中，三阳寅至戌时（寅、卯、辰时属少阳，巳、午、未时属太阳，申、酉、戌时属阳明），三阴亥至卯时（亥、子、丑时属太阴，子、丑、寅时属少阴，丑、寅、卯时属厥阴）。十二时辰死亡病例分布曲线表明：从日出卯时起，峰值逐渐下降，至亥时则剧升，至夜半子时达死亡最高峰值。这与旦慧昼安夕加夜甚规律是基本符合的。

在寅至戌阳时过程中，至卯、午时各有一个小的峰值，这是受阴阳应象规律影响的另一周期峰值，因子、午、卯、酉四时，为阴阳变化之枢机，是疾病向愈、恶化的转折点和临界期，各种疾病受子午流注的影响，则造成死亡率的变化。在645例中，除酉时（48例）不符外，子（75例）、午（64例）、卯（68例）时均为死亡高峰。

（3）受脏气法时规律影响：经脉流注、阴阳消长规律的影响，导致了死亡率周期的存在，然亦有不应旦慧昼安夕加夜甚者，此即"脏独主其病者，是必以脏气之所不胜时者甚，以其所胜时者起也"之由。如脾病不能胜旦之木，肺病不能胜昼之火，肝病不能胜夕之金，心病不能胜夜之水，故为甚为加。若人之脏气能胜时之气，如肺气能胜旦之木，肾气能胜昼之火，心气能胜夕之金，脾气能胜夜之水，故为慧为安。《素问·脏气法时论》云："肝病者，平旦慧，下晡甚，夜半静……心病者，日中慧，夜半甚，平旦静……脾病者，日昳慧，日出甚，下晡静……肺病者，下晡慧，日中甚，夜半静……肾病者，夜半慧，四季甚，下晡静。"说明了五脏之气的强弱虚实，疾病的生死进退，不只与经脉本身的流注有关。以肝经为例：丑时，正气借该经气血旺盛而与邪争而病作，至平旦寅卯木气生旺之时而爽慧，至下晡申酉金气生旺而被克，故加甚，夜半子时，木得水滋故安。加之未时，为肝经功能活动的谷点，故病肝者，以一日论之，多死于未、申、酉三时。

资料表明，病肝者，死于申时20例，酉时25例（下晡甚）；病心者，死于子时17例（夜半甚）；病脾者，死于寅时13例，卯时11例（日出甚）；病肺者，死于午时7例（日中甚）；病肾者，死于辰时4例，戌时11例，丑时2例，未时7例（四季甚）。据此，可以看出，上述时刻大都高于平均值，为各经病死亡高峰。

（4）受五脏逆传规律影响：《素问·玉机真脏论》云：

"五脏受气于其所生，传之于其所胜，气舍于其所生，死于其所不胜。病之且死，必先传行，至其所不胜，病乃死。此言气之逆行也，故死。"因五脏相连，外内环转，太过不及则病，若回而不能，失其旋转之机，则神机灭而死亡。基于上述逆传病死规律，则"肝受气于心，传之于脾，气舍于肾，至肺而死；心受气于脾，传之于肺，气舍于肝，至肾而死；脾受气于肺，传之于肾，气舍于心，至肝而死；肺受气于肾，传之于肝，气舍于脾，至心而死；肾受气于肝，传之于心，气舍于肺，至脾而死"。昧旦主甲乙，昼主丙丁，日昃主戊己，暮主庚辛，夜主壬癸。一日一夜而五分之，配以干支，则脾传至肝，死于昧旦；肺传至心，而死于中午；肾传至脾，而死于日昃；肝传至肺，而死于薄暮；心传至肾，而死于子夜。此五脏之气逆传至所不胜而死在一昼夜中的时间分配规律。即《内经》所云："此皆逆死也，一日一夜五分之，此所以占死生之早暮也。"

在 645 例病死患者中，受此规律影响而死亡者 116 例，从而说明，一些疾病可以根据五行生克、经脉流注的关系来推断病患的死亡时刻。

（5）受五脏传移规律影响：根据《素问·标本病传》及《灵枢·病传》的论述，病的传移，是先传其所胜之脏，即五脏之相克为传。如病先发于心，一日而之肺而咳（火克金），三日而之肝而胁支满（金克木），五日而之脾而闭塞不通，身体重（木克土），三日不已死，冬夜半，夏日中。此即转而不回，流注终止而死亡。

因例数仅几百例，尚难印证受五脏传移规律影响的死亡日周期。故本文仅从其冬、夏死亡时间做一探讨。

根据《内经》中上述两篇的论述，心病冬死夜半（子时）夏死日中（午时），肺病冬死日入（申时）夏死日出（寅时），肝病冬死日入（申酉）夏死早食（寅卯），脾病冬死人定（亥时）夏死晏食（寅时），胃病冬死夜半（子时）夏死日昳（未时），肾病冬死大晨（寅未辰前）夏死晏晡（戌时），膀胱病冬死鸡鸣（丑时）夏死下晡（申时）。

"此言冬夏而不言春秋者"，张志聪认为，"四时之气，总属寒暑之往来也"。以心为例，冬属水，而冬之夜半，其水尤胜，惟水克火，故冬死于夜半。夏属火，而夏之日中，其火尤胜，今心火上绝，火不能持，故夏日死于日中。受此五脏传移规律而死之者 24 例。因就时钟而论，仅在冬夏二季可循，其死亡时刻又与脏气法时规律少异，故不赘述。

**2. 日期与死亡时间**

受脏气法时规律影响，五脏之气，必应天时。《素问·脏气法时论》云："五行者，金木水火土也……以知生死，以决成败，而定五脏之气，间甚之时，死生之期也。"说明了欲察其脏腑而知进退死亡之期，须参于四时五行生克之顺逆，而后推断之。

十天干与十二地支配合，就叫甲子。《素问·六微旨大论》有"天气始于甲，地气始于子，子甲相合，名曰岁立，谨候其时，气可与期"的记载。六十日周期的盛衰，影响着经脉气血的流注，故《素问·脏气法时论》中有"肝病者，愈在丙丁，丙丁不愈，加于庚辛，庚辛不死，持于壬癸，起于甲乙"等关于各经病的愈死日期论述。资料表明，肝病死于庚日 23 例，辛日 33 例；心病死于壬日 20 例，癸日 14 例；脾病死于甲日 15 例，乙日 13 例；肺病死于丙日 20 例，丁日 18 例；肾病死于戊日 6 例，己日 6 例。共计 167 例。

由此可见，五脏之气的强弱，经脉流注的盛衰，疾病的生死进退，都与外在环境及五行气化的变迁息息相关。以肝为例：肝木为病，逢丙丁火日，可因火能克金，使肝木不受金制而减轻；若逢庚辛金日，可因金克木而加重，甚至死亡。其他四脏可以此类推，故作为"日钟"而计，脏气法时规律同样是可循的，而且是重要的。

### 3. 季节与死亡时间

（1）受阴阳应象规律的影响：《素问·阴阳应象大论》云："天有精，地有形，天有八纪，地有五里，故能为万物之父母。"说明了天有所生之精，地有所成之形，天有八节（四立、二至、二分）的气序，地有五方的分布，其精气交通于九州八方之中，故能成为万物之父母。由此可见，节气作为阴阳应象规律的反映，对人体有着重要的影响，尤以二至、二分为彰著。因节气为气血阴阳变化之时，是病情的转折点，而人体罹患各种疾病，对自然界节气变化适应力低下，故宜造成流注终止，神机化灭而死亡。

在645例病死患者中，以每节气前后各7日作为一个节令统计，以探求其死亡规律。①春分、秋分、冬至死亡例数高于平均值，而夏至在平均值上，说明了二至、二分为死亡高峰节气。②春分至白露呈脊形图形，白露至立冬呈一小峰，而大雪至春分则呈一大峰。③以四立为季之始终，则死亡高峰为冬春二季，秋季次之，夏季又次之。

（2）受脏气法时规律的影响：《素问·脏气法时论》云："病在肝，愈于夏，夏不愈，甚于秋，秋不死，持于冬，起于春……病在心，愈在长夏，长夏不愈，甚于冬，冬不死，持于春，起于夏……病在脾，愈在秋，秋不愈，甚于春，春不死，持于夏，起于长夏……病在肺，愈在冬，冬不愈，甚于夏，夏不死，持于长夏，起于秋……病在肾，愈在春，春不愈，甚于长夏，长夏不死，持于秋，起于冬。"此即五脏之气，必应天时，就其所阐明的死亡规律而言，各经病大都死于"克我"之季。五季的划分，以大寒日至春分后13日为春，春分后13

日至芒种后 10 日为夏，再至处暑后 7 日为长夏，至立冬后 4
日为秋，至大寒日为冬。将 645 例病死时间分属五季，则肝病
死于秋 66 例，心病死于冬 36 例，脾病死于春 30 例，肺病死
于夏 23 例，肾病死于长夏 12 例，共计 167 例。各经病死亡高
峰大都在其受制（克我）季节。

综上所述，受诸规律影响而死亡者，计经脉流注规律 160
例，阴阳应象规律 294 例，脏气法时规律 451 例，五脏逆传规
律 116 例，五脏传移规律 24 例。645 例病死患者中，受上述
规律影响而死亡者共 551 例（有的病人同时受几种规律影响而
死亡），不符者 94 例。说明上述规律是可循的。

### 4. 结语

死是生物生、长、壮、老、已的自然归宿。《白虎通》有
"死之言澌，精气穷也"的记载，《关尹子·四符》有"生死
者一气聚散尔"的论述，科学地说明了生死的内涵。

"吾不识青天高，黄地厚，唯见月寒日暖，来煎人寿。"
这是唐代诗人李贺的名句，道出了太阳和月亮的活动对人体健
康的外在影响，即"太阳神"和"月亮神"在悄悄地控制着
人类的命运。人是大自然的产物，人类自古就生活在这个列星
运转的太阳系里，日升月落，兔走乌飞，这日复一日、月复一
月、年复一年的自然循环现象，强烈地影响着人类的生命活
动，微妙地控制着人体的各种节律，积极地干预着人间的生老
病死。"月寒日暖，来煎人寿"，确是令人遗憾的事，然而，
人类也在不断地探索这些"天人之间"的奇妙关系，使之向
着有利于人的方面转化。源于《内经》的子午流注学说，就
是有意识地运用"中国钟"探索各种"人体钟"的"危象
点"和"最佳值"，教会人们注意逃过他们的大劫日——"致
命日"。这就是研究子午流注的现实意义之一。

日月的变化，时辰的更移，能使人体发生相应的生理变

化，此即子午流注学说中的经脉流注、脏气法时、五脏逆传、五脏传移、阴阳应象规律，若违犯这些规律，就会出现病理反应，以至死亡。本文中 645 个"幽灵"的"证词"似乎说明了这一点，并告诫医者在诊查治疗疾病时，要"谨候气宜，无失病机"。

笔者认为，子午流注学说因受历史条件和现代科学水平的限制，其中有些问题尚无定论，有待于探讨，但就其所揭示的自然规律而言，仍堪称中华民族的一份宝贵遗产。其无论在理论上或是方法上，都有着中医学自己的特点，它闪烁着中医学灿烂的光辉。就其寓有的"生物钟"原理，以及其独特的临床计算和运用方法而论，无疑是一个重要的课题，随着世界范围内生物钟与医学研究的深入，子午流注学说将会加深人们对自然的认识，促进医学的发展。

## 七、易理刚柔相摩与卦气图针法浅说

《易·系辞下》云："易之为书也，广大悉备。有天道①焉，有人道焉，有地道焉。兼三才②而两之③，故六；六者非它也，三才之道也。道有变动④，故曰爻⑤；爻有等⑥，故曰物⑦；物相杂⑧，故曰文⑨；文不当⑩，故吉凶生焉。"

词解：

①道：即一阴一阳。

②三才：即天、地、人。

③两之：即三才的三画扩大两倍，而成六爻。

④道有变动：即作为客观规律的"道"，是运动变化的。"变动"：指阳动变阴，阴动变阳。

⑤爻：《易·系辞》称"爻之谓言效也"，"爻也者，效天下之动者也"，故"爻"是用来效法"道"的变化的。

⑥等：指类别。

⑦物：指比拟万物，即━与╍的实物形象的标志。

⑧物相杂：刚爻与柔爻在六个位置上的交错，犹万物交错间杂。

⑨文：文采、文饰，即效法"道"的具体变化的刚爻与柔爻两类实物，在六爻位上的文饰。

⑩文不当：文饰构成的形象，刚居阳位，柔居阴位，为当；反之为不当。

本段经文，意谓《周易》这部书，内容广博，无不完备，有天、地、人三才之道。三才的三画扩大两倍，则六画组成了每卦的六爻，其代表着天、地、人三才的一阴一阳之"道"的原理。作为客观的"道"，是运动变化的，所以称"爻"。爻分刚柔两类，所以称"物"。爻是以━与╍的标志比拟万物，效法"道"的具体变化的阳爻与阴爻这两类实物的交错间杂，即在六位上构成了形象，所以称"文"。"文"即文采、文饰。文饰所构成的形象有当与不当之别，当则吉，不当则凶，所以产生了吉凶。此即"卦气说"及"卦气图针法"理论之渊薮。

"卦气图针法"，属象数医学针法之一。为易理刚柔相摩和八卦相荡理论所形成的针法，故又称刚柔相摩针法。

《易·系辞上》云："动静有常，刚柔断矣。方以类聚，物以群分，吉凶生矣。在天成象，在地成形，变化见矣。是故刚柔相摩，八卦相荡。鼓之以雷霆，润之以风雨，日月运行，一寒一暑。"意谓刚柔是通过动静来区分的。阳主动，阴主静，动以变为常，静以不变为常，六爻之变化本之于阳动阴静，只有通过观察动静的常与变，则"刚柔断矣"。方是事，物是物。方与物是指世间万事万物。天地间的万事万物都是以其所具有的共同点而相聚，又以其不同点而区分开来。人们掌握了天地间事物的聚散规律，是万事成功的关键。天地间事物的变化有象有形，易卦的变化由乾坤为总统，故有"刚柔相摩""八卦相荡"之论。即易卦的变化与生成，与自然界中天地万物的变化与生成是一致的。"摩"是两个事物相摩擦撞击，"荡"是旋转激荡，也是"摩"的意思，均是事物的运动、变化、发展的形态。此为自然界万物及易卦的生成原理。乾坤二卦相摩、相荡的结果生成六十四卦，又犹天地交感而生成万事万物，故《易·系传》又有"大载乾元，万物资始"，"至载坤元，万物资生"之论。

天地间的气，若分为两类，则为阴阳二气。若分为五类，则是金、木、水、火、土五气。先秦以邹衍为代表的阴阳家，建立起一种横向的阴阳二气消长循环论，即冬至一阳初生，夏至一阴初生。由于阴阳二气的消长运动，形成了冬夏寒暑年复一年的不断循环。于是邹衍的阴阳二气消长说，获得了更加复杂的形式，即"卦气说"。此说是把一年分成不同的时间段落，用不同的卦象与它们匹配。其最简单的是将一年分成四段，即四季，用坎、离、震、兑四个卦象和它们相配；或将一年分成十二段，即十二月，配复、临、泰、大壮、夬、乾、垢、遁、否、观、剥、坤十二消息卦。最后又将一年分为六十段，即始于冬至从中孚卦开始，至大雪颐卦。

卦气图说源于《稽览图》，发明于汉·孟长卿。每一卦与一年的时间相对应。后之仿者有焦氏《易林》，京房占侯，杨子《太玄》，郑氏爻辰，虞氏消息。立论虽各不相同，其要旨皆以始于冬至"中孚"为要。"坎""离""震""兑"代表北、南、东、西，为方伯不在卦气内，余六十卦三百六十爻，一卦主六日七分（每日八十分），即六日二小时。信发于冬至复卦中之六四为中孚卦，孚，信也。故独以"中孚""中"字居正北子中始，终于大雪复卦六三之颐卦。

卦气图针法是根据汉·孟长卿卦气图所设计出的一种针法。卦气图将六十四卦依据其阴阳消息进退之理，纳入一年四季二十四节气之中，借自然界阴阳消长进退之机杼，以调整人身之阴阳的偏盛偏衰，从而达到补偏救弊的医学目的。是以经脉中五输穴、原穴六穴配六爻卦为基础，行针灸治疗疾病的针法。在十二经脉中，选阳经的井、荥、输、原、经、合；因阴经无原穴以输代原，而本针法是以阴经的络穴代原穴，而与六爻相配。凡属脏腑经络病变均可适用本针法。在具体应用时，针刺某爻，则某爻便立刻产生变化。即该爻原是阳爻，针刺后该爻就立刻变成阴爻；若该爻原是阴爻，针刺后该爻就立刻变成阳爻。这种由阳变阴，由阴变阳的现象，是该针法的特点，也是阴阳相摩、八卦相荡易理针法的象数精义所在。诚如《易·系辞下》所云："八卦成列，象在其中矣。因而重之，爻在其中矣。刚柔相推，变在其中矣。"

　　人与外在环境有着密不可分的联系，故卦气图针法寓有深刻的中医学"阴阳应象""脏气法时""经脉流注"诸规律。该针法以时令之变迁，结合卦气、脏气，而相应地变换其要针刺的腧穴，进行临床应用，充分地体现了人与天地相参的"天人相应的整体观"的中医学思想。远在《内经》时代，就已经认识到自然界是人类生命之源。如《灵枢·经别》云："余闻人之合于天道也，内有五脏，以应五音、五色、五时、五味、五位也；外有六腑，以应六律，六律建阴阳诸经，而合之十二月、十二辰、十二节、十二经水、十二时、十二经脉者，此五臟六腑之所以应天道。夫十二经脉者，人之所以生，病之所以成，人之所以治，病之所以起。学之所始，工之所止也。粗之所易，上之所难也。"故高士宗有"人虽本天地所生，而统于天道"之注。《素问·宝命全形论》尝有"人以天地之气生，四时之法成"的记载；《灵枢·岁露》有"人与天地相参也，与日月相应也"的论述。均表述了天人相应的整体观思想。在《素问·天元纪大论》中，有五运阴阳是宇宙的一般规律的表述："夫五运阴阳者，天地之道也，万物之纲纪，变化之父母，生杀之本始，神明之府也，可不通乎。故物生谓之化，物极谓之变；阴阳不测谓之神；神用无方谓之圣。夫变化之为用也，在天为玄，在人为道，在地为化，化生五味，道生智，玄生神。神在天为风，在地为木；在天为热，在地为火；在天为湿，在地为土；在天为燥，在地为金；在天为寒，在地为水。故在天为气，在地成形，形气相感，而化生万物矣。然天地者，万物之上下也。左右者，阴阳之道路也。水火者，阴阳之征兆也。金木者，生长之终始也。气有多少，形有盛衰，上下相召，而损益彰矣。"对此五运主四时之理，该篇尝引古文献《太始天元册》文解之："太虚寥廓，肇基化元，万物资始，五运终天，布气真灵，揔统坤元，九星悬朗，七曜周旋，曰阴曰阳，曰柔曰刚，幽显既位，寒暑弛张，生生化化，品物咸章。"在《素问·离合真邪论》中又有"夫圣人之起度数，必应于天地"之论。此即《易·系辞上》"法象莫大乎天地，变通莫大乎四时，悬象著明莫大乎日月"，及"《易》与天地准，故能弥纶天地之道"之谓。亦即"天下一致而百虑，同归而殊途"之理。

卦气图针法应用方法如下：

**1. 卦气定位**

（1）以坎、离、震、兑分主春、夏、秋、冬四季。每爻各主一节气，每卦共主六气。从冬至起坎之初六，小寒值坎之九二，大寒值坎之六三，直至兑之上六大雪，分主二十四节气，往复循环，周而复始。

（2）以复、临、泰、大壮、夬、乾、姤、遁、否、观、剥、坤十二壁卦分主十二月，每卦主两节气，起于冬至复卦六四爻，历经十二月，终于大雪复卦六三爻。往复循环，周而复始。

（3）除坎、离、震、兑四卦外，又以六十卦主一年三百六十五天又四分之一日，每卦各主六日二小时又六分钟。从冬至起于中孚，每两节气由五卦主之，即每气为十五日五小时又十五分钟。即冬至、小寒两气主中孚、复、屯、谦、睽五卦；大寒、立春二气，主升、临、小过、蒙、益五卦；雨水、惊蛰二气，主渐、泰、需、随、晋五卦；春分、清明二气，主解、大壮、豫、讼、蛊五卦；谷雨、立夏二气，主革、夬、旅、师、比五卦；小满、芒种二气，主小畜、乾、大有、家人、井五卦；夏至、小暑二气，主咸、垢、鼎、丰、涣五卦；大暑、立秋二气，主履、遁、恒、节、同人五卦；处暑、白露二气，主损、否、巽、萃、大畜五卦；秋分、寒露二气，主贲、观、归妹、无妄、明夷五卦；霜降、立冬二气，主困、剥、艮、既济、噬嗑五卦；小雪、大雪二气，主大过、坤、未济、蹇、颐五卦。

### 2. 依卦取穴

（1）确立治疗卦：从卦气图的六十卦中，查出病人就诊时属于何卦主气，即以该卦作为治疗卦。如冬至日为中孚卦，春分日为解卦。

（2）确立主卦：看何经主病或病位为何经所过部位，从先天八卦确定所配属的脏腑经络。然后纳卦于后天八卦，即以该经之卦作为主卦。大凡后天八卦配属脏腑经络是：乾卦（☰）为阳金，配属足太阳膀胱和足少阳胆经；兑卦（☱）为阴金，配属手少阴心和手厥阴心包经；离卦（☲）为火，配属足太阴脾经；震卦（☳）为阳木，配属手阳明大肠经；巽卦（☴）为阴木，配属手太阴肺经；坎卦（☵）为水，配属足阳明胃经；艮卦（☶）为阳土，配属手太阳小肠和手少阳三焦经；坤卦（☷）为阴土，配属足厥阴肝和足少阴肾经。

（3）确立对应卦：根据先天卦位，即"天地定位，山泽通气，雷风相薄，水火不相射"。然后纳卦于先天八卦，确立对应卦。即从对应卦中确认后天卦所属的相表里的脏腑经络为对应卦的选穴。大凡先天八卦配脏腑经络是：乾卦配属督脉，对应卦坤配属任脉；兑卦配属手太阴肺和手阳明大肠经，对应卦艮配属足太阴脾和足阳明胃经；离卦配属手少阴心和手太阳小肠经，对应卦坎配属足少阴肾和足太阳膀胱经；震卦手厥阴心包和手少阳三焦经，对应卦巽配属足厥阴肝和足少阳胆经。

（4）针刺取穴：治疗卦与主卦、对应卦之间各爻相同的不予针刺，所要刺的仅是与治疗卦不同的爻的穴位。

**3. 案例**

患者宫某，2011 年 12 月 22 日初诊。病外感风寒，咳嗽，痰涎稀薄色白，形寒无汗，舌淡红，苔薄白，脉浮紧。该日属冬至日。冬至日主气卦为兑下巽上中孚卦（☴），即以中孚卦为治疗卦。风寒咳嗽属手太阴肺经之病，从后天八卦可知，肺经属巽卦，当纳卦于先天八卦之巽（☴），其对应卦为震（☳）卦，震卦之后天卦由手阳明大肠经配属。故交爻后左取手太阴肺经井穴少商、输穴太渊；右取手阳明大肠荥穴二间、原穴合谷、经穴阳溪、合穴曲池。见表 4-2。

表 4-1　冬至日咳嗽针刺示意

| 五输穴 | 爻位 | 主卦 | 治疗卦 | 对应卦 |
|---|---|---|---|---|
| | | 巽肺经输穴 | 主气卦中孚 | 震大肠经输穴 |
| 合 | 上爻 | | | ——·曲池 |
| 经 | 五爻 | | | ——·阳溪 |
| 原或络 | 四爻 | —— | —— | ——·合谷 |
| 输 | 三爻 | | | |
| 荥 | 二爻 | ——·太渊 | | |
| 井 | 初爻 | | | ——·二间 |
| | | ——·少商 | | |

注：①2011 年 12 月 22 日在二十四节气中属冬至日，主气卦（即治

疗卦）为中孚卦（☲）；②咳嗽为肺经病，纳卦为巽（☴）成为主卦。巽之对应卦为震（☳），当取与手太阴肺经，及与之相表里的手阳明大肠经的输穴；③治疗卦中孚，与主卦巽、对应卦震相交，则刚柔相摩，两卦相荡，其爻相同的不予刺，不同的针刺。于是主卦刺初爻井穴少商、三爻输穴太渊；对应卦刺二爻荥穴二间、四爻原穴合谷、五爻经穴阳溪、上爻合穴曲池；④次日主气卦仍为中孚卦，其主卦与对应卦亦不变，惟左右手交替：即左手取手阳明经四穴，右手取手太阴经二穴

### 4. 结语

在《内经》《易经》的经文中，多处出现"神"字，何谓神？在《内经》及《易经》中均有"阴阳不测谓之神"的记载。如《素问·天元纪大论》云："五运阴阳者，天地之道也，万物之纲纪，变化之父母，生杀之本始，神明之府也，可不通乎？故物生谓之化，物极谓之变，阴阳不测谓之神，神用无方谓之圣。"由此可知，即阴阳的变化无穷叫"神"，能够灵活应用阴阳规律而又不拘泥于方法的叫"圣"。张介宾注云："神之为用，变化不测，故曰无方。"在《易经》中尝提出一个"神用"问题，可窥见"神"的内涵。如《易·系辞上第十一章》记云："是故阖户谓之坤，辟户谓之乾。一阖一辟谓之变，往来不穷谓之通，见事谓之象，形乃谓之器，制而用之谓之法。利用出入民咸用之谓之神。"讲的是百姓遵循《易》的规律，却不知其所以然，故曰"民咸用之谓之神"。在《易·系辞上第五章》尝有"百姓日用而不知，故君子之道鲜矣"之感叹。继而有"生生之谓易，成象之谓乾，效法之谓坤，极数知来谓之占，通变之谓事，阴阳不测谓之神"的论述。由此可见，明白象数易之原理，就能明晓"卦气图针法"之奥蕴，掌握其针法之"日用"，那你也是在学《易》用"占"了。"占"字是指通过观变而确定自己行动指南，此即《易·系辞》中"观其象而玩其辞"，"观其变而玩其占"之谓也。

作为群经之首的《易经》，为国学的重要典籍。每当笔者读到《易·系辞》"《易》与天地准，故能弥纶天地之道，仰以观于天文，俯以察于地理，是故知幽明之故"一节时，深为这部伟大著作的思想广度和深度及其哲学意义所折服。本文的目的，一是介绍一种针法，以冀大家"咸用之"，并日用而知之，二是让大家窥见《易》理"能弥纶天地之道"之一斑。就会明白学习《易经》的现实意义，可以鄙视"算命先生"的"日用之道"了。

## 八、五音音乐导引探颐

安神养性，音乐的这一作用尽人皆知。音乐自古以来就被认为可以影响人们的身心活动。《礼记》有"乐者，音之内生也，其本在人心感于物"的记载；《礼·乐记》有"致乐以治心"及"肆直而慈爱者，宜歌商"的记载；而《说菀·修解》则有"乐之动于内，使人易道而好良；乐之动于内，使人温恭而文雅"的记载。许多古代典籍，记载了音乐与人的身心活动有着密切的关系。金、鼓是中国古代的两种乐器，《诗经·邶风·击鼓》中描述的是一幅"一鼓作气"的雄壮气势，而《吕氏春秋·不二》里则是战场上一片"金鼓齐鸣"的威武场面和紧张气氛。《韩非子·十过》及《史记·殷本记》中，记有靡靡之音使人意志消沉的史实。《史记·项羽本纪》里，记述着韩信曾用"四面楚歌"涣散楚军之心，从而瓦解项羽部队战斗力，以及项羽当时悲叹引歌"力拔山兮气盖世，时不利兮骓不逝，骓不逝兮可奈何，虞兮虞兮奈若何"的史实。唐诗"夜上受降城闻笛"云："回乐烽前沙似雪，受降城下月如霜，不知何处吹芦管，一夜征人尽望乡。"《晋书·刘琨传》记载："（琨）在晋阳，尝为胡骑所围，城中窘迫无计，琨乃乘月登楼清啸，贼闻之，皆凄然长叹；中夜奏胡筑，贼又流涕歔欷，有怀土之切，向晓复吹之，贼并弃围而走。"还有《列子·汤问》中的"余音绕梁"和《论语·述而》中的"三月不知肉味"的故事，说明了音乐对人的精神和环境气氛的影响甚。国外尚有大卫的竖琴曾安抚过所罗门王抑郁不安的精神，巴赫的戈德堡变奏曲治愈了凯瑟林伯爵失眠症的记载。

音乐，开始并不是艺术，它不过是一种巫术，古代巫师则是唱着咒语，击打响具，来为病人治病。这说明音乐一定程度渊源于医疗。由于音乐和医学之间的这种密切关系，在 20 世纪 50 年代产生了一门新的学科，叫"音乐理疗学"。临床实践始于 20 世纪 60 年代的美国，70 年代在国际上得到广泛的应用。在中医学上，音乐的应用源远流长，可溯源至殷周时期，《周易》《内经》等古典著作中均有详尽的文字记载。

音乐导引，是利用乐曲的不同调式和不同的旋律，作用于人的听觉器官，从而达到补偏救弊、平秘阴阳作用的一种疗法。

音乐导引源于《周易·乾·文言》里"同声相应"的理论。"导引"一词出自《庄子·刻惠》，李颐注："导气令和"，"导体令柔"。即人体的最佳功能态是"气和""体柔"，这与气功导引要达到"松筋缓节心调和"的功能态是一致的。亦即通过音乐导引，给人们传送一种音乐信息，使有听觉的人可以从音乐中受益。

音乐导引类似行为疗法，由于个体的情绪、情感、文化水平、兴趣爱好、音乐素养等差异，音乐效果也有很大的区别。

### 1. 民族音律的渊源

中国音乐理论起源于上古时期的河图、洛书。古代先民，根据人体的生理节律，结合了中医学原理，推衍出人体的感情节律，形成了五声调式中国民族音乐的理论体系。早在公元 6 世纪或更早，中国就有了十二律的概念，而且每律有自己的独立名称，十二律与十二时辰对立，并分阴阳两类，与阳支对应的为阳律，与阴支对应的为阴律，其中与子、寅、辰、午、申、戌相对应的为阳律，称六律，即：黄钟C，太簇D，姑洗E，蕤宾#F，夷则#G，无射#A。

与丑、卯、巳、未、酉、亥相对应的为阴律，称六吕，即：大吕#C，夹钟#D，仲吕#E，林钟G，南吕A，应钟B。

《吕氏春秋·十二纪》的《音律》篇，将十二律与四季十二月相配，起于仲冬者为黄钟，止于孟冬者为应钟。《史记·律书》十二应钟说，又配上十二支。《汉书·律历表》以黄钟－子－十一月起，其相对应关系，列表如表4－1：

**表4－2　《汉书》中的黄钟－子－十一月对应关系**

| 孟冬 | 仲冬 | 季冬 | 孟春 | 仲春 | 季春 | 孟夏 | 仲夏 | 季夏 | 孟秋 | 仲秋 | 季秋 |
|---|---|---|---|---|---|---|---|---|---|---|---|
| 十月 | 十一月 | 十二月 | 正月 | 二月 | 三月 | 四月 | 五月 | 六月 | 七月 | 八月 | 九月 |
| 应钟 | 黄钟 | 大吕 | 太簇 | 夹钟 | 姑洗 | 仲吕 | 蕤宾 | 林钟 | 夷则 | 南吕 | 无射 |
| 亥 | 子 | 丑 | 寅 | 卯 | 辰 | 巳 | 午 | 未 | 申 | 酉 | 戌 |

中国古代历法所以称为"律历"，乃因历律同源之故，在律为六律六吕十二律，在历为六阳六阴十二月，充分揭示了十二律同自然节气规律一样，节律严整，次序固定，周而复始，像十二月中的四季那样，间隔均匀。

天有五运六气，人有五脏六腑，乐有五音六律，天运有太过不及，气血有盛衰盈虚，故五音六律分太少以应之。

五音即宫、商、角、徵、羽。

五音分太少，即太宫、少宫、太商、少商、太角、少角、太徵、少徵、太羽、少羽。

一律包括五音，十二律包括六十音，用六乘之，得六六三百六十音，以当一岁之日，且律起黄钟，气起于一阳，"律""历"在同一点起步，故景岳云："盖一切万事，不离乎阴阳，图书二义，阴阳之道尽矣，是为律历之本源，数学之鼻祖也。"

中华民族于两三千年前就已开始利用音乐安邦治国，陶冶人的情操，《乐记》中就有"知律吕声之道也，可以行天地人事"的记载。《素问·刺法论》中有"刚柔失守……时序失令，即音律非从，如此三年，变大疫"的音律与疾病成因相关的论述，《内经》认为，"阴阳乖戾"是自然界"律吕音异"造成的结果，"音律先同，否则阴阳失调，灾病发生。""音者，天地之和气"，"律乃天地之正气，人之中声也。"由此可见，古人已认识到音乐是一种"和合之气"，可用它来和合人体阴阳，从而使人体达到"阴平阳秘"的健康状态。故清·吴尚先有"七情之病，看花解闷，听曲消愁，有胜于服药者也"的论述。

**2. 音乐导引的原理**

人体与外界事物具有"同气相求"的内在联系，《素问·阴阳应象大论》有较详尽的记述，列表如表4-3：

表4-3　五音与外界事物的对应关系

| 五脏 | 方位 | 六气 | 五行 | 五色 | 五音 | 五声 | 五志 |
| --- | --- | --- | --- | --- | --- | --- | --- |
| 肝 | 东方 | 风 | 木 | 苍 | 角 | 呼 | 怒 |
| 心 | 南方 | 热（暑火） | 火 | 赤 | 徵 | 笑 | 喜 |
| 脾 | 中央 | 湿 | 土 | 黄 | 宫 | 歌 | 思 |
| 肺 | 西方 | 燥 | 金 | 白 | 商 | 哭 | 悲 |
| 肾 | 北方 | 寒 | 水 | 黑 | 羽 | 呻 | 恐 |

自然界中，"同声相应"，"同气相求"，音乐导引的原理亦即"应"，即和也。

音乐作为影响疾病的因素之一，自古以来就受到人们的重视。宋·欧阳修有关于音乐导引治病的论述："吾尝有幽状之病，而闲居不能治人也，既而学琴于孙友道滋，受宫音数引，久而乐之，不知疾在体也。"

**3. 五音导引的功效**

我国民族音乐以五声调式为基本特征，五声调式按五度排列起来，这五个音依次定名为宫、商、角、徵、羽，《类经》云："宫音，五音之首……徵音宫所生……商音徵所生……羽音商所生……角音羽所生。"

五音调式所采用的音程是完全协和音程，不但听起来悦耳、融合，而且其旋律节奏和人体的生命节律也协调一致。兹将导引音乐的五音功效简介如下：

（1）宫类导引音乐：它包括以宫音（1，do）为主音的宫调式音乐。

宫属土，与脾胃相通，其性冲和，具有敦厚、沉静、典雅、庄重等情绪上的特点。故《类经附翼》云："宫音，五音之首，其声极轰、极下、极浊。"如《马兰花开》即属宫类音乐，可培补脾胃，以助后天生化之源。根据节奏的快慢和旋律可分为太宫、少宫、正宫三个亚类。

（2）商类导引音乐：主要指以商音（2，re）为主音的商调式音乐。

商属金，与肺、大肠相通，其性清肃，具有高亢、优美及悲伤情绪上的特点。故《类经附翼》云："商音徵所生，其声次长、次下、次浊。"如《最好最美的歌儿献给毛主席》等曲即是。听商调音乐给人一种清澈、肃静感，它可以改善呼吸和水液代谢，协调人体生理活动。其乐曲亦可根据节奏的快慢和旋律分为太商、少商、正商三个亚类。

（3）角类导引音乐：主要指以角音（3，me）为主音的角调式音乐。

角属木，与肝胆相通，具有柔和、舒畅、条达等情绪上的特色。故《类经附翼》云："角音羽所生，其声在长短、高下、清浊之间。"如江苏民歌《一粒下土万担收》等曲便是。对气血具有疏散、宣泄的功能，其乐曲亦可根据节奏快慢和旋律分为太角、少角、正角三个亚类。

（4）徵类导引音乐：主要以徵音（5，soe）为主音的徵调式音乐。

徵属火，与心、小肠、心包、三焦相通，其性发扬，具有强烈、兴奋、活泼等情绪上的特色。故《类经附翼》云："徵音宫所生，其声次短、次高、次清。"如古代名曲《苏武牧羊》、湖南民歌《浏阳河》等曲即是徵调式音乐。它给人一种兴奋、热烈感，可旺盛人体的新陈代谢，亦可分为太徵、少徵、正徵三个亚类。

（5）羽类导引音乐：它包括羽音（6，ta）为主的民族羽调式音乐和西洋小调。

羽属水，与肾、膀胱相通，具有开阔、奔放、哀怨等情绪上的特色。故《类经附翼》云："羽音商所生，其声极短、极高、极清。"如《昭君怨》《在北京的金山上》等曲即属羽类导引音乐。具有补肾益精、坚骨生髓之效，可使人精神健旺，精巧敏捷，听觉聪敏，记忆力增强等。亦分太羽、少羽、正羽三个亚类。

五音可分为太、少、正三个亚类，各类的特点：

①太类音乐：节奏强烈，旋律进行方向向上；②正类音乐：节奏适中，旋律进行方向平行；③少类音乐：节奏缓慢，旋律进行方向下行。

一般说来，太类音乐属阳刚一类，能泻所胜之脏及母脏之实，而少类音乐属阴柔一类，能补虚，正类音乐属中和一类，平补平泻，能平秘阴阳，可用于保健。

### 4. 五志与五音导引

五志，即喜、怒、悲、忧、恐五种情志变化。《素问·阴阳应象大论》云:"人有五脏化五气,以生喜怒悲忧恐。"在一般情况下,五志是人体对不同事物的正常反应,不致病,但当情志对人体产生剧烈的、突然的、持久的刺激时,致使人体阴阳失调,精气逆乱而发病,故五志为内伤致病因素。

《素问·宣明五气》有"精气并于心则喜,并于肺则悲,并于肝则忧,并于脾则畏,并于肾则恐"的记载,可见五志过极不但是内伤疾患的重要病因,而且亦是五脏虚实改变即五脏疾患的外在表现,两者互为因果。

五音与五脏、五声的五行配属关系如表4-4。

**表4-4　五音与五脏、五声的五行配属**

| 五行 | 木 | 火 | 土 | 金 | 水 |
|------|----|----|----|----|----|
| 五志 | 怒 | 喜 | 思 | 悲 | 恐 |
| 五脏 | 肝 | 心 | 脾 | 肺 | 肾 |
| 五音 | 角 | 徵 | 宫 | 商 | 羽 |
| 五声 | 呼 | 笑 | 歌 | 哭 | 呻 |

肝属木,怒伤肝,行为改变特点为多呼;心属火,喜伤心,行为改变特点为多笑;脾属土,思伤脾,行为改变特点为多歌;肺属金,悲伤肺,行为改变特点为多哭;肾属水,恐伤肾,行为改变特点为多呻。当五脏发生病变时,肝病者,则多呼善怒;心病者,则多笑善喜;脾病者,则多歌善忧思;肺病者,则多哭易悲;肾病者,则多恐善呻。

五音中,角音属木,通于肝;徵音属火,通于心;宫音属土,通于脾;商音属金,通于肺;羽音属水,通于肾。当五脏功能异常时,即出现发音异常,或子脏及所胜之脏出现相应的音异。故通过五音的异常改变,可测知内脏病之所在。如角音变异,则多为肝病。反之,肝病者,角音多发生异常,或宫音异常(木克土),或徵音异变(木生火)。此为五音在诊断上的应用。

五音导引运用于五志致病或脏腑虚实所致五志的异常，情况较为复杂，其中寓有深刻的辨证施乐意义。施乐的目的在于通过音乐导引，对疾病进行调理和治疗，其施乐原则约分如下几点：

（1）顺其季施乐法：周年十二月中，孟春仲春为木旺之时，孟夏仲夏为火旺之时，孟秋仲秋为金旺之时，孟冬仲冬为水旺之时，季春、季夏、季秋、季冬四季月为土旺之时。可见木火土金水五行循着五季运行，各旺其时。根据"同气相求"的原理，在不同季节中应用的导引音乐，其调式应该力求与季节的五行属性相符，避免与之产生冲突，比如孟春仲春之时，木气旺盛，角音属木，故应用角音；孟夏仲夏之时，火气旺盛，徵音属火，故应用徵音；孟秋仲秋之时，金气旺盛，商音属金，故应用商音；孟冬仲冬水气旺盛，羽音属水，故应用羽音。此乃常人之用乐也。若因病而导之者，则可灵活运用。如春季若遇肺虚而多哭善悲者，亦可听商音，夏季遇肾虚而作恐者，亦可听羽音等等，但在选乐时，不宜选太类，而应选少、正之类，以防太过，与季之气相克。另外，与各季之气为所不胜关系或母气亦可听。如春季，可听宫音或羽音（木克土，水生木），但均宜选择少、正类，而不可听太类，防太过而使怒者愈怒，喜者愈喜，思者愈思，悲者愈悲，恐者愈恐，即旺者愈旺，或子盗母气，而出现大呼大叫、喜笑无度、高歌不止、哭泣悲怆、呻吟郑语等行为改变。

（2）顺其脏腑性情施乐法：此法多用于五志过极而五脏内伤者，多用少、正类音乐。如其人善怒而肝火旺盛，日久灼伤肝阴，肝阴亏虚则目眩筋疲，愈善怒，可用角类音乐补之；过喜伤心者，哭笑无常，眠少梦多，心悸不安者，可用徵类音乐补之；忧患过度而伤脾者，欲歌善唱，四肢懈怠，以宫类音乐补之；悲伤过度而伤肺者，哭泣悲恸，以商调补之；惊恐伤肾者，呻吟郑语，腰膝酸软，宜羽类音乐补之。此为顺其脏腑性情施乐法，所用为"同气相求"之理。

（3）亢害承制施乐法：此法多用于五志过极所致脏腑实证。如善怒而致肝气郁结时，可用太商音以治怒，以怆恻苦楚之音感之（金克木）；忧思伤脾，使脾胃失和时，可用太角之音以治忧思，以污辱欺罔之音触之（木克土）；过喜伤心，使心气逆乱时，可用太羽之音以治狂喜，以迫遽危亡之音怖之（水克火）；大悲伤肺，使肺气壅郁时，以太徵之音以治悲，以谑浪褒狎之音娱之（火克金）；惊恐伤肾，使肾气不固时，以太宫之音以治恐，以虑此忘彼之音夺之（土克水）。此为亢害承治施乐法，此法须用太类音乐，因太类音乐具有泻所胜脏之实的功效，即"以所胜者平之"之理。

（4）补母施乐法：此法多用于因五脏虚弱而致五志改变之证。如因肝虚而抑郁者，因木为水所生，羽音属水，故宜用羽音以补肾；脾虚而忧思者，因火生土，徵音属火，故宜用徵音以补心；肺虚而使人悲怆者，因土生金，宫音属土，故宜用宫音以补脾；肾虚而致惊恐者，因金生水，商音属金，故宜用商音以补肺；心虚而致喜笑无度者，因木生火，角音属木，故宜用角音以补肝。此即为补母施乐法，此法所用之音多为五音类中的少、正类。

（5）泻子施乐法：此法用于因五志太过所致脏腑实证，如因怒致肝气郁结，可用太徵泻心火（心为肝之子）。因大喜而致心神散乱者，可用太宫以泻脾土（脾为心之子）。余脏依此类推。泻子施乐法宜用其子脏的太类音乐。

（6）施乐禁忌

1）五季施乐禁法：春（孟春、仲春）不听太角音乐，春气通于肝，春为肝木生旺之季；夏（孟夏、仲夏）不听太徵音乐，夏气通于心，夏为心火生旺之季；秋（孟秋、仲秋）不听太商音乐，秋气通于肺，秋为肺金生旺之季；冬（孟冬、仲冬）不听太羽音乐，冬气通于肾，冬为肾水生旺之季；四季（季春、季夏、季秋、季冬）不听太宫音乐，四季土旺，土旺不受，脾不补自旺。

此为五季施乐禁法。气旺之季，恐助其太过而伤人。

2）五志施乐禁法：五志太过，则伤其同气之脏，因怒伤肝，悲伤肺，喜伤心，忧思伤脾，惊恐伤肾，故大怒之后，不宜用污辱欺罔特点的太角音触之，以防"怒则气上"；大喜之后，不宜用具有谑浪亵狎特点的太徵音娱之，以防"喜则气缓"；大悲之后，不宜用具有悲怆苦楚特点的太商音感之，以防"悲则气消"；忧思太过，不宜用具有虑彼忘此特点的太宫音乐夺之，以防"忧思气结"；惊恐之后，不宜用具有迫遽危亡之特点的太羽音怖之，以防"恐则气下""惊则气乱"。此五志用乐之忌。

3）五脏施乐禁法：五志致病，各伤其脏，其证有虚实之分。在对实证施乐过程中，不宜用与本脏同气的太类音乐。如肝、胆实证，不宜听太角音；心、小肠实证，不宜听太徵音；肺、大肠实证，不宜听太商音；脾、胃实证不宜听太宫音；肾、膀胱实证不宜听太羽音。此因同气相生，太过可自伤，故不宜听。反之若脏腑虚证，则不宜听与子脏同气的太类音乐。如肝、胆虚证，不宜听太徵音；心、小肠虚证，不宜听太宫音；肺、大肠虚证，不宜听太羽音；脾、胃虚证，不宜听太商音；肾、膀胱虚证，不宜听太角音。此因子盗母气之理，故不宜听。

### 5. 音乐导引治疗高血压 85 例总结

（1）一般资料：本组 85 例病例中，男性 47 例，女性 38 例；年龄在 40 岁以下者 3 例，60 岁以上者 10 例；病程 1 年者

25 例，2～3 年者 43 例，4～10 年者 17 例。其病例分住院、门诊两部分，并设有等例对照组。

（2）诊断标准与辨证分型：导引组与对照组患者的诊断均符合世界卫生组织高血压诊断标准。所选病例的辨证分型均为肝肾阴亏、肝阳上亢型。

（3）观察指标与疗效评定标准：观察指标包括症状积分观察及血压变化情况观察两部分。将治疗前后的血压变化情况及症状积分变化情况加以对比，以观疗效。

具体观察指标：按四级评分法：主诉症状为 3 分，医生问诊所得的持续性症状为 2 分，间断性症状为 1 分，不存在症状为 0 分。治疗前测血压 3 日，取最高一次血压值记之，第一疗程结束及第二疗程结束时均按上法测血压，然后取最高一次血压值记录。

具体疗效评定标准：①显效：血压降至正常，症状消失或基本消失，症状积分下降 90% 以上者。②有效：血压基本正常，或舒张压下降 ≥2.6kPa，症状积分下降 50% 以上者。③无效：血压下降不明显，症状积分下降 50% 以下者。

血压下降情况应用 1979～1985 年心血管流行病学及人群防治工作规定的疗效评定标准。

（4）治疗方法及疗效分析

1）治疗方法：两组均服用地巴唑 20mg，每日 2 次，脑立清 10 粒，每日 2 次，口服。在此基础上，导引组加听正角及少羽音乐，每日 3～5 次，每次 30 分钟～1 小时，每次放乐之前，先屏息静气，仰卧敛神，然后开始听乐曲，每半月为一疗程。施乐期间，禁忌恼怒、忧思、悲恐等情志刺激，忌食辛辣之物。因故已发较强烈情志改变时，可选加相应的乐曲以防其变，恼怒者，选加少商乐曲，以佐金平木，忧思太过者，选加少宫音乐，以扶土抑木。

2）疗效分析：两组分别治疗两个疗程后，对症状积分情况及血压测定情况加以总结，与第一疗程前后情况加以对比，而获如下结果：

导引组 85 例病历中，血压达显效者 21 例，有效者 54 例，无效者 10 例，总有效率为 88.23%；对照组 85 例中，血压达显效者 7 例，有效者 18 例，无效者 60 例，总有效率占 29.41%。

导引组症状积分下降达显效者 40 例，有效者 33 例，无效者 12 例，总有效率达 85.88%；对照组中症状积分下降达显效者 26 例，有效者 29 例，无效者 40 例，总有效率为 64.71%。

经统计学处理，$P < 0.01$，说明两组有效率差异有极其显著的意义，即导引组较对照组总有效率明显增高。

（5）典型举例

林某，女，58 岁，就诊时间：1990 年 8 月。

主诉：头晕、目眩、头痛，伴阵发性精神恍惚 3 年，加重 10 天。

现病史：3 年来，患者常感头晕、目眩、头痛，严重时伴有恶心，并时有精神恍惚，在当地医院测血压，发现很高（具体数值不详），给予"心得平"等药物治疗，病情无明显好转，仍时作时减，近十余天来，病情加重，故来诊。既往有"神经衰弱"史。

检查：精神萎靡不振，面颧潮红，形体较瘦，动态尚自如，舌质红苔薄少，脉弦数，血压 23.4/15.6kPa（180/120 mmHg），血清胆固醇 240mg/dL。

诊断：眩晕症（高血压）

辨证：肝肾阴亏，肝阳上亢。

治法：滋阴潜阳。

治疗：予以正角音乐及少羽音乐，每日 3 次，每次 1 小时，按要求放听，加之所喜闻之曲，上下午各播放半小时。同时予以地巴唑 20mg，每日 2 次，口服；脑立清 10 粒，每日 2 次，口服。

1 个疗程后，血压下降至 20.8/13.6kPa（160/105mmHg），症状积分由原来的 13 分下降至 4 分，下降了 69.2%，继续治疗一疗程，血压降至 15.6/10.4kPa（120/80mmHg），症状积分为 0，疗效显著。

（6）讨论：高血压以头晕、目眩为主要症状特点，属中医学"眩晕"范畴。其病机历代医家皆有论述，总之不外乎"无痰不作眩""无虚不作眩""无风不作眩"及"诸风掉眩皆属于肝"等。为临床观察之便，笔者选择了 170 例因"虚"作眩的"阴虚阳亢"型病历，导引组与对照组各占 85 例，两组在同样服用药物的前提下，给导引组加用正角与少角类乐曲，予以导引治疗，疗程结束后，发现导引组疗效明显高于对照组疗效。

可见，五音音乐导引，对治疗高血压和改善高血压的症状比单纯药物治疗具有明显的疗效，尤其在降低血压方面，具有较大的优势。

本组病人在辨证分型上属肾阴不足，水不涵木，肝阳上亢，肾阴虚为主导因素，肝阳亢因虚而致，故在导引音乐的选择上，选少类为主，虚在肾，故选少羽调式音乐，以补肾之虚。根据五行相生关系，肾水生肝木，水虚则肝木失涵，肝体必虚，在肝体虚同时，肝阳上亢，故若以少角补肝体，又有助肝用之虑，若以太角泄肝阳，又有损肝体之弊，故采用正角音乐，平补平泻，既补肝体，又调肝用。正角、少羽共用，既可使肾水得益，肝木得涵，又可使亢阳下潜，故临床效果显著。

**6. 结语**

音乐导引是心理治疗的有效和有前景的疗法，相信随着心理学的不断发展和研究，音乐导引会愈来愈引起医学界的重视。

## 九、时辰护理初探

随着中医护理事业的不断发展和逐步完善，中医学中的许多精华，已引起人们的重视。笔者以"五运六气"及"子午流注"学说为理论基础，以探求时辰与护理工作的内在联系，故提出了"时辰护理学"的概念。

人是大自然的产物，人类自古就生活在这个列星运转的太阳系里，日升月落，冬去春来，这年复一年，月复一月，日复一日的自然循环现象，强烈地影响着人类的生命活动，微妙地控制着人体的各种节律，积极地干预着人间的生老病死，在临床护理中，有意识地利用各种不同的疾病与时辰的关系，来观察和推断疾病的发展预后及转归，探索"人体钟"的"危象点"和"最佳值"，指导人们逃过他们的大劫日——"致命日"，此即研究时辰护理学的现实意义，本文试从如下几点进行阐述：

### 1. 经脉流注规律与疾病的护理

人体营卫的运行，经脉流注的时间节律变化，确定了一日中，各脏腑功能活动，何时处于活动性高峰，即脏腑的固有功能，有显著的昼夜节律，称之为人体的内源节律。经脉流注规律与疾病的关系，约言有三：一是经气生旺之时发病，此时经气借以该经气血旺盛而与邪争，正邪交争而病作；一是经气生旺之时病愈，此时得天时正气之助，阴阳自和而疾病得愈；一是远离该经气血旺盛之时病死，此时该经气血空虚，脏腑功能低下，邪盛正衰而死亡。

人体十二经脉，按其运行次序和表里相合，阴阳相贯的原则周流。

每日平旦寅时（3~5时）营气始于中焦，下注于手太阴肺脉，自胸中而出生于中焦，至于少商，依次于卯时（5~7时），行于手阳明大肠经，辰时（7~9时），行于足阳明胃经，巳时（9~11时），行于足太阴脾经，午时（11~13时），行于手太阳小肠经，申时（15~17时），行于足太阳膀胱经，酉时（17~19时），行于足太阴肾经，戌时（21~23时）行于手少阳三焦经，子时（23~1时）行于足少阳胆经，丑时（1~3时），行于足厥阴肝经，寅时复传至肺经，如此循环无端，周而复始，这就是经脉盛衰的时间机制。

大凡各经病的发病或愈可时间，大都在气血灌注该经之时，而各经病加剧或死亡的时辰又都在远离该经气血生旺之时，即脏腑功能活动低下时刻，此时多在中国钟的 12 小时后，例如：肺气气血生旺之时的寅时，即下半夜 3~5 时，此时夜之阴寒，易使人患感冒咳喘之证，素有肺病如外感发热时，则开始热退而静眠，咳喘者亦可以端坐呼吸或半卧位改为平卧而眠了，故护理人员在护理过程中，应利用这一规律，注意病员衣被的覆盖，以防发生肺病或给予药物及其他疗法帮助，以使病情顺利转向痊愈。而肺经气血充盈的谷值在 12 小时以后的申时，此时外感发热者以白昼的热退状态，又开始体温上升，素有肺病的人往往开始从一天的兴奋状态转入抑制状态，咳喘加剧甚至难以渡过此时而死亡。故护理人员应密切注意其病情变化，帮助病人渡过"难关"。在此之前即应做好准备，一旦出现意外，马上抢救，各经病以此类推，这就是时辰与疾病的关系在护理学中的具体应用。

### 2. 阴阳应象规律与疾病的护理

"中国钟"的"时钟"将一昼夜分为十二个时辰，日出为卯，日入为酉，日中为午，视半夜为子，《灵枢·卫气行》云："岁有十二经，日有十二辰，子午为经，卯酉为纬……阳主昼，阴主夜，故卫气之行，一日一夜凡五十周于身，昼行于阳二十五周，夜行于阴二十五周，周于五脏"，从而说明了脏腑功能的盛衰，疾病的转化与卫气行阴行阳有着密切的关系。

《灵枢》有"朝则人气始生，病气衰，故旦慧；日中人气长，长则胜邪，故安；夕则人气始衰，邪气始生，故加；夜半人气入脏，邪气独居于气，故甚"的论述。也就是说，随着一日内阴阳的消长盛衰，人体阴阳也相应地有所改变，这对疾病的转愈或转甚起着积极的作用，早晨阳气升长之时，人身的阳气应之而升，阳气升则阴气降，故感爽慧，中午阳气隆盛，人体的阳气也应之而旺，阳气旺而胜邪，故病人多安静。日落时阳气渐衰，人体阳气也应之而弱，阳气弱不能胜邪则邪气渐盛，故病人多感病情加重，至夜半，阳气深藏于内，人体阳气亦伏而不出，邪气独居其气，故病人可感病情笃甚。近代有人用经络的电位置测定法也证实。在日出、日中、日入、夜半的周日四时，十二经穴位电位置不同。充分证实了人体脏腑功能气血盛衰及病情变化与阴阳应象规律是有密切关系的。故各种疾病会出现"旦慧""昼安""夕加""夜甚"的变化。故子、午、卯、酉为病情变化的转机，在此四时，护理人员应掌握其应变规律，在阳气升旺之时要诱导病人充分调动机体的抵抗力，使病情不断好转，在阳气衰降之时，要密切观察病情，教育病人树立战胜疾病的信心，使病情得以稳定，充分掌握"旦慧""昼安""夕加""夜甚"的变化，对疾病白昼的一时好转或夜间的一时加重，做到心中有数，不致盲目乐观或丧失信心，在白昼疾病好转的情况下，做好夜晚病情加重的对应工作，配合医生掌握治疗疾病的主动权，使病人早日康复。

**3. 脏气法时规律与疾病的护理**

经脉流注阴阳消长规律影响和导致了病情在时辰上的差异，但亦有不应时辰和"旦慧""昼安""夕加""夜甚"者，此即《内经》所云："脏独主其病者，是必以脏气所不胜者甚，以其所胜者起也"之由。如脾病不能胜旦之木；肺病不能胜昼之火；肝病不能胜夕之金；心病不能胜夜之水，故为甚为加。若人之脏气能胜时之气，如肺气能胜旦之木，肾气能胜昼之火，心气能胜夕之金，脾气能胜夜之水，故为慧为安。

根据《素问·脏气法时论》的论述，则：肝病者，平旦慧、下晡甚，夜半静；心病者，日中慧，夜半甚，平旦静；脾病者，日昳慧，日出甚，下晡静；肺病者，下晡慧，日中甚，夜半静；肾病者，夜半慧，日中甚，下晡静。

日有十二时，十二时辰与五行的方位配属为：寅卯东方木，巳未南方火，申西酉方金，亥子兆方水，丑辰未戌四维土。平旦（卯）东方日出，阳气始生，为木旺之时；下晡（申）日将西落，金辉映照，为金旺之时；夜半（子）阳气无而阴气盛，为水旺之时；日昳（未）日在西南方，属四维之一，土旺之时；日中午太阳在南阳光炽烈，为火旺之时，肝病属木，故肝病者平旦木旺时慧（木旺其时），下晡金旺时甚（金克木），夜半水旺时静（水生木）；心者属火，故心病者日中火旺时慧（火旺其时），夜半水旺时甚（水克火），平旦木旺时静（木生火）；脾者属土，故脾病者日昳土旺时慧（土旺其时），日出木旺时甚（木克土），下晡金旺时静（金克木，使木不能克土）；肺者属金，故肺病者下晡金旺之时慧（金旺其时），日中火旺之时甚（火克金），夜半水旺之时静（水克火使火不致克金），肾者属水，故肾病者夜半水旺时慧（水旺其时），入季土旺时甚（土克水），下晡金旺时静（金生水），以肝病为例，那早晨病情将爽慧，下午3~5时病情将加，夜半病情又退，充分说明了五脏之气强弱、虚实、疾病的甚愈、进退，不但与经本身的流注有关，而且与外在环境及五行气化有关，所以这就要求护理人员不但要掌握经脉流注及阴阳应象规律与疾病的关系，同时要考虑到在各时辰里，各脏腑与其他脏腑之间的"母子"关系和"相克"关系，以便因势利导或扶弱抑强，协助病人战胜和避免因时辰对疾病产生的不良影响，利用其有利的一面，促使病情转愈。

### 4. 六经欲解时与护理

《伤寒论》有"病有发热恶寒者，发于阳也，无热恶寒者，发于阴也"的记载，说明病有发于"阳"与发于"阴"之分，发于阳者分：少阳、阳明、太阳；发于阴者又分：厥阴、少阴、太阴。共三阴三阳，合为六经。六经与十二时辰的关系，可借助天子卦的卦爻变化来进行说明，即亥时阴气极，六爻皆阴，得纯坤。为是厥阴经，子时一阳生于足下，得复卦，为足少阴经，丑时二阳生于足下，得泰卦，为足少阳经，卯时四阳生于大壮卦，为足阳明经，辰时五阳生于足下，得夬卦，为足太阳经，巳时至戌时为手经，各与其相冲地支同名。伤寒六经病的命名是根据足经而定，非指手经，故不予讨论。正确掌握六经病欲解时，对于护理工作是很重要的。

《伤寒论》中指出："太阴病欲解时，从亥至丑上；少阳病欲解时，从寅至辰上；太阳病欲解时，从巳至未上；阳明病欲解时，从申至戌上；少阴病欲解时，从子至寅上，厥阴病欲解时，以丑至卯上。"由此可知，三阴病的病解时辰从亥至卯依次为太阴病从亥至丑，少阴病从子至寅，厥阴病从丑至卯，其规律为：三阴经依次为太阴、少阴、厥阴，病解时辰分别从亥、子、丑而始，终于各自后面的第三个时辰，至卯时而止，三阳病的病解时辰为从寅至戌，依次为少阳病从寅至辰。太阳病从巳至未，阳明病从申至戌。其规律为：因为少阳为阳转阴之枢，外联二阳、内联三阴，故当从少阳排起，依次为少阳、太阳、阳明，病解时辰上联三阴经的终止时辰卯，分别自寅、巳、申而始，止于各自后面的第三个时辰，终于戌，于三阴经解病时辰亥首尾相接，而成周日。可见周日之内，有些病可旦慧、昼安，有些病亦可夕慧、夜安，如肝经疾患，肝为厥阴风木，厥阴经的病解时辰为丑寅卯时，而脾经病，脾为太阴湿土，太阴病的病解时辰则为亥、子、丑三时。丑、寅、卯天已明，而亥、子、丑则为深夜。故临证中护理人员应掌握其证，灵活应用，不可拘泥某一规律，当某经病病解时辰来到之际，护理人员应做好准备，通过各种护理手段如针灸、推拿、气功或音乐导引等多种疗法，促进病人病情转愈，抓住时机，将可事半功倍。

《伤寒论》又云："假令夜半得病，明日日中愈；日中得病，半夜愈，何以言之？日中得病夜半愈者，以阳得阴则解也；夜半得病明日日中愈者，以阴得阳则解也。"看来这是六经病欲解时的第二个规律。这与《素问·标本病传》所云："心病先心痛……死，冬夜半夏日中；肝病头目眩……死，冬日入，夏早食；脾病身痛体重……死；冬人定，夏晏食；肾病少腹腰脊痛髓……死，冬大辰，夏晏晡；胃病胀满……死，冬夜半后，夏日昳；膀胱病小便闭……死，冬鸡鸣，夏下晡"之理是相吻合的。

夜半为子，日中为午，即子时患病，来日日中解病，子与午是地支冲局中之一局，那么其他局如：丑未、寅申、卯酉、辰戌、巳亥等皆可在其中一时得病，相冲时辰解病，反过来根据病解时辰，亦可推测患病时辰，如未时解病，那么患病时辰当为丑时。形成冲局中的两支，其中一支为阴，一支为阳，故此为阴阳相得而病解也。这正如《难易寻源》中所云："对立斗争者，互不相能，两两破碎"，是一致的。护理人员在掌握了这个规律的前提下，若已知发病时辰，在相冲时辰到来之前，做好帮助病人解除病痛的一切准备。要牢记："机不可失，时不再来"。失去一次机会将给患者带来不必要的病痛折磨。

## 十、从太极模式解读十二经脉运行轨迹

经络学说是中医学理论的重要组成部分，它和阴阳五行、脏腑、营卫气血等中医理论组成了中医学完整的理论体系，在中医学的生理、病理、诊断、治疗等方面，占有重要的地位。

《灵枢·本脏》云："经脉者，所以行气血而营阴阳，濡筋骨，利关节者也。"说明经络学说是人体内存在的一个运行"气血阴阳"的网络系统。《灵枢·经水》云："经脉十二者，外合于十二经水，而内属于五脏六腑……夫经水者，受水而行之；五脏者，合神气魂魄而藏之；六腑者，受谷而行之，受气而扬之；经脉者，受血而营之，合而以治。"由此可见，经络遍布全身，并紧密地联系着身体各个部分，气血在经络系统中周流不息，从而使整个机体很好地进行各种复杂的生命活动。对此，《灵枢·经脉》有"经脉者，所以能决死生，处百病，调虚实，不可不通"的论述；《灵枢·卫气》有"能别阴阳十二经者"，则"知病之所生"的记载，从而说明了经络学说在中医学中的重要作用。经络的记载首见于《内经》，且以《灵枢》为详，如《经脉》《经别》《经筋》《脉度》《根结》《痈疽》等篇，《素问》亦有《脉解》《皮部论》《经络论》《骨空论》《调经论》《太阴阳明论》《阳明脉解》等篇。《难经》对经络学说亦有所阐发，尤以对奇经八脉和原气的论述甚详。其后历代医家结合临床实践，对经络学说亦多有论述，对经络学说的完善和发展，均做出了重要的贡献。然而，历代文献对经脉运行轨迹之由因，甚少论述，此亦笔者经年思索的课题，今以之太极思维模式解读之。

### 1. 从经脉运行起于肺经谈经脉衔接之由因

《灵枢·痈疽》云："上焦出气，以温分肉而养骨节，通

腠理。中焦出气如露，上注溪谷，而渗孙脉，津液和调，变化而赤为血。血和则孙脉先满溢，乃注于络脉，皆盈，乃注于经脉。"此言水谷之精微，化生为气血后，首先由内络系统之孙络先满溢，再注入络脉，二者皆盈，才注于经脉。提示了内治法，特别是内服药物达胃后，有效成分通过内络系统之孙络，首先是胃之孙络的吸收，随气血在经脉中运行，而内达脏腑，外达四肢百骸，起到治疗作用。同理，药物外治法亦是通过外络系统之孙络，将药物之有效成分，由经络系统而内达病所。

《灵枢·决气》云："中焦受气取汁，变化而赤，是谓血……壅遏营气，令无所避，是谓脉。"此言营血源自中焦脾胃，经脉壅蔽，营气行于脉中，昼夜环转，无所违避，是谓脉。由此可知，气血的生成及与脏腑经络的重要关系。首先，气血的生成，一是由先天获得，即禀受于父母，即肾元（肾阴、肾阳），二是由后天获得，即呼吸之气和水谷之精微。气血是维持人体活动的根本，故《难经·八难》云："气者，人之根本也。"《难经·二十二难》云："血主濡之。"营气与卫气均来源于后天之气，营气行脉中，卫气行脉外。关于营气的运行，《灵枢》中有"营气篇"之专论："营气之道，内谷为宝，谷入于胃，乃传之肺，流溢于中，布散于外。精专者行于经隧，常营无已，终而复始，是谓天地之纪。故气从太阴出，注手阳明，上行注足阳明。下行至跗上，注大指间与太阴合。上行抵脾，从脾注心中。循手少阴，出腋下臂，注小指。合手太阳，上行乘腋，出颇内，注目内眦。上颠下项，合足太阳，循脊下尻，下行注小指之端，循足心，注足少阴。上行注肾，从肾注心，外散于胸中。循心主脉，出腋下臂，出两筋之间，入掌中，出中指之端，还注小指次指之端。合手少阳，上行注膻中，散于三焦。从三焦注胆出胁，注足少阳。下行至跗上，复从跗注大指间。合足厥阴，上行至肝，从肝上注肺。上循喉咙，入颃颡之窍，究于畜门。其支别者，上额循颠下项中，循脊入骶，是督脉也。络阴器，上过毛中，入脐中，上循腹里，入缺盆。下注肺中，复出太阴。此营气之所行也，逆顺之常也。"明·马莳在《黄帝内经灵枢注证发微》中注云："此营气者，阴性精专，必随宗气以运行于经隧之中，始于手太阴肺经，终于足厥阴肝经，终而复始，是谓天地之纪，亘万古而不易者也。"对此，《灵枢·本脏》云："经脉者，所以行血气而营阴阳，濡筋骨，利关节者也。"《灵枢·经水》云："五脏六腑十二经水者，外有源泉，而内有所禀，此皆内外相贯，如环无端，人经亦然。"故《难经·二十三难》有"经脉者，行血气，通阴阳，以荣于身者"的论述。明·张景岳有"经脉者，脏腑之枝叶；脏腑者，经脉之根本"，以及"经脉营行表里，故出入脏腑，以次相传"的论述。明·王肯堂《证治准绳》则云："夫经脉者，乃天真（精津气血）流行出入脏腑之道路也。所以水谷之精悍为荣卫，行于脉之内外而统大其用，是故行六气运五行，调和五脏，洒陈六腑，法四时升降浮沉之气，以生长化收藏。其正经之别脉络在内者，分守脏腑部位，各司其属，与之出纳气血，凡是荣卫之妙用者，皆天真也。"明·高武之《针灸聚英》有"经脉之流行不息，所以运行血气，流通阴阳，以荣养于身者也"的表述。清·高士宗《黄帝内经素问直解》有"人身经脉流行，气机环转，上下内外，无有已时"之诠释。由此可见，经络是内联脏腑，外络肢节，沟通内外，贯穿上下，运行气血的径路。

《素问·玉机真脏论》云："五脏者，皆禀气于胃，胃者五脏之本也。脏气者，不能自致于手太阴，必因于胃气，乃至于手太阴也。"对此《针灸甲乙经》有"人常禀气于胃，脉以胃气为本"之论。行于脉中营气为血，故《灵枢·营卫生会》云："此所受气者，泌糟粕，蒸津液，化其精微，上注于肺脉，乃化而为血，以奉生身，莫贵于此。故独得行于经隧，命曰营气。""人受气于谷，谷入于胃以传于肺，五脏六腑，皆以受气，其清者为营，浊者为卫，营在脉中，卫在脉外，营周不休，五十而复大会，阴阳相贯，如环无端。"此论约言经气源于胃中水谷之气以及经脉运行起于肺经之由。即十二经脉三百六十五络之血气，始于足少阴肾，生于足阳明胃，主于手少阴心，朝于手太阴肺。

《灵枢·本输》云："肺合大肠，大肠者，传道之腑。心合小肠，小肠者，受盛之腑。肝合胆，胆者，中精之腑。脾合胃，胃者，五谷之腑。肾合膀胱，膀胱者，津液之腑也。少阴属肾，肾上连肺，故将两脏。三焦者，中渎之腑也，水道出焉，属膀胱，是孤之腑也。是六腑之所与合者。"此约言六腑之所合者在五脏。对此，马莳在《黄帝内经灵枢注证发微》注云："肺与大肠为表里，故肺合大肠经，然大肠经者，为传道之腑，凡小肠已化之物，从此传道而下也。肝与胆为表里，故肝合胆经，然胆者为中精之腑，盖他腑之所受者，皆至浊之物，而唯胆则受五脏之精汁也。脾与胃为表里，故脾与胃合，然胃者为五谷之腑，盖五谷入胃，而胃则纳受之也。肾与膀胱为表里，故肾与膀胱合，然膀胱者为精液之腑，盖饮入于胃，游溢精气，上归于肺，而通调水道，下输膀胱，故膀胱为津液之腑也。手少阳三焦者，属于右肾，而肾又上连于肺，本经《经脉》谓肾脉从肾上贯肝膈入肺中，正肾之上连于肺也。故左肾合膀胱，右肾合三焦，而将此两脏，必皆以肾为主耳。然此三焦者，为中渎之腑，乃水道之所由出也。《素问·灵兰秘典论》曰：三焦者，决渎之官，水道出焉。正以下焦如渎，而此有以聚之决之，故曰决渎之官，又曰中渎之腑也。彼膀胱合于左肾，即此三焦合于右肾，然三焦虽与膀胱为类，其实膀胱与肾为表里，而三焦不与肾为表里，乃与手厥阴心包络经为表里，非腑之孤者而何？由前观之，凡六腑之所与合者盖如此。"由此可见，肺合大肠，故手太阴肺为第一经，手阳明大肠经为第二经。此即十二经脉运行，经脉相接之理也。

对于心包络合三焦，互为表里之论，清代张志聪《黄帝内经灵枢集注》云："手厥阴包络之相火，出于右肾，归于心下之包络而为一脏，三焦为之腑。""三焦乃少阳之气，发于肾脏。""手厥阴包络之气，地二之阴火也，发源于肾脏，而归于包络。"由此可知，三焦分属胸腹，是水谷出入的道路，其经脉布膻中，散络于心包，总司人气化活动，三焦主少阳相火，与心包络同气相求，故二者相合，互为表里。

**2. 从《素问·阴阳离合论》谈经脉名称所寓有的太极模式**

《素问·阴阳离合论》云："帝曰：愿闻三阴三阳之离合也。岐伯曰：圣人南面而立，前曰广明，后曰太冲，太冲之地，名曰少阴，少阴之上，名曰太阳，太阳根起于至阴，结于命门，名曰阴中之阳。中身而上，名曰广明，广明之下，名曰太阴，太阴之前，名曰阳明，阳明根起于厉兑，名曰阴中之阳。厥阴之表，名曰少阳，少阳根起于窍阴，名曰阴中之少阳。是故三阳之离合也，太阳为开，阳明为阖，少阳为枢。三经者，不得相失也，搏而勿浮，命曰一阳。""外者为阳，内者为阴，然则中为阴，其冲在下，名曰太阴，太阴根起于隐白，名曰阴中之阴。太阴之后，名曰少阴，少阴根起于涌泉，名曰阴中之少阴。少阴之前，名曰厥阴，厥阴根起于大敦，阴中绝阳，名曰阴之绝阴。是故三阴之离合也，太阴为开，厥阴为阖，少阴为枢。三经者，不得相失也，搏而勿沉，名曰一阴。阴阳𪔀𪔀，积传为一周，气里形表而为相成也。"阴阳是事物的两种属性，古人在长期的生活和生产实践中认识到自然界事物的变化都具有对立统一的两个方面，此即《素问·阴阳应象大论》所云："阴阳者，天地之道也，万物之纲纪，变化之父母，生杀之本始，神明之府也，治病必求于本。"对此《素问·阴阳离合论》云："阴阳者，数之可十，推之可百，数之可千，推之可万，万之大，不可胜数，然其要一也。"人身经脉也是如此，分而言之谓之离，三阴经有太阴、厥阴、少阴，三阳经有太阳、阳明、少阳之分；并而言之谓之合，表里同归于一气，阴阳太少之间必须相互协调。通过三阴三阳之"开""阖""枢"，可见经脉运行"其要一也"。"其要一"即道，太极也。

通过上段《素问》经文可知三阴三阳的离合概况。人面向南方而立，前方南面为阳，故曰广明，阳盛的意思，属阳的部位；后方北面为阴，故名太冲，属阴的部分。张景岳注云："冲脉并少阴而行，故太冲之地为少阴。"行于太冲部位的经脉，叫少阴。在少阴经上面的经脉，名叫太阳，少阴与太阳为表里，少阴为里，太阳为表，阴气在下，阳气在上，故云"少阴之上，名曰太阳"。太阳经的下端起于足小趾外侧的至阴穴，其上端结于命门，即睛明穴。《灵枢·根结》云："命门者，目也。"因太阳为少阴之表，故称为阴中之阳。再以人身上下而言，上半身属阳，称为广明，广明之下称为太阴，太阴前面的经脉，名叫阳明，阳明经的下端起于足部厉兑穴，因阳明是太阴之表，故称为阴中之阳。厥阴为里，少阳为表，故厥阴经之表为少阳经，少阳经下端起于窍阴穴，因少阳居厥阴之表，故称为阴中之少阳。因此，三阳经的离合，分开来说，太阳主表为开，阳明主里为阖，少阳介于表里之间为枢，搏而勿浮。搏，聚；浮，漂散，不固定。阳脉多浮，此勿浮是指不过于浮。搏而勿浮，就是结合而不散的意思。故三者之间，不是各自为政，而是紧密联系着的，所以合起来称为一阳。

在外的为阳，在内的为阴，所以在里的经脉称为阴经。前文已述，行于太冲部位的经脉名曰少阴，行于少阴经前面的称为太阴，太阴经起于足大趾之端的隐白穴，称为阴中之阴。太阴的后面，称为少阴，少阴经起于足心的涌泉穴，称为阴中之少阴。少阴的前面，称为厥阴，厥阴经起于足大趾之端的大敦穴，由于两阴相合而无阳，厥阴又位于最里，所以称之为阴之绝阴。故三阴经之离合，分开讲，太阴为三阴之表为开，厥阴为三阴之里为阖，少阴位于太、厥表里之间为枢。但三者之间，不能各自为政，而是紧密联系着的，合起来称为一阴，故称"三经者，不能相失也，搏而勿沉，名曰一阴"。

"名曰一阳""名曰一阴"，乃一分为二也。"太阳为开，阳明为阖，少阳为枢"，"太阴为开，厥阴为阖，少阴为枢"，乃三分阴阳也。此即《易经》之"一阴一阳之谓道"，《道德经》之"道生一，一生二，二生三，三生万物"，即太极论的道论。

### 3. 从《易经》太极论的道论解读十二经脉运行轨迹

太极，系道家所创，初以其名统阴阳之道，含变化相生于内，实是指产生宇宙万物及构成事物的诸要素和诸属性的总根源，即"一阴一阳之谓道"。这是《易经》的核心，反映了太极的物质基础，即事物对立统一的两个方面，包含了一阴一阳变化运动的法则，即《易经》所说的"易者，象也"。《周易正义》注云："夫易者，变化之总名，改换之殊称。"即事物量变质变规律。《易经》所阐述的太极内涵，以《系辞·传上》中的"易有太极，是生两仪，两仪生四象，四象生八卦"为代表，强调指出阴阳变化相生而成宇宙的大道理，于是在《易经》中就有了"盈天地之间者唯万物"的具有唯物主义因素的命题，而《素问》中就有了阴阳"不可胜数，然其要一也"的太极思维模式。

太极的整体性和太虚的混沌性是"道"的内涵。对此，唐·孔颖达《周易正义》指出，太极是天地未分之前，混而为一的元气。这一混沌不分的元气，内蓄阴阳之枢，含而不显，变化无穷。而老子认为，太极即"元"，"元"即是道，故有"天下万物生于有，有生于无"之论。"无"并非一无所有，而是指存在的某种物质无声无味，"有物混成，先天地生"，处于"寂兮寥兮"之态，"周行而不殆，可以为天下母"，故为"道"。"有生于无"，有形之物体产生于无形之本体，即"有"是"无"异位而同体。由此可见，太极模式，是从无到有，从有到无，万物一切都在生长变化之中。人类生存在地球上，以地球为本始，而地球亦不过是太阳系中的一颗行星，太阳系又不过是银河系中的一个系，银河系又不过是宇宙之沧海之一粟。这一太极模式，显示了宇宙的无穷无尽，在个体的产生消亡中，大道永恒，生生不息。

太极图是个圆圈连环，它是封闭的，又是开放的（图4-1）。列宁《黑格尔〈逻辑学〉一书摘要》云："科学是一种自身封闭的圆圈。这个圆圈的末端通过中介而同这个圆圈的开端即简单的根据连接在一起。同时这个圆圈是圆圈的圆圈……这一链条的各个环节便是各门科学。"列宁在《谈谈辩证法问题》书中又云："人的认识不是直线，而是无限地近似于一串圆圈，近似于螺旋的曲线。"故而，对中外圣贤的思维模式，笔者称之为"太极思维"，它反映的是太极观念。太极是圆圈或连环，分为两个链条。阴阳中间各有一个脐点，脐点也是分化发展中旋转的运动中心。阴阳交际处可分又不可分，分化后又变成了两极分化，两极分化又取得自身阴阳平衡，但这个平衡是一过性的，又形成两个太极，或三个太极，或万个太极。对此，《类经图翼》有"物各一太极，包两仪于子粒"的记载；《地理知本金锁秘》有"阴阳二气，相为终始，互为胚胎，而未尝离也"的表述。

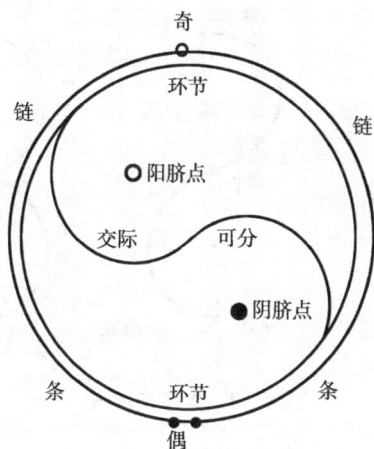

图4-1　太极模式图

太极是连环，但连环是可以解开的。《庄子·天下》云："连环可解也。"那么圆圈连环如何解开？《类经图翼》云："阳数奇而属天，阴数偶而属地。"《地理知本金锁秘》云："盖阳一、·者，天之根"；"阴二、··者，地之根。"这就是说，连环从阴（··）环节可以打开，阳爻一，阴爻——。其实合起来为三，总为一。当从阴（··）环节打开以后，变成了螺旋。两根链条是否定之否定，走向上升的认识。有上升，就有下降。这样形成"8"字形的双环，就变成了质点自旋向上或向下，这样就有了自由度的选择。时空中每一点都有它的自由度。（图4-2）

螺旋距像弹簧一样，分长程力和短程力（图4-3）。同时，从图4-2中不难发现，把太极环从阴环节点（··）打开，形成了一个"S"形螺旋。不管向上或向下自旋，都有一定自由度。上下两个S形螺旋，就形成了一个8字形的图形。这时8字形具有以下特点：

其一，阳的部分从外而内，阴的部分从内而外，阳在外时

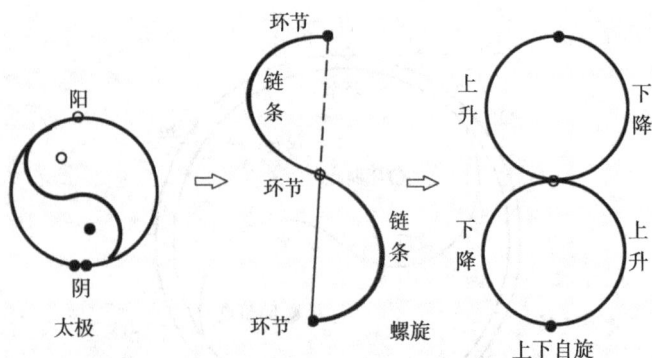

图 4-2　太极连环图

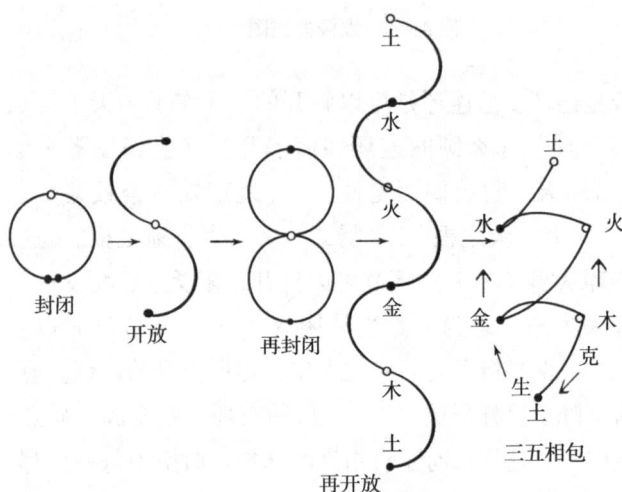

图 4-3　太极连环展开图

为前进，阴在内时为后退，这是太极模型。

　　其二，首先把太极开放成 S 形，二次把两个"S"形封闭成 8 字形，三次把"8"字形开放成螺旋，这就是开放—封闭—开放的三生万物。这时，三五相包，寓意五行于其中，螺旋外为五行相生，内为五行相克，土位居中。这就是三五相包原理。

明·卢之颐《学古诊则》云："夫脉者，水谷之精气，分流经隧，灌溉脏腑，斜行四体，贯穿百骸。资始于肾间动气，资生于胃中水谷者，之为脉也。"此论源自《灵枢·本输》"肾合膀胱……肾上连肺，故将两脏"以及《灵枢·经脉》"肾足少阴之脉……从肾上贯肝膈，入肺中"。水谷入胃，赖胃之腐熟，脾之运化，且脾阳源于肾阳之温煦，此即卢之颐"资始于肾间动气"即命门之火。人于胎中，经脉运行之血，源自母体，呈太虚状态。人始生，经脉运行呈太极状态。

（1）手太阴肺经：人体开阖、升降、出入之枢在少阴、少阳，故太极的打开先从肾元阴之脐点打开（见图4-2），气血由中焦上行于上焦，从手太阴肺经起运行，如图2之太极模型展开，上下自旋，形成了一个"S"形螺旋，且上下自旋，有一定的自由度。"太阴为开"，右旋上升，经气上行，乃第一条经脉（图4-4）。《灵枢·经脉》云："手太阴之脉，起于中焦，下络大肠，还循胃口，上膈属肺。""起于中焦""上膈属肺"，是谓血液不断地得到补充，即胃肠消化吸收之水谷精微，通过脾的运化、升清、散精作用，上输给心肺。在肺部吐故纳新，贯注心脉变化而赤为血。此即肺朝百脉，助心行血的功能。"下络大肠，还循胃口"，提示肺经与手足阳明经的经脉衔接关系。其理源自《素问·阴阳离合论》，云："中身而上，名曰广明，广明之下，名曰太阴，太阴之前，名曰阳明。"所以阳明为太阴之表。

（2）手阳明大肠经："肺合大肠，大肠者，传道之腑。""大肠手阳明之脉……络肺下膈属大肠。"由此可知，肺经与大肠经互为表里，且"阳明为合"，故左旋下降，由上焦而达中焦，乃第二条经脉。同时，由于经脉"下膈属大肠"，因气血濡养，大肠之"导糟粕""主津"功能则正常。

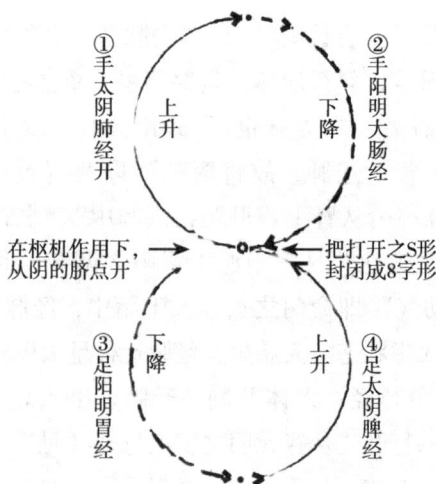

图4-4  经脉气血运行示意图一

（3）足阳明胃经：手足阳明经为大肠经和胃经，胃经承接大肠经。"阳明为阖"，"胃足阳明之脉……下膈属胃络脾"。经脉复旋下降，此乃第三条经脉。此经脉运行"属胃络脾"，所以胃络受纳水谷精微功能有序。

（4）足太阴脾经："脾合胃"，"脾足太阴之脉……入腹属脾络胃"。鉴于"太阴为阳明之里"，故足太阴脾为第四经脉。"太阴为开"，故足太阴脾经旋而上升。于是上下两个"S"形螺旋，就形成了一个"8"字形螺旋，由开放走向再封闭的新的太极图式。脾为气血生化之源，气血运行由手太阴肺到足太阴脾完成了肺主气朝百脉、心主血鼓舞血运的功能。而经脉的续运，还需脾统血的功能，即脾运化水谷之精微，经气化而成心血，由手少阴心经再启动而使经脉运行有序，这也孕育着太极的再次打开。

（5）手少阴心经："太阴之后，名曰少阴。"故手少阴经为第五条经脉。《素问·阴阳离合论》云："太阳为开，阳明为阖，少阳为枢。""太阴为开，厥阴为阖，少阴为枢。"故开阖、升降、出入之枢在少阴、少阳。故太极的重新打开，有赖手少阴心之枢转，因心主血脉，即心有推动血液运行的功能。中焦脾胃将水谷之精微上输上焦心肺，肺吐故纳新，贯注心脉而为血，即《医学入门》所云："人心动，则血行于诸经"，"是心主血也"。心主枢，是因心生血，即"心手少阴之脉，起于心中，出属心系，下膈络小肠"，且"少阴之上，名曰太阳"。太阳为少阴之表，心经与小肠经具表里关系，于是在手少阴心的作用下，再次将"8"字形开放成S形之螺旋(图4-5)。

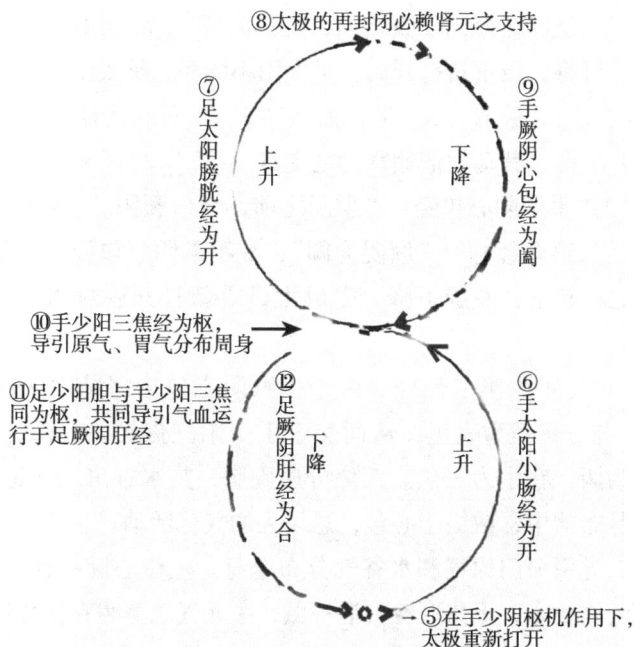

图4-5　经脉气血运行示意图二

（6）手太阳小肠经："心合小肠"，太阳为少阴之表，"太阳为开"，在少阴心之枢转下，右旋上升，经脉之气上行，故手太阳小肠经为第六之经脉。

（7）足太阳膀胱经：太阳经脉，由手传足，手足之经脉相衔接，故足太阳膀胱经为第七经脉。"太阳为开"，故右旋上升。

（8）足少阴肾经："肾合膀胱"，少阴为太阳之里，故足少阴肾经为第八条经脉。两肾总号命门，又称元阳，为肾间动气，乃造化之枢纽，阴阳之根蒂，即先天之太极。元阳闭藏即是少阴，元阳活动即是少阳。体之枢在少阴，用之枢在少阳，元阳是全身动力的根源。故《难经》称元阳为"五脏六腑之本，十二经脉之根，呼吸之门，三焦之原"。故在手少阴心经气血运行将太极重新打开后，手太阳小肠经、足太阳膀胱经形成新的太极开放的"S"形，而将"S"形重新封闭成新的封闭的8字形，其动力依赖肾元之支持。

（9）手厥阴心包经："少阴之前，名曰厥阴。"故手厥阴心包经为第九经脉。"厥阴为阖"，故手厥阴心包经，在足少阴肾之枢转下，左旋下降，完成太极重新打开后封闭的第一过程。

（10）手少阳三焦经：由于手厥阴心包络之脉"历络三焦"，与三焦经为表里，从而交于手少阳三焦经。少阳为枢，在足为胆，在手为三焦。三焦分属胸腹，是水谷出入之道路，其经脉布膻中，散络于心包，总司人的气化活动。三焦主少阳相火，导引命门原气和水谷气分布全身。上焦心肺一血一气，主宗气之敷布；下焦肝肾一泄一藏，主元气之蒸腾；中焦脾胃一升一降，主中气之转输，故为第十经脉。《中藏经》云："三焦者，人之三元之气也……三焦通，则内外左右上下皆通也，其于周身灌体，和内调外，营左养右，导上宣下，莫大于此。"故经脉运行至第九经，"导上宣下"，有赖于此经脉之枢转。

（11）足少阳胆经：与三焦经同属少阳，故足少阳胆经为第十一经脉。人体之开阖、升降、出入之枢，不动在少阴，动在少阳。《素问·六节藏象论》云："凡十一脏，取决于胆。"故经脉运行，必须在少阳之枢——三焦与胆的共同作用下，才可完成太极封闭的第二过程。

（12）足厥阴肝经："肝与胆合"，"厥阴之表，名曰少阳"，故足厥阴肝经为第十二条经脉。由手厥阴心包经之半程下降，至足厥阴肝经之全程下降，全由少阳之枢三焦与胆导先天、后天之气灌注，再次将"S"形封闭形成"8"字形新的太极。

肝经经脉"上出额与督脉会于颠"，此时气血满盈，而注入奇经八脉。"其支者，复从肝别贯膈，上注于肺"，如此经络相贯循行，如环无端。诚如清·高士宗所云："人身经脉流行，气机环转，上下内外，无有已时。"此时，即可窥见十二经脉运行之全部轨迹。清·张志聪《黄帝内经灵枢集注》云："谓荣血之循行，从手太阴出注手阳明，始于肺而终于肝，从肝复上注于肺，环转之无端也。"由此可见，在经脉运行过程中，从第一个太极的开放到再封闭，是通过四条经脉完成的。当新的太极再打开，必须在补充气血后，方可完成。首先由手少阴心之枢机作用及其主血脉运行功能，将阴的脐点打开，从而有手足太阳经之开的上升运动，使经脉循行至足少阴肾经。通过肾阴主精血、肾阳主温煦功能，鼓舞血行，至手厥阴心包经为阖而下降，完成太极半程而封闭。至此则气血流注手少阳三焦经、足少阳胆经，在此枢的作用下，经脉之气血流注于足厥阴肝经，完成太极全程封闭。同时，可了解到十二经脉运行过程中，脏腑气血所起的作用。

宋·窦材尝云:"学医不知经络,开口动手便错。盖经络不明,无以识病证之根源,究阴阳之传变。"诚为其阐发《内经》旨意经验之谈,亦即笔者经年学研经络学说之因。

## 十一、五轮八廓诊法解读

《银海指南》云:"五轮者,五脏精华之所发现也;八廓者,脏腑部位之所在也。病发定在五轮,而病之浅深进退,必于八卦验之。"由此可见,目之五轮八廓诊法,亦是中医学的重要内容之一。

### 1. 五轮八廓的学术渊源

目之五轮八廓,《内经》虽未著其名,然其理论基础则源自《内经》。如《灵枢·大惑论》云:"五脏六腑之精气,皆上注于目而为之精,精之窠为眼,骨之精为瞳子,筋之精为黑眼,血之精为络,其窠气之精为白眼,肌肉之精为约束,裹撷筋骨血气之精,而与脉并为系,上属于脑,后出于项中。故邪中于项,因逢其身之虚,其入深,则随眼系以入于脑,入于脑则脑转,脑转则引目系急,目系急则目眩以转矣。邪其精,其精所中不相比也,则精散,精散则视歧,视歧见两物,目者,五脏六腑之精也,营卫魂魄之所常营也,神气之所生也。故神劳则魂魄散,志意乱。是故瞳子黑眼法于阴,白眼赤脉法于阳也。故阴阳合传而精明也。目者,心使也,心者,神之舍也,故神精乱而不转,卒然见非常处,精神魂魄,散不相得,故曰惑也。"对此,清·张志聪《灵枢集注》释云:"惑,眩乱也。精,精明也。窠,藏也。眼者,瞳子黑白之总名也。骨之精为瞳子,肾之精也。筋之精为黑眼,肝之精也。血之精为络,心之精也。窠气之精为白眼,肺之精也。约束者,目之上下纲肌肉之精为约束,脾之精也。裹撷筋骨血气之精,心主包络之精也。包络之精与脉并为目系,上属于脑,后出于项中,是诸脉皆上系于目，会于脑，出于项，此脉系从下而上，从前而后也。若邪中于项，则随眼系入于脑，入于脑则脑转，脑转则引目系急，目系急则目眩以转矣。比，周密也。邪其精，其精为邪所中，则不相比密而精散矣。精散则视岐而见两物矣。夫心藏神，肾藏志，肝藏魂，肺藏魄，脾藏意，此五脏之所藏之神志也。目者，五脏六腑之精也。是故瞳子黑眼法于阴，白眼赤脉法于阳也。故阴阳合，传于目而为精明也。夫心者，五脏之专精也。目者，其窍也。华色者，心之荣也。故目乃心之使也，心者神之舍也。神精乱而不转，则猝然见非常处，精神魂魄，散不相得，故曰惑也。"由此可知，五脏六腑的精气，通过经络上注于目，络于脑。眼与脏腑经络的关系甚密，故脏腑经络的偏盛偏衰或相互制约紊乱，均可引起眼的病变。同时通过眼之五轮八廓理论，以达到外观五轮八廓而内知脏腑功能的异常。因男女各得其阴阳气分之旺，故清·沈金鳌有"男子右目不如左目精华，女子左目不如右目光彩"之论。

**2. 五轮八廓的基本概念**

（1）五轮：《银海指南》云："目有五轮，禀于五行，源于五脏，轮取圆转层护，犹之周庐环卫，以奠皇居也。盖金之精，腾结而为气轮。木之精，腾结而为风轮。火之精，腾结而为血轮。土之精，腾结而为肉轮。水之精，腾结而为水轮。气轮者，目之白睛是也，内应乎肺，西方庚辛申酉之金，肺主气，故曰气轮。金为五行之至坚，故气轮亦坚于四轮，居外而为固也。风轮者，白睛内青睛是也，内应乎肝，东方甲乙寅卯之木，肝木生风，故曰风轮。此轮青翠，内包膏汁，有涵养瞳神之功，其色青，故目青莹者为顺也。血轮者，目大小眦是也，内应乎心，南方丙丁巳午之火，心主血，故曰血轮。有两心而无正轮，心君火也，通于大眦，命门为小心，小心相火也，通于小眦。火尚赤，故取红火者为顺也。肉轮者，目两胞是也。中央戊己辰戌丑未之土，内应乎脾，故曰肉轮。夫土为五行之主，故四轮亦为脾所包涵。土主静，故目闭则静而不用，此藏纳归静之用也。脾有两叶，摩化水谷，目有两胞，动静相应。其色尚黄，得血为润，故目之两胞以黄泽为顺也。然四轮者，皆不能鉴物，惟逐层兜裹以保水轮。水轮者，内应乎肾，北方壬癸亥子水也。肾属水，故曰水轮。中有黑莹一点，为能鉴万类，察秋毫，所谓瞳神者也。五轮具而后为全目，目全而后为完人。治目者，可弗明辨之乎。"

综上所述，五轮，即将眼由外向内分为肉轮、血轮、气轮、风轮和水轮等五个部分，用以说明眼的生理、病理机制，以指导临床诊断与治疗。

肉轮：上下眼睑部分。在上者称上胞或上睑；在下者称下胞或下睑。肉轮在脏属脾，脾主肌肉，故称肉轮。故肉轮疾患每与脾胃病有关。盖因胃与脾相表里，脾胃为后天之本，又为水谷之海，气血生化之源。脾胃功能不足，则运化精微功能失职，则肝血失藏，五脏之精气失濡，精微不能上注于目，遂生眼病之虚证。

血轮：两眦血络部分，靠鼻侧为大眦，又名内眦；靠颞侧为小眦，又名外眦，或锐眦。两眦血络在脏属心，心主血，故称血轮。心与小肠相表里，故血轮疾患多与心或小肠的病变有关。如心主火，若心经有热，或心火上炎，必致血轮异常；若心血亏损，神气虚耗，或气滞血瘀，必及血轮异常。

气轮：白睛部分，质地坚韧，具保护眼珠内部组织的作用。白睛在脏属肺，肺主气，故称气轮。肺与大肠相表里，故气轮疾患多与肺与大肠疾病有关。若肺经燥热亢盛，多致气轮异常。

风轮：黑睛部分，有维护瞳神作用。黑睛在脏属肝，肝主风，故名风轮。胆与肝相表里，故风轮异常均与肝胆病变有关。如肝郁、肝热、肝火、肝风、肝胆火盛、肝经风热，或肝阴不足，均可致风轮异常。

水轮：瞳神部分，内有神水、神膏、睛珠及视衣组成。因瞳神在脏属肾，肾主水，故名水轮。因肾与膀胱相表里，故风轮异常，每与肾与膀胱疾病有关。若肾阴不足，水亏火炽，或肾阳不足，命门火衰，必致水轮异常。

（2）八廓：八廓的部位、含义、作用，历代医家见解不一。如《医宗金鉴》《目经大成》之八廓分属六腑和命门包络，且五廓尚与五轮部位相同。然验廓之病，与轮不同，如《银海指南》有云："经络不明，盲子夜行，验廓之病，与轮不同。轮以通部形色为断，而廓以轮上之经络为形症。或粗细连断，或虬直赤紫，其脉起于何部，侵及何部，以辨病在于何脏，及受病之浅深轻重，血气之虚实盛衰，邪气之自病传病，经络之生克顺逆而施治之耳。有以八廓如三焦，有名而无实，不知以八廓比三焦，则八廓尤为易辨。三焦在内而不见，但有膈上膈下之分。八廓见症分明，显有丝脉之可辨，焉得谓有名无实哉。"由此可明五轮八廓之诊疗机制。

明·王肯堂《证治准绳》有"八廓论"："应乎八卦，脉络经纬于脑，贯通脏腑，达血气往来，以滋于目。廓如城郭，然各有行路往来，而匡廓卫御之意也。乾居西北，络通大肠之腑，脏属肺，肺与大肠相为阴阳，上运清纯，下输糟粕，为传送之官，故曰传道廓。坎正北方，络通膀胱之腑，脏属于肾，肾与膀胱相为阴阳，主水之化源以输津液，故曰津液廓。艮位东北，络通上焦之腑，脏配命门，命门与上焦相为阴阳，会合诸阴，输百脉，故曰会阴廓。震正东方，络通胆腑，脏属于肝，肝胆相为阴阳，皆主清净，不受浊秽，故曰清净廓。巽位东南，络通中焦之腑，脏属肝络，肝与中焦相为阴阳，肝络通血以滋养，中焦分气以化生，故曰养化廓。离正南方，络通小肠之腑，脏属于心，心与小肠相为脏腑，为谓阳受盛之胞，故曰胞阳廓。坤位西南，络通胃之腑，脏属于脾，脾胃相为脏腑，主纳水谷以养生，故曰水谷廓。兑正西方，络通下焦之腑，脏配肾络，肾与下焦相为脏腑，开主阴精化生之源，故曰开泉廓。脏腑相配，《内经》已有定法，而三焦分配肝肾者，此目之精法也。盖目专窍于肝，而主于肾，故有二络之分配焉。左目属阳，阳道顺行，故廓之经位法象亦以顺行。右目属阴，阴道逆行，故廓之经位法象亦以逆行。察乎二目两眦之分，则昭然可见阴阳顺逆之道矣。"

《银海指南》又名《眼科大成》，成书于1809年，为清·顾锡所著的一部眼科专著。其有"八廓解"，同于《证治准绳》："夫五轮为捍御之司，周防于外。八廓为转运之使，应接于内。廓取恢廓之意，经言使道坠以长，盖人身面部，自齿以后至会厌深三寸半，咽门至胃长一尺六寸，则脏腑之于目，相去甚远。廓其输将精液之道路，犹之经涂九轨，以通往来也。乾居西北，络通大肠之腑，脏属于肺，肺与大肠为表里，上运清纯，下输糟粕，为传送之官，故曰传道廓。坎居正北，络通膀胱之腑，脏属于肾，肾与膀胱为表里，乃真水之源，以输精液，故曰精液廓。艮位东北，络通上焦与命门，上焦与命门会合诸阴，分输百脉，故曰会阴廓。震为正东，络通胆之腑，脏属于肝，肝与胆为表里，主运清纯，不受污浊，故曰清净廓。巽位东南，络通中焦与肝之络，肝络通血，以滋养中焦，分气血以为化生，故曰养化廓。离居正南，络通小肠之腑，脏属于心，心与小肠为表里，为诸阳受气之胞，故曰抱阳廓。坤位西南，络通胃之腑，脏属于脾，脾与胃为表里，主纳水谷以养生，故曰水谷廓。兑位正西，络通下焦与肾之络，肾络与下焦主持阴精，养化生之源，故曰关泉廓。夫脏腑之相配，《内经》已有定法，至三焦之分配肝肾者，此目之脉络配法也。盖目窍于肝，主于肾，故有二络之分配。察乎二目经络之间，昭然可见矣。"

综上所述，廓者，取其如城郭卫御之意。八廓是水廓、风廓、天廓、地廓、火廓、雷廓、泽廓、山廓。左目自内眦上方乾位，顺位至目上方坎位，顺序过艮、震、巽、离、坤，继达目内眦之兑位。右目亦起于目内眦上方乾位，逆行至目上方坎位，依序过艮、震、巽、离、坤，达目内眦之兑位。

以左目为例，序其卦位：

乾廓：又名天廓。位居西北，络通大肠之腑，肺与大肠相表里，故脏属于肺。大肠为传导之腑，故名曰传导廓。

坎廓：又名水廓。位居正北，络通膀胱之腑，膀胱与肾相表里，故脏属于肾。二者相为阴阳，乃真水之源，以输布津液，故曰津液廓。

艮廓：又名山廓。位居东北，络通上焦，脏配命门。二者相为阴阳，会合诸阴，分输百脉，故曰会阴廓。

震廓：又名雷廓。位居东方，络通胆之腑，脏属于肝，肝与胆相为表里，主运清净，不受污浊，故曰清净廓。

巽廓：又名风廓。位居东南，络通中焦之腑，脏属肝络，肝络通血，以滋养中焦，分气血为化生，故曰养化廓。

离廓：又名火廓。位居正南，络通小肠之腑，脏属于心，心与小肠相表里，为诸阳受盛之胞，故曰抱阳廓。

坤廓：又名地廓。位居西南，络通胃之腑，脏属于脾，脾胃相为表里，主纳水谷以养生，故曰水谷廓。

兑廓：又名泽廓。位居正西，络通下焦，脏配肾之络，二者主持阴精化生之源，故曰开泉廓。

**3. 临床应用举隅**

目之五轮学说的基本内容及证治，在五轮一节中已作表述，其临床应用，历代文献表述皆详，故不作赘述。本篇要讲的是八廓分区如何运用指针疗法治病。

经络是由经脉和络脉组成，是人体运行气血的通路。在表的而且易见的为络脉。络脉分十五络、孙络和浮络，在眼部白睛上可隐见纵横交错的络脉，正常人的络脉纤细而不明显，若人脏腑经脉发生病变时，由内及外，通过经络传到体表浮络，于是可从眼的白睛上显露出来，即白睛的丝络随着人体疾病的变化，而出现不同的形态和变化，故"观眼可验内之何脏腑受病"。

于是根据五轮八廓学说，运用后天八卦将眼分八区，内连五脏六腑，外查形色丝络，以诊查病人的疾病及机体的情况，来观眼识病。

即根据白睛形色丝络明显变化的区域及眼部脏腑八卦分区，以脏腑经络辩证取穴，指压或按摩卦位代针，以疏通经络，通行气血，而调整脏腑的阴阳虚实，而达到愈病的目的。如小儿脑瘫或中风偏废二病，多因肾元亏虚，元神不足，经络气血阻滞，而致肢体痿废，舌强言蹇，口角喎斜诸证。临证可取兑、艮、巽三廓，施以指针。其功效有四：一，指针艮廓，以其络通上焦与命门，会合诸阴，分输百脉；次取巽廓，络通中焦与肝，滋养肝阴，促气血生化之源；再取兑廓，络通下焦与肾之络，通达阴精化生之源。三穴共施，益元填精以荣元神之府。二，三焦乃水谷出入之道路，总司人的气机和气化，其在经络属少阳，为人体开阖、升降、出入之枢，其内联三阴，外联三阳，为入病之道路，出病之门户。三，兑、艮二廓，位于目之内外眦部，且阳跷脉起于足跟外侧，沿外踝上行，上肩沿颈挟口角，入目外眦；阴跷脉起于足舟骨后方，上行内踝上部，上行结喉旁人迎之前，达目内眦。阴阳二跷之脉，可使机关跷捷，因内外眦近于兑艮震廓，故指针此三穴，有举手抬腿离床行走之功，利于肢体功能的恢复。四，内眦上方位膀胱经之睛明穴，有通达阳气，敷布津液之功；外眦部位足少阳之瞳子髎，有调达枢机，通利三焦之功。故兑艮巽三穴，为脑瘫常用之穴。临床若根据脏腑经络辩证，辅以其他卦位廊穴治疗，八卦眼针疗法不失为脑瘫病的一种良好的治疗方法。

# 跋

余出生于山东栖霞东林一耕读世家。家父吉忱公六岁入本族私塾，至民国接受现代教育，其后又入天津于稼谦国医班、上海恽铁樵国医班学习，曾拜晚清贡生儒医李兰逊先生为师，从而走上了济世活人之路。"七七事变"后，日军侵入胶东，家父一介书生投笔从戎，以医教为掩护，从事抗日工作。新中国成立后，先后任栖东县立医院院长、栖霞县人民医院业务院长、莱阳专署中医药门诊部主任、烟台市莱阳中心医院中医科主任。自 1954 年起，家父受莱阳地区专员公署委任，负责胶东地区的中医培训工作。1960 年又受聘于山东省中医药学校讲授温病学。20 世纪 60~70 年代又教子课徒数人，家父以其从医及教学的切身经历，探求培养中医人才的模式，故山东诸多名医出自其门下。

余有四姊一妹，且为单传，然父母从不溺爱，恪守"父母威严而有慈，然子女畏慎而生孝"之家风。并以《周礼·三行》"亲父母""尊贤良""事师长"戒之，而祖父恒宝公则明示"认真读书，老实做人"乃柳氏家训。家父按其意愿从小就对余进行国学及医学启蒙教育，动辄从文字源流谈《说文》，从数字组合说"河洛"，从古人结绳记事讲八卦及神农尝百草的传说。家父告云：浩浩苍穹，茫茫下土，"河图""洛书"足以包罗，古人研究性命之学，无不从"河洛"入手。余听之茫茫然若天书，尽管食而不知其味，但还是将"三百千"（《三字经》《百家经》《千字文》）背诵下来。20世纪50～60年代，中、小学的学习环境比较宽松，故课余有暇诵读《医学三字经》《药性赋》等医学启蒙书籍。并对人体经络模型产生了极大兴趣，对上面标出的经脉循行线和多如繁星的穴位，百看不厌。且耳濡目染家父为病人诊病，其高尚的医德，精湛的医术，博得世人的敬重，亦坚定了余继承父业的志向。

家父课徒先从中医典籍起，强调必须打下一个坚实的理论基础方可言医。并以"仲景宗《内经》，祖神农，法伊尹，广汤液为大法，晋宋以来，号名医者，皆出于此。仲景垂妙于定方，实万世医门之规矩准绳也。后之欲为方圆平直者，必深究博览之"语劝学。一部《伤寒论》，书中三百九十七条，一百一十三方，每日必背诵一遍，从不间断。继而背诵《内经知要》《汤头歌诀》《濒湖脉诀》和《金匮要略》的重点条文。而《神农本草经》《难经》《脉经》《温病条辨》《时病论》亦要熟读能详。就一部《伤寒论》而言，是在余背诵如流后，家父方授课说难。依次讲授了成无己《注解伤寒论》、柯琴《伤寒来苏集》、尤在泾《伤寒贯珠集》及恽铁樵《伤寒论辑义按》。让余从《伤寒论》六经辨证说理间，潜移默化地感悟其辨证论治大法，家父称之为"神读"。意在运用经方时，能深究博览，独探奥蕴。家父耳提面命以清·叶之雨"涉山必历层蹬，登屋必藉高梯，欲明《素问》之旨，必赖后人之解说"训之。由于家父重视余对中医经典的学习，从而成为余一生学以致用之根基。故其后得以有《少阳之宗》《伤寒方证便览》《人癌之战与三十六计》《杏苑耕耘录》《中国象数医学概论》《五运六气导论》《经络泛论》结集。家父于20世纪50年代负责山东省莱阳行署的中医培训工作，曾主办了七期中医进修班，自编讲义，亲自讲授《内经知要》《伤寒论》《金匮要略》《温病条辨》《神农本草经》和《中国医学史》。所培养的学员，一部分成为创办山东省中医药学校的骨干教师，一部分成为组建山东地、县级医院的中医骨干。当余师事家父时，家父戏称余一人为"第八期学员"。在随父习医时，庭训多在旁征广引说理间，曾以元·王好古"医之为道，所以续斯人之命，而与天地生生之德不可一朝泯也"；明·龚信"至重惟人命，最难却是医"等语为训。这些话语，深深地印在余的脑海中。从而造就了余"至重惟人命，最难却是医"之立品；"学所以为道，文所以为理"之学风。

及至负笈山城，从师牟永昌公，程门立雪，凡六易寒暑，为先生唯一传人。师以"济世之道，莫大于医；祛疾之功，莫先于药。医乃九流魁首，药为百草根苗，丸散未修，药性当先识"古训为习医之要。故在家学基础上，牟师让余熟读《本草备要》《本草求真》及《医方集解》等历代本草方书。继而熟读《千金》、金元四大家、《景岳全书》《傅青主女科》《医宗金鉴》《医林改错》等医籍，学程均在随师诊疗间。先生结合临床而博征广引、解难释疑，而余则在质疑问难中，循以得先生家传之秘。其间，先生又以家传本《伤寒第一书》治分九州之全书授之。研读间，见书中有先生之父晚清秀才儒医希光公之眉批钩玄，为先生家传仲景之秘。

牟师常领余到户外夜观天象，指点九野列宿。"冥昭瞢暗，谁能极之？冯翼惟象，何以识之？"屈原《天问》又引出了众多的话题。那璀璨的星宿，缥缈的银河，莫不是古人留下的一幅偌大的象数图。斗转星移，寒来暑往，岁月递嬗，周而复始而成浑然太极。万象归空，阴阳混化，有为而归无为，终生难以穷尽。于是对"法于阴阳，和于术数"的《内经》中医学，即后来余名之曰"中国象数医学"理论体系的探讨产生了浓厚的兴趣。

《素问·气交变大论》云："善言天者，必应于人；善言古者，必验于今；善言气者，必彰于物；善言应者，同天地之化；善言化言变者，通神明之理。"对此，明·张介宾在《类经图翼》中尝有"气者天地之气候，数者天地之定数。天地之道，一阴一阳而尽之。升降有期而气候行，阴阳有数而次第立"的记载。此即中医学中的运气学说，又称五运六气。它是我国古代医家在观测物候、气象的基础上，演变而来并应用到医学上。它将自然界气候现象和生物现象统一起来，把自然界物候和人体的发病统一起来，从客观上认识时间、气候变化与人体健康和疾病的关系，它是中医基础理论的重要组成部分。在家父吉忱公的指导下，余于 20 世纪 60 年代末即开始了对运气学说的学研。1980 年完成了"五运六气学说浅谈"一文，在简要介绍了运气学说的基本内容之后，又从物候节律、气候变化、发病情况和临床治疗等四个方面探讨了运气学说的科学价值。认为运气学说"因受历史条件的限制，尽管有它一定的局限性，但就其科学价值而言，仍堪称中医学的一份宝贵遗产……无论从理论上，或是方法上，都自成体系，它有着中医学自己的特点，它闪烁着我们民族文化的灿烂光辉。"在此基础上，进而钩沉其渊源，于 1982 年撰有"运气学说渊源及其在《内经》中的地位"一文，认为"五运六气学说，是古代医家对'天人合一'宏观世界的观察后产生的，它源于阴阳五行学说，集大成于《内经》一书中"。笔者通过对《内经》论及运气的内容约三分之二，且《素问》的后期作品，则是运气的专篇这一现象的考证，萌发了复归《内经》时代的广义中医学的想法。有了思想的萌芽，使以后的研究方显得深刻和条理化。1983 年，有"试谈五运六气学说中的系统论思想"一文。从五个方面探讨运气学说中所含有的系统论思想：一，从"太虚寥廓，肇基化元"，谈运气学说所反映的系统论思想；二，从"法于阴阳、和于术数"，谈运气学说所反映的整体性原则；三，从"高下相召，升降相因"，谈运气学说所反映的相关性原则；四，从"子甲相合，命曰岁立"，谈运气学说所反映的有序性原则；五，从"谨候气宜，无失病机"，谈运气学说所反映的动态性原则。此即中医学中的"天人相应的系统整体观"思想。

子午流注学说，是时间医学思想在中医学中的具体体现，是中医学中所固有的理论，被西方学者称为"中国钟"。清·李学川在《针灸逢源》中有"子午流注者，谓刚柔相配，阴阳相合，气血循环，时穴开阖也"的记载。余在对有关古典文献复习和临床反复实践之后，认为中国钟是依据经络气血运行，随自然界阴阳消长周期节律的盛衰规律而形成的，是天人合一的环境——人类系统中的时辰规律。中国钟思想不仅孕育出了"子午流注"学说，而且也是"运气学说""灵龟八法""飞腾八法"的理论来源。它又以"气元论"、阴阳五行学说、干支系统为其基础，它主要包括《内经》中所阐明的经脉流注规律，脏气法时规律，五脏逆传规律，五脏传移规律和阴阳应象规律等基本规律，从而在人与自然之间、机体结构的整体和局部之间以及形体与精神意识状态之间，建立一种系统的节律性联系，指导临床的诊断和治疗规律。余在"中国钟"思想指导下，结合物候、气象、时辰等理论，对人体发病进行分析研究，从而推断出人体疾病的发生、发展规律，力求掌握治疗的主动权，使临床治愈率大幅度提高。此即清·叶子雨"运气证治者，所以参天地阴阳之理，明五行衰旺之机，参气候之寒温，察民病之吉凶，推加补泻之法，施寒热温凉之剂"之谓也。1983年通过对莱阳中心医院1974～1980年住院的中风病人共381例发病时间进行观察，从发病与岁运，发病与节气等方面加以分析，发现脑血管意外患者与岁运、节气等有密切的关系。从而得出"运气学说与脑血管意外（中风）疾病的发生、发展和转归关系确是密切，不但可以预测每年内发病的大致情况，同时还能进一步掌握转归"的结论，并撰有"试从运气学说探讨脑血管意外的发病规律"一文。

"吾不识青天高，黄地厚，惟见月寒日暖煎人寿。"此唐·李贺之名句。道出了"太阳神"和"月亮神"在悄悄地控制着人类的命运。日升月落，"兔"走"乌"飞，这日复一日，月复一月，年复一年的自然循环现象，强烈地影响着人类的生命活动，微妙地控制着人体的各种节律，积极地干预着人间的生老病死，此即人体气血运行，随着自然界阴阳消长周期而盛衰。即人与"天地相参"、同"日月相应"的周期节律。鉴于此，1985 年余又运用子午流注规律，对莱阳中心医院1979～1981 年 3 年间，具有完整资料的 645 例住院病死患者的病历，进行了分析（均是因病死亡，不包括车祸、外伤、手术、服毒者），发现病死时间规律与时辰、日期、季节等均有着密切的联系。撰有"子午流注与病死时间规律初探"一文。从而认识到：源于《内经》的"经脉流注""脏气法时""五脏逆传""五脏传移"及"阴阳应象"等规律的子午流注学说，有意识地运用"中国钟"的节律，探索各种"人体钟"的"危象点"和"最佳时"，教会人们注意逃过他们的大劫日——致命日。

针刺手法同其他中医疗法一样，是以调阴阳、和术数为其法则。即"其知道者，法于阴阳，和于术数"，及"圣人之为道者，上合于天，下合于地，中合于人事。必有明法以起度数，法式检押，乃后可传焉。故匠人不能择尺寸而意短长，废绳墨而起平水也。工人不能置规而为圆，去矩而为方。知用此者，固自然之物，易用之教，逆顺之常也。"故针刺之道，当本于自然之法则。1991 年《周易研究》发表了余之"《周易》象数原理在针刺手法中的应用"一文，该文运用易学"三才之道"和数术运筹和谐原理，表述了"三才之道"与"三才法"，"和于数术"与"九六法"，以及寓有"三才法""九六法"内容的 21 种针刺方法，从而说明了中国象数医学理论在针灸学中占有重要的方法论作用和坚实的临床基础。

音乐疗法，是中医学传统疗法之一。音乐导引，是利用音乐的不同调式和不同节拍的旋律，作用于人的感官，从而起到补偏救弊、平秘阴阳的一种疗法。它来源于《周易·乾·文言》中的"同声相应"的理论。音乐自古以来就被认为有可以影响人身心活动的作用。《礼记》有"乐者，音之内生也，其本在人身感于物也"的记载；《说苑》有"乐之动于内，使人易道而好良；乐之动于内，使人温恭而文雅"的音乐导引效应的论述。明·张景岳《类经附翼·律解》篇云："声音之道，与政通矣。是故知律吕声音之道者，可以行天地人事也。"由此可见，音乐对人类、社会有如此重要的作用。余在"五音导引探赜"一文中，从音律产生的渊源，音乐导引的原理，五音导引的功效，辨证施乐，施乐禁忌和导引音乐的选择等六个方面，建立起五音导引的学术体系。并在辨证施乐一节中，介绍了顺其季节施乐法、顺其脏腑性情施乐法、亢害承制施乐法、补母施乐法、泻子施乐法及攻补兼施施乐法等临床应用法则，为五音导引疗法建立起理论和临床应用体系。

《素问·四气调气大论》云："夫四时阴阳者，万物之根本也。""阴阳四时者，万物之终始也，死生之本也。"《中藏经》云："人者，上禀天，下委地，阳以辅之，阴以佐之。天地顺则人气泰，天地逆则人气否。"表述的是四时阴阳对人体的影响。而《灵枢·根结》有"用针之要，在于知调阴与阳，精气乃光，合形与气，使神内藏"的记载；《灵枢·寿夭刚柔》有"阴中有阴，阳中有阳，审知阴阳，刺之有方"的论述。所表述的是如何运用阴阳学说指导临床诊疗。故阴阳学说是中医学最基本、最重要的理论，是中医基础理论的核心。《周易》之"一阴一阳之谓道"，意味着阴阳学说是一切传统理论的"法则"，是"方法论"。在中国传统文化的几千年的发展过程中，是我国劳动人民用以解释自然、社会、思维等事物和现象的说理工具。它在天文、地理、历法、哲学、律吕、医学等方面所起的巨大作用，早已得到历史的承认。但20世纪50年代，由于受西方医学模式的影响，对这个在中医学中起重要作用的学说逐渐产生误解，这种误解就是"阴阳平衡论"。为了使阴阳学说还其本来面目，结束这种以讹传讹的局面，1983年余撰写了"评阴阳平衡论"一文，并从五个方面着手，对阴阳平衡论进行初评：一，阴阳平衡论是理论上的一个退步；二，阴阳平衡论是对稳态的误解；三，药物的功效并非是调节阴阳平衡；四，人体的正常生理当是非平衡稳态；五，非平衡稳态与临床治疗的意义。初评从理论与实践的结合上初步指出了阴阳平衡论的不准确性、不合理性。余虽然在理论上对阴阳平衡论提出了质疑，但尚未能深入到阴阳学说的底蕴对这种流行数十年、影响几代中医的错误倾向提出更为深层的意见，未能在理论上对此给出令人心服的回答。在师从陈维辉老师，继承中国数术学理论体系之后，得以从中国数术学的一般原理出发，结合自己的理论思考和临床验证，于1987年撰写了"从天子卦阴阳变化规律谈阴阳平衡论"一文。天子卦，又称十二壁卦。天子卦反映的是四时八节、十二月等阴阳消长的规律。"阴阳平衡论"它从根本上违背了"天人相应"的思想，违背了自然规律，是对"阴平阳秘""平秘阴阳""阴阳以平为期"的误解。若自然界永远处于阴阳平衡状态，则有春无秋，有夏无冬，有温无凉，有热无寒，生物则有生无收，有长无藏，那就不成其世界了。诚如清·尤在泾《金匮要略心典》所云："天地之道，否不极则不泰；阴阳之气，剥不极则不复。"人体阴阳若永远处于平衡状态，则有生无壮，有长无老，有动无静，有静无动。只有阴阳的不断对立制约、相互消长，相互转化有序地进行，自然界和人类才能保持其正常的、固有的运动状态，阴阳的非平衡有序稳态产生了四时、四季、四气乃至万象，它包罗了天文、地理、人事。一切事物发展的起点，都充满了阴阳相合——阴平阳秘，但他们又总是走向反面——阴阳离决。因此，阴平阳秘，不是阴阳双方量的对等，力的均衡，而是以非平衡有序稳态的规律存在。阴阳双方永远处于对立制约、消长转化之中，非平衡有序稳态是其本质的、固有的、普遍存在、不可改变的运动状态，而平衡则是运动过程中的特殊状态，是暂时的，一过性的。如一年中，只有交春分、秋分之一瞬间，阴阳是平衡的。其他时间均是阳消阴长，阳长阴消的时刻。这就是十二壁卦所揭示的阴阳变化的根本规律。

1986年1月，余参加了江苏省中医学会承办的全国阴阳五行学说讲习班，该班由陈维辉先生主讲《中国数术学纲要》，聆听着先生睿智之谈吐，笔者对于近几年百思不得其解的几个问题顿感豁然开朗，此时方悟景岳《类经图翼·医易义》之言："而今也年逾不惑，茅塞稍开，学到知羞，方可渐悟。乃知天地之道，以阴阳二气而造化万物；人生之理，以阴阳二气而长养百骸。《易》者，易也，具阴阳动静之要；医者，意也，合阴阳消长之机。虽阴阳已备于《内经》，而变化莫大于《周易》。故曰：天人一理者，一此阴阳也；医易同源者，同此变化也。"先生对余所从事的理论及临床研究也极为关注，并被先生纳为入室弟子及传人。先生对余寄以很大希望，信中语云："我愿把终生学问传给你"，"以后数术学由你

主讲，后继有人啊!"，"我想你一定会得到真传，《黄帝内经
素问》说：'得其人不传，是谓失道；传非其人，漫泄天宝。'
你会有很大发展。""发掘千年之谜，有待于君!"然余才疏学
浅，有负先生所望，只有从师所学，研验于医学。余在先生中
国数术学思想的基础上，进一步学研《内经》，有了构建中国
象数医学理论体系的思路。

　　唐·王冰在《黄帝内经素问·序》中语云："且将升岱
岳，非迳奚为? 欲诣扶桑，无舟莫适。"故《灵》《素》乃医
理之总汇，临证之极则，此不废江河万古流也。余根据中国数
术学的基本原理及其精微理论，与《内经》所代表的中医学
理论相结合，加上自己从医数十年对中医理论、临床的独立思
考与探索，于1987年正式提出中国象数医学理论体系的概念、
知识结构，及其学术思想。余认为《内经》的中医理论体系
就是在广泛地吸收了同时代的科学文化知识，在中国数术学的
基础上建立起来的，并伴随着与中国数术学结合的不断深化而
发展、成熟。明·孙一奎在《医旨绪余·不知"易"不足以
言太医论》中有"深于《易》者，必善于医；精于医者，必
由通于易。术业有专攻，而理无二致"的论述。故余在"中
国象数医学简介"一文中，开宗明义指出：最古的中医典籍
——《内经》中没有直接谈到易，古代《周易》中也没有直
接谈到医，但医易是密切相关的，即医易同源。用象数易基本
原理来研究人体科学的学问，我们称之为象数医学。因其源于
中国传统文化，乃中国所固有的医学，故我们又称其为"中
国象数医学"。中国象数医学，就是用中国数术学的基本原
理，来研究中医学及人体科学的一门学问，它与《内经》有
直接的联系，故余又曰："寓有深刻象数易原理及丰富数术学
内容的中医典籍——《内经》，所代表的中医学结构，属广义
的中医学，我们称为'中国象数医学'。'其道者，法于阴阳，

和于术数'及'夫道者，上知天文，下知地理，中知人事'的中医学知识结构，寓有'人类－环境系统'这一医学系统论思想内容。"余认为：中国象数医学，又称广义中医学，是用中国数术学研究中医学及人体科学的一门学问，是以"法于阴阳，和于术数"为理论基础，以"形与神俱"为治病健身之医学终极目的，是《内经》时代所代表的中医学理论体系。余根据中国数术学的太极论的道论、三五论的数论、形神论的象论三大核心理论，结合《内经》中已经基本成熟的气（道）－阴阳－三才－五行的本体论思想，将中国象数医学分为医道、医术、医学（狭义医学）三个层次。认为其学术思想是由天人相应的整体观，形神统一的生命观，太极思维的辩证观组成。其所揭示的自然规律，是由经脉流注规律、脏气法时规律、阴阳应象规律、五脏法象规律、五脏传移规律、五脏逆传规律组成。

关于中国象数医学的研究，自20世纪80年代初，即受到国内外医学界的关注，1992年2月应邀去日本进行学术交流。受中华中医药学会委托，1992年10月山东中医药学会承办了全国性的中国象数医学学术研讨会。大会肯定了笔者关于中国象数医学概念及以医道－医术－医学（狭义）为核心的理论体系，认为中国象数医学是《内经》以"天人合一"为核心的中医传统理论，在经过漫长的发展过程后的一种复归。会后由余主编了《中国象数医学研究荟萃》一书出版。

《〈内经〉中的古中医学——中国象数医学概论》一书，初稿重点表述了《内经》所寓的中国象数医学的内容，尝陈述了历代医易相关的文献资料。结集后，总有主线不明、文字冗长之憾。《素问·灵兰秘典论》云："至道在微，变化无穷，孰知其原？窘乎哉！"余诚信之，故未付梓出版。二十余年间，宗宋·欧阳修"文章不为空言，而期于有用"之律，删繁就简，曾三易其稿，然仍有"书不尽言，言不尽意"之感。近诸弟子又问及该书付梓一事，因感于已至"而传"之年，故翻出书稿，增删校改之，此时方悟"改章难于造篇，易字艰于代句"之意。此时校改，以中国传统文化道论，及中国数术学的精微理论为其源头活水，并传陈师维辉公不传之秘。重点表述了《内经》中医学的知识结构，进而构建了中国象数医学理论体系。并以余的部分学术论文作为"象数医学发微"录之于次，以翼读者对象数医学的熟知，及对《内经》"法于阴阳""和于术数""形与神俱"的中医学结构和临床应用大法的理解，以"期于有用"也。

余"惟日孜孜，无敢逸豫"，值《〈内经〉中的古中医学——中国象数医学概论》一书的付梓，以寄对家父吉忱公、蒙师牟永昌公、学师陈维辉公的无限怀念。

柳少逸
2015 年 3 月 20 日于三余书屋